全国中医药行业高等职业教育"十二五"规划教材

中医儿科学

（供中医学、针灸推拿、中医骨伤专业用）

主　　编　秦艳虹（山西中医学院）

副 主 编　（以姓氏笔画为序）

王俊宏（北京中医药大学）

李勇华（重庆三峡医药高等专科学校）

孟陆亮（渭南职业技术学院）

赵　霞（南京中医药大学）

编　　委　（以姓氏笔画为序）

王广青（广西中医药大学）

刘　菁（山东中医药高等专科学校）

刘传旭（曲阜中医药学校）

张　焱（山西中医学院）

唐　艳（四川中医药高等专科学校）

中国中医药出版社
·北京·

图书在版编目（CIP）数据

中医儿科学/秦艳虹主编 . —北京：中国中医药出版社，2016.1（2018.12 重印）
全国中医药行业高等职业教育"十二五"规划教材
ISBN 978 – 7 – 5132 – 2613 – 4

Ⅰ . ①中…　Ⅱ . ①秦…　Ⅲ . ①中医儿科学 – 中医院校 – 教材
Ⅳ . ①R272

中国版本图书馆 CIP 数据核字（2015）第 133005 号

中 国 中 医 药 出 版 社 出 版
北京市朝阳区北三环东路 28 号易亨大厦 16 层
邮政编码　100013
传真　010 64405750
山东润声印务有限公司印刷
各地新华书店经销

*

开本 787 × 1092　1/16　印张 15.5　字数 349 千字
2016 年 1 月第 1 版　2018 年 12 月第 5 次印刷
书　号　ISBN 978 – 7 – 5132 – 2613 – 4

*

定价　45.00 元
网址　www. cptcm. com

全国中医药职业教育教学指导委员会

张美林（成都中医药大学附属医院针灸学校党委书记、副校长）

张登山（邢台医学高等专科学校教授）

张震云（山西药科职业学院副院长）

陈　燕（湖南中医药大学护理学院院长）

陈玉奇（沈阳市中医药学校校长）

陈令轩（国家中医药管理局人事教育司综合协调处副主任科员）

周忠民（渭南职业技术学院党委副书记）

胡志方（江西中医药高等专科学校校长）

徐家正（海口市中医药学校校长）

凌　娅（江苏康缘药业股份有限公司副董事长）

郭争鸣（湖南中医药高等专科学校校长）

郭桂明（北京中医医院药学部主任）

唐家奇（湛江中医学校校长、党委书记）

曹世奎（长春中医药大学职业技术学院院长）

龚晋文（山西职工医学院/山西省中医学校党委副书记）

董维春（北京卫生职业学院党委书记、副院长）

谭　工（重庆三峡医药高等专科学校副校长）

潘年松（遵义医药高等专科学校副校长）

秘　书　长　周景玉（国家中医药管理局人事教育司综合协调处副处长）

前　言

中医药职业教育是我国现代职业教育体系的重要组成部分，肩负着培养中医药多样化人才、传承中医药技术技能、促进中医药就业创业的重要职责。教育要发展，教材是根本，其在人才培养上具有举足轻重的作用。为贯彻落实习近平总书记关于加快发展现代职业教育的重要指示精神和《国家中长期教育改革和发展规划纲要（2010—2020年）》，国家中医药管理局教材办公室、全国中医药职业教育教学指导委员会紧密结合中医药职业教育特点，充分发挥中医药高等职业教育的引领作用，满足中医药事业发展对于高素质技术技能中医药人才的需求，突出中医药高等职业教育的特色，组织完成了"全国中医药行业高等职业教育'十二五'规划教材"建设工作。

作为全国唯一的中医药行业高等职业教育规划教材，本版教材按照"政府指导、学会主办、院校联办、出版社协办"的运作机制，于2013年启动了教材建设工作。通过广泛调研、全国范围遴选主编，又先后经过主编会议、编委会议、定稿会议等研究论证，在千余位编者的共同努力下，历时一年半时间，完成了84种规划教材的编写工作。

"全国中医药行业高等职业教育'十二五'规划教材"，由70余所开展中医药高等职业教育的院校及相关医院、医药企业等单位联合编写，中国中医药出版社出版，供高等职业教育院校中医学、针灸推拿、中医骨伤、临床医学、护理、药学、中药学、药品质量与安全、药品生产技术、中草药栽培与加工、中药生产与加工、药品经营与管理、药品服务与管理、中医康复技术、中医养生保健、康复治疗技术、医学美容技术等17个专业使用。

本套教材具有以下特点：

1. 坚持以学生为中心，强调以就业为导向、以能力为本位、以岗位需求为标准的原则，按照高素质技术技能人才的培养目标进行编写，体现"工学结合""知行合一"的人才培养模式。

2. 注重体现中医药高等职业教育的特点，以教育部新的教学指导意见为纲领，注重针对性、适用性及实用性，贴近学生、贴近岗位、贴近社会，符合中医药高等职业教育教学实际。

3. 注重强化质量意识、精品意识，从教材内容结构、知识点、规范化、标准化、编写技巧、语言文字等方面加以改革，具备"精品教材"特质。

4. 注重教材内容与教学大纲的统一，教材内容涵盖资格考试全部内容及所有考试要求的知识点，满足学生获得"双证书"及相关工作岗位需求，有利于促进学生就业。

5. 注重创新教材呈现形式，版式设计新颖、活泼，图文并茂，配有网络教学大纲指导教与学（相关内容可在中国中医药出版社网站 www.cptcm.com 下载），符合职业院校学生认知规律及特点，以利于增强学生的学习兴趣。

在"全国中医药行业高等职业教育'十二五'规划教材"的组织编写过程中，得到了国家中医药管理局的精心指导，全国高等中医药职业教育院校的大力支持，相关专家和各门教材主编、副主编及参编人员的辛勤努力，保证了教材质量，在此表示诚挚的谢意！

我们衷心希望本套规划教材能在相关课程的教学中发挥积极的作用，通过教学实践的检验不断改进和完善。敬请各教学单位、教学人员及广大学生多提宝贵意见，以便再版时予以修正，提升教材质量。

国家中医药管理局教材办公室

全国中医药职业教育教学指导委员会

中国中医药出版社

2015 年 5 月

编写说明

根据国务院常务会议部署加快发展现代职业教育的精神，由全国中医药职业教育教学指导委员会、国家中医药管理局教材办公室、中国中医药出版社组织全国9所中医药院校具有丰富教学和临床经验的专家编写了"全国中医药行业高等职业教育'十二五'规划教材"《中医儿科学》。

本教材以学生为中心，以职业教育专业设置与产业需求、课程内容与职业标准、教学过程与生产过程"三对接"为编写宗旨，依据全国中医药行业职业教育"十二五"规划教材《中医儿科学》教学大纲和助理医师资格考试大纲，编写内容上注重知识体系的完整性、准确性与先进性，在涵盖了国家中医儿科助理医师知识点的基础上，适当增加了麻疹、多发性抽动症、奶癣等病种，使之更适用于临床；在编写形式上增加了学习目标、知识链接、案例分析等，以增强学生学习的自主性和兴趣性，掌握中医儿科的基础知识，提高临床应用能力和操作技能，力求使本教材的编写达到教师好教，学生好学，临床好用的目的，成为广大师生的良师益友。

教材分为总论、各论共15章，以及附录部分。总论为中医儿科学基础，主要包括中医儿科学发展简史、小儿年龄分期、小儿生长发育、小儿生理病理特点、儿科诊法概要、儿科治法概要及儿童保健，注重基础与临床的有机联系，突出儿科基础对临床的指导作用。各论为中医儿科学临床，分别为肺系病证、脾胃病证、心肝病证、肾系病证、时行疾病、寄生虫病、小儿杂病、新生儿病证等38个病种。附录内容有儿科常用临床检验正常值、方剂名录、小儿常用中成药名录。

来自山西中医学院、北京中医药大学、南京中医药大学、渭南职业技术学院、重庆三峡医药高等专科学校、四川中医药高等专科学校、广西中医药大学、曲阜中医药学校、山东中医药高等专科学校的专家参加了本教材的编写。

本教材的编写分工为：秦艳虹编写中医儿科学发展简史、小儿年龄分期、小儿生长发育、小儿生理病理特点、感冒；王俊宏编写乳蛾、咳嗽、肺炎喘嗽、哮喘、反复呼吸道感染；赵霞编写鹅口疮、口疮、泄泻、厌食、积滞；孟陆亮编写儿科诊法概要、急性肾小球肾炎、肾病综合征、尿频、遗尿；李勇华编写麻疹、奶麻、风痧、丹痧、痄腮；唐艳编写水痘、手足口病、小儿暑温、传染性单核细胞增多症；王广青编写儿科治法概要、痫证、营养性缺铁性贫血、蛔虫病；刘传旭编写紫癜、维生素D缺乏性佝偻病、汗证、奶癣；刘菁编写儿童保健、胎黄、硬肿症、脐部疾病；张焱编写惊风、病毒性心肌炎、注意力缺陷多动障碍、多发性抽动症及附录。

本教材适用于全国中医药院校高等职业教育中医学、针灸推拿、中医骨伤专业中医儿科学理论课教学，也可用于实践教学中的辅导与考试。

随着中医教育和临床医学的不断发展，在学习和使用教材过程中，发现有不妥之处，敬请广大师生提出宝贵意见，以便再版时修订和提高。

在本教材的编写过程中，得到了各位主编、副主编及编委所在院校的大力支持和帮助，在此致以衷心的感谢！

《中医儿科学》编委会

2015 年 11 月

目 录

各论 中医儿科学临床

总论　中医儿科学基础

第一章　中医儿科学发展简史

 学习目标

1. 了解中医儿科学的起源与发展。
2. 熟悉中医儿科学在宋代以后的重大发展及新中国成立后的新贡献。

中医儿科学是以中医学理论体系为指导，以中医传统治疗方法为手段，研究从胎儿至青少年时期的生长发育、生理病理、喂养保健，以及各类疾病的预防和治疗的一门临床学科。

数千年来，历代中医儿科学家在长期与疾病做斗争的临床实践中，在小儿喂养保健、预防和医疗等方面积累了极其丰富的理论知识和宝贵的临床经验，为中华民族的繁衍昌盛，新生一代的健康成长，作出了不可磨灭的贡献。中医儿科学与其他临床各科一样，具有悠久的历史，是中医学的重要组成部分。纵观中医儿科学的发展历史，可以划分为四个主要阶段：

1. 中医儿科学的萌芽阶段（远古～南北朝）　据我国古代文献记载，4000 余年前在商代殷墟出土的甲骨文中，有"龋"（龋齿）、"蛊"（寄生虫病）等涉及儿科疾病的记载。在 2000 多年前的春秋战国时期已有小儿医的记载，《史记·扁鹊仓公列传》云："扁鹊……入咸阳，闻秦人爱小儿，即为小儿医。"在现存最早的古代医学专著《五十二病方》里，有"婴儿病痫""婴儿瘛"的记述。成书于西汉的《黄帝内经》18 卷，其内容汇聚了春秋战国以来积累的大量医学实践，奠定了中医药理论的基础，是各科疾病防治的指导原则。该书论述了小儿生长发育、先天因素致病，以及泄泻、喘鸣等病证的诊断及预后。这一时期，具有更为突出医学成就的是东汉末年的张仲景，他不仅在治疗小儿外感疾病和其他杂病方面卓有疗效，而且《金匮要略》中论述的脏腑辨证，还为宋代钱乙创立小儿脏腑寒热虚实辨证奠定了基础，对中医儿科学的发展有着深远的影响和重要指导意义。这一时期，西汉名医淳于意（仓公）曾以"下气汤"治疗小儿"气鬲病"，为儿科最早的医案。

总之，这一阶段对儿科疾病的防治经验及疾病理论研究有了一定的认识，有一些零星的记载，但没有儿科专家和儿科专著，是中医儿科学的萌芽阶段。

2. 中医儿科学的形成阶段（隋朝～宋朝） 隋唐是中医儿科学发展史上的一个重要时期。隋·巢元方《诸病源候论》的问世，第一次较全面、系统地对疾病的证候及其病因病理进行了论述，是我国最早的一部病源证候学专著。其中介绍儿科疾病 6 卷，包括小儿病证 255 候，对小儿疾病的病源认识和证候的描述都很详细，对儿科学系统理论的形成有很大启迪。此外，唐代重视医事教育，设立太医署，由医博士教授医学，其中专设少小科，学制 5 年，促进了中医儿科专业的发展。

相传《颅囟经》是我国第一部儿科著作，成书于唐末宋初，托巫方所作。书中首创"纯阳"理论，并对小儿脉法、囟门诊察法及惊、痫、疳、痢、丹毒等病的证、治、方、药论述较详。书中内服药多采用丸、散剂，共载 56 方（其中外治方达 28 首），广泛用于小儿内、外、五官诸科疾病。

钱乙是北宋时期的儿科名医，从事儿科专业 40 余年，学术造诣精湛，主要体现在其弟子阎季忠收集整理编写的《小儿药证直诀》中。该书共 3 卷，其中上卷论脉证治法，中卷列医案 23 则，下卷为方剂。其学术贡献主要有：①将小儿生理病理特点概括为"脏腑柔弱，易虚易实，易寒易热"，充实了中医儿科学的理论体系；②在诊断方面，四诊中尤重望诊，对"面上证"、"目内证"、痘疹类出疹性疾病的鉴别诊断记述详细；③在辨证治法方面，首创五脏辨证体系，提出心主惊、肝主风、脾主困、肺主喘、肾主虚的辨证纲领，成为中医儿科辨证学中最重要的方法。治疗从五脏补虚泻实出发，注意柔润清养、运补兼施、攻不伤正；④创立了 134 首五脏补泻方剂，如六味地黄丸、异功散、泻白散、泻黄散、导赤散、七味白术散等，许多方剂至今仍为临床有效用方；⑤对儿科四大证"麻、痘、惊、疳"的认识有较详细的论述；在疾病治疗中，十分注重脾胃的调理等，堪称中医儿科学的精髓。钱乙的学术思想为后世儿科医家所推崇，对中医儿科学的发展贡献巨大，被后世医家誉为"儿科之圣"。其传世之《小儿药证直诀》一书被称为"幼幼之真谛""全婴之规范"。钱乙及《小儿药证直诀》成为中医儿科学形成的主要标志。

麻痘是儿科的危重疾病，在宋代广泛流行。与钱乙同时而年少的当地名医董汲精于治疗痘麻斑疹，善用寒凉，反对滥用温热，对后世用清热解毒法治疗传染病有很大启发，著有《小儿斑疹备急方论》，为小儿痘麻斑疹的第一部专著。其后，南宋名医陈文中根据自己长期的临床实践经验，首创用桂、附、丁香等燥热温补之品，治疗阴盛阳虚之痘疹而出迟或倒塌者，每多获效，实为痘疹用温补学派的创始人，著有《小儿痘疹方论》，打破了用寒凉治疗痘疹一统天下的局势，开始了中医儿科学术思想上的寒温之争。

这种争鸣，开始多限于痘麻的范围，浙而扩展到儿科各个领域，对儿科的临床治疗和基础理论的深入研究，产生了深远影响，促进了中医儿科学的发展。

南宋刘昉等编著《幼幼新书》40卷，取材广博，内容详尽，集宋以前各种有关儿科学术成就之大成，医论证治分列627门，方剂2000余首，许多散失的宋以前儿科著作被收录其中而得以流传，是当时世界上最完备的儿科学专著，有较高的学术及文献价值。

总之，至宋代，中医儿科学已经成为一门独立的学科，在小儿的生长发育、喂养保健、生理病理、疾病的辨证论治、理法方药等方面都自成体系，出现了众多的儿科专家和专著，是中医儿科学的形成阶段。

3. 中医儿科学的发展期（元朝～中华人民共和国成立前）　中国医药学在金元时代又掀起了一个百家争鸣的发展高潮。当时名医辈出，学术方面各有所长，也促进了中医儿科学的独立发展。

金元四大家大多一专多能，各科兼长，在他们的著作中均有关于儿科的论述，如刘完素在《宣明方论·儿科论》中提出："小儿病者纯阳，热多冷少也。"主张用辛凉苦寒、泻热养阴以治小儿热病。李东垣的脾胃学说对促进儿科脾胃病的研究具有重要影响，他的补中益气汤、清暑益气汤等至今仍被广泛应用。张子和善用攻下法治热性病，为小儿治疗热性病采用"上病下取"提供了理论依据。朱丹溪提出"阳常有余，阴常不足"的观点，对儿科阴虚体质及热病伤阴而采用滋阴法治疗具有很大影响。

明清两代，是中医儿科学空前发展的时期。这一时期的特点是：①从事儿科专业的人员激增，大批儿科专著涌现，据不完全统计，至今尚存的近500种儿科学专著中，绝大部分为明清医家所著；②对儿科学基础理论的研究进一步深入；③临床实践方面取得较大成就；④温病学说的发展对儿科学有很大的促进作用；⑤痘麻专科的形成并取得很大成就等。

明代世医万全，著有《育婴家秘》《幼科发挥》《片玉心书》等著作，对后世影响很大。其学术贡献主要有：①在钱乙"脏腑虚实辨证"的基础上，提出了小儿"五脏之中肝有余，脾常不足，肾常虚"，"心常有余，而肺常不足"的观点，高度概括了小儿生理、病理特点，对小儿的保育与疾病防治具有重要意义；②倡导"育婴四法"，即"预养以培其元，胎养以保其真，蓐养以防其变，鞠养以慎其疾"，形成了中医儿童保健学的系统观点；③对天花、麻疹、惊风等病证有独特见解，如对痘疹的治疗，摒弃了以往医家的偏见，主张"温补凉泻，各附所宜"；④治疗疾病首重护胃气，提出五脏以胃气为本的思想，处方用药精炼而切合病情，所创"万氏牛黄清心丸"，到目前为止，仍是治疗小儿急惊风的良方；⑤首先将推拿法运用于儿科中，丰富了中医儿科的治疗方法。万全的这些学术理论和临床经验对中医儿科学的发展起了积极的推动作用。

清代儿科医家夏禹铸的《幼科铁镜》重视望诊，提出"有诸于内而形诸于外"的著名论点，主张从望面色、审苗窍来辨脏腑的寒热虚实。重视推拿疗法，并用灯火十三燋疗法治疗脐风等证。对治疗惊风提出了"疗惊必先豁痰，豁痰必先祛风，祛风必先解热，解热必先祛邪"的理论，至今仍有现实的指导意义。谢玉琼的《麻科活人全书》，综合各家治麻心得，加上自己的丰富临床经验，对麻疹每个阶段的辨证与治疗作了详细的介绍，是一部较有影响的麻疹专书。

陈复正为清代具有代表性的儿科医家之一，他的《幼幼集成》是一部集大成的儿科名著。全书首创"赋禀""护胎"，认为胎婴在腹，与母亲的精神、饮食、劳逸等有密切关系，所以孕母必须十分重视这方面的调摄。书中还详细论述初生儿疾病的防治和诊法。他对小儿指纹诊法，既不全盘肯定，亦不全盘否定，而是根据实际经验，在原有的基础上，归纳了"浮沉分表里，红紫辨寒热，淡滞定虚实"的指纹辨证纲领，为多数儿科临床医生所采纳。后世医家又补充了"三关测轻重"，更符合临床实际，现仍为3岁以下小儿的重要诊法之一。

吴鞠通的《温病条辨·解儿难》提出了"小儿稚阳未充，稚阴未长者也"的生理特点；易于感触，易于传变的病理特点；稍呆则滞，稍重则伤的用药特点。丰富了中医儿科生理病理的内容，对防治小儿疾病具有临床指导意义。

明清时期，天花、麻疹等时行疾病流行，儿科医家还特别重视痘疹的防治，现存麻痘专书120余种，绝大部分出自明清时期。如蔡维藩的《小儿痘疹袖金方论》、徐谦的《仁端录》、万全的《痘疹世医心法》、聂尚恒的《活幼心法》、吴建钮的《异传稀痘经验良方》等，从这些宝贵的著作中可以看出明清医家在痘疹的防治方面积累了极为丰富的经验。

从上可见，17世纪以前，我国是世界上医药学比较先进的国家。

4. 中医儿科学的创新阶段（中华人民共和国成立后～今） 1949年中华人民共和国成立后，由于党的中医政策的贯彻落实，中医中药犹如枯木逢春，得到了复苏，中医儿科也和其他学科一样，有了迅速发展，广大的中医儿科工作者在全面继承、整理古代医家宝贵经验的同时，不断发展、创新，中医儿科学呈现出了崭新的面貌。主要表现在以下几个方面：

（1）医学教育 20世纪50年代开始进行现代中医中等及高等教育，70年代开始进行中医儿科学硕士生教育，80年代开始进行中医儿科学博士生教育，90年代又开始进行在职医师的继续教育，全国有24所中医药大学及中医学院，不仅培养了大批的中医儿科人才，而且使中医儿科队伍素质不断提高，成为学科发展的有力保证。

（2）中医儿科学术交流活跃 1983年9月成立了中华全国中医学会儿科学术委员会，至今已成功举办了32次学术交流会议，全国许多省市也相继成立了中医儿科学会，极大地促进了中医儿科学的发展。1984年出版的由王伯岳、江育仁主编的《中医儿科学》达130余万字，集古今儿科之精华，是新中国成立后的中医儿科巨著。汪受传主编的《中医药学高级丛书·中医儿科学》，全面反映了现代中医儿科的临床进展，介绍了中医儿科学的科研方法，适用于中医儿科学专业医疗、科研、教学的实际需要，推动了学科学术进步。

（3）预防医学 大力开展儿童预防保健卫生工作。国家实行有计划的预防接种制度，在全国范围内推行扩大国家免疫规划，通过"按时接种十四种疫苗，预防十五种传染病"的接种工作，基本控制了麻疹、小儿麻痹、小儿结核、白喉、百日咳、破伤风的流行。其他传染病，如流行性脑炎、乙型脑炎、乙型肝炎、甲型肝炎、流行性腮腺炎、风疹等也由于采取了广泛的预防措施，发病率明显下降，极大地保障了儿童的生命健康。

（4）中医儿科临床　随着全国各级中医院的建立，相继开设了中医儿科门诊和病房。中医儿科医生在继承前人经验的基础上，又吸收了现代的科学技术、最新科研成果，使对儿科疾病的防治和科研水平有了很大的提高。20世纪50年代即取得了用中医中药治疗"流行性乙型脑炎"的成功经验，不仅提高了治愈率，而且较少发生后遗症。对小儿常见疾病，如流行性感冒、病毒性肺炎、秋季腹泻、急性肾炎、肾病综合征、哮喘、癫痫等病的治疗，也取得了较好的疗效。在剂型改革方面，广大医药工作者努力钻研科学技术，开发研制各种新型儿科剂型，如冲剂、口服液、栓剂、泡腾片、注射剂等，中药免煎颗粒已成为儿科常用药品，使传统的儿科制剂面貌焕然一新。

综上所述，中医儿科学的形成和发展已有数千年的历史，目前正在向着学科现代化的方向前进。

知识链接

计划免疫

2007年我国开始全面实施扩大国家免疫规划。在现行全国范围内使用的乙肝疫苗、卡介苗、脊灰疫苗、白百破疫苗、麻疹疫苗、白破疫苗等6种国家免疫规划疫苗基础上，以无细胞白百破疫苗替代白百破疫苗，将甲肝疫苗、流脑疫苗、乙脑疫苗、麻腮风疫苗纳入国家免疫规划，对适龄儿童进行常规接种。在重点地区对重点人群进行出血热疫苗接种；发生炭疽、钩端螺旋体病疫情或发生洪涝灾害可能导致钩端螺旋体病暴发流行时，对重点人群进行炭疽疫苗和钩体疫苗应急接种。

通过接种上述13种疫苗，可预防乙型肝炎、结核病、脊髓灰质炎、百日咳、白喉、破伤风、麻疹、甲型肝炎、流行性脑脊髓膜炎、流行性乙型脑炎、风疹、流行性腮腺炎、流行性出血热、炭疽和钩端螺旋体病等15种传染病。

第二章　小儿年龄分期

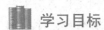 学习目标

掌握小儿年龄分期的标准及临床意义。

小儿从出生到成人，始终处于一个不断生长发育的动态过程中。在整个生长发育过程中，小儿在形体上和生理功能上表现几次从量变到质变的飞跃。小儿年龄分期，就是根据小儿环境的改变、饮食的转换、体格的发育、牙齿的更换、性腺的发育，以及精神智慧的发展，对整个小儿时期所作的阶段划分，以便更好地指导小儿喂养保健和疾病防治。

现代临床将 18 岁以内均作为儿科的就诊范围，可划分为 7 个阶段：

1. 胎儿期　从受孕到分娩共 40 周，称为胎儿期。

胎龄从孕妇末次月经的第 1 天算起为 40 周，280 天，以 4 周为 1 个妊娠月，即"怀胎十月"。此期，胎儿完全依赖于母亲而生存，孕妇的健康状况和卫生环境均可影响胎儿的生长发育。在整个孕期内，尤其在妊娠早期 12 周的胚胎期，胎儿的各系统器官逐步分化形成。孕妇若遭受不利因素的影响，如物理、药物、感染、营养缺乏等，往往可导致流产、死胎、先天性疾患或缺陷。妊娠中期 15 周，胎儿各器官迅速增长，功能也渐成熟。妊娠晚期 13 周，胎儿以肌肉发育和脂肪积累为主，体重增长快。后两个阶段若胎儿受到伤害，易发生早产。因此要做好胎儿期的保健，主要是做好妇女孕期保健，指导孕期卫生，预防感染，保证饮食营养丰富，心情舒畅，劳逸适度，避免外伤、放射线照射，减少不必要的用药。

目前国内将胎龄满 28 周至出生后 7 足天，定为围生期。这一时期小儿死亡率最高，因而应特别强调围生期的保健。围生期保健包括胎儿及新生儿的生长发育观察和疾病防治，孕母产妇的生理卫生和适当处理。分娩时胎儿的监测技术，高危新生儿的集中监护和治疗，某些先天性疾病的筛查和及早治疗等，形成了"围生期医学"。

2. 新生儿期　从出生到 28 天为新生儿期。

新生儿开始脱离母体而独立生存，脏腑娇嫩，形气未充的生理特点在这一时期表现得最为突出。由于小儿形体发育不够完善，脏腑功能也未健全，神志发育尚未成熟，调节功能不足，因此对外界的适应和防御力都较差，容易患病，且容易变化，死亡率也

高。其中很多疾病与胎内、分娩及护理有关，如早产、畸形、窒息、脐风、脐部疾患、胎黄、惊风等。因此需要加强预防措施，在喂养、保暖、隔离消毒、皮肤护理等方面给予特别重视。

3. 婴儿期　出生28天后至1周岁为婴儿期。

这个时期的小儿生长发育特别迅速，周岁时体重为出生的3倍，身长为1.5倍。由于生长发育迅速，因此对营养物质需求高，但脾胃消化功能较差，故容易发生呕吐、泄泻、疳积等脾胃功能失调疾患。6个月以后的婴儿，从母体获得的免疫力逐渐消失，而自身免疫系统尚未建立，抗病能力低，容易罹患各种外感疾病或时行疾病，如感冒、咳嗽、肺炎喘嗽、麻疹、风痧等。此期，小儿发病易从热化，易动肝风，常出现高热、惊风、昏迷等病证。故应注意合理喂养，及时正确地添加辅助食品，按时进行各种预防接种，多晒太阳，增强机体抗病能力。

> **知识链接**
>
> ### 珍贵的初乳
>
> 　　按世界卫生组织的规定：孕后期与产后4～5天以内的乳汁称为初乳；5～14天为过渡乳；14天以后的乳汁为成熟乳；10个月以后的乳汁为晚乳。初乳量少，深柠檬色，碱性，比重较高，每日量仅15～45mL，含脂肪少而蛋白质较多（主要是免疫球蛋白）；初乳中维生素A、牛磺酸和矿物质的含量颇丰富，并含有初乳小球（充满脂肪颗粒的巨噬细胞及其他免疫活性细胞），对新生儿的生长发育和抗感染能力十分重要。其营养价值和免疫功能远远超过过渡乳、成熟乳、晚乳。因此，要尽量让初生婴儿吸吮到初乳，不要浪费。

4. 幼儿期　1周岁后至3周岁为幼儿期。

这一时期的小儿体格增长较婴儿期缓慢，生理功能日趋完善，乳牙逐渐出齐，语言、动作及思维活动发展迅速。要注意按时断奶及断奶后的合理喂养，否则易致吐泻、疳证。随着小儿年龄的增加，户外活动逐渐增多，接触时行疠气的机会增加，故多种小儿时行疾病如痄腮、水痘、丹痧、顿咳等发病率明显增高，应做好消毒隔离等预防保健工作。还应重视对幼儿的早期教育，防止发生中毒、烫伤等意外事故。

5. 学龄前期　3周岁后到7周岁为学龄前期，也称幼童期。

这个时期儿童由体格的迅速发育转到神经精神的迅速发育，与成人接触更密切，理解和模仿能力增强，语言逐渐丰富，并具有不少抽象概念，如数字、时间等。这一时期的小儿具有高度可塑性，要注意培养他们良好的道德品质和良好的卫生习惯。此期，小儿的抗病能力较前增强，肺脾二脏的发病率降低，但传染病仍有发生，水肿、风湿热痹及紫癜等也好发于这个年龄段，因此要继续做好预防保健工作。另外，还须注意防止触电、跌扑等意外事故的发生。

6. 学龄期　7周岁后至青春期来临（女12岁，男13岁）称学龄期。

从7周岁到12（13）周岁为儿童期，也称为学龄期。这一时期，小儿的体格发育仍稳步增长，大脑的形态发育已达到成人水平，综合分析能力、体力活动均有进一步发展，已能适应复杂的学校和社会环境。这是增长知识、接受教育的重要时期，学校和家庭均应重视德、智、体三方面的教育。此期的儿童对各种传染病的抵抗能力增强，疾病的种类及表现基本接近成人。水肿、哮喘为常见病种，应注意清除原发病灶，预防龋齿，保证营养，劳逸结合。

7. 青春期 青春期受地区、气候、种族等影响，有一定差异，一般女孩自 12～13 岁到 17～18 岁，男孩自 13～14 岁到 18～20 岁。

青春期是从儿童向成人过渡的时期，其生理特点是肾气盛、天癸至、阴阳和，生殖系统发育趋于成熟，女孩出现月经，男孩出现遗精。体格生长出现第二次高峰。精神发育由不稳定趋向成熟，易产生相应的月经紊乱、性心理障碍、酗酒等生理、心理、行为、精神方面的疾病。应继续做好该期好发疾病的防治工作，保障青春期的身心健康。

第三章 小儿生长发育

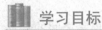 **学习目标**

掌握小儿时期生长发育的正常规律。

生长发育是小儿时期不同于成人最根本的生理特点。一般以"生长"表示形体的量的增长，"发育"表示功能活动的质的变化。这两方面是密切相关，不可分割的。通常"发育"一词也包含了机体质和量两方面的动态变化。主要包括体格发育和感知、动作、语言的发育。

第一节 体格发育

生理常数是健康小儿生长发育规律的总结，一般用生理常数作为衡量小儿体格发育的标准，并为某些疾病诊断和临床治疗用药提供依据。常用的生理常数如下。

1. 体重

(1) 测量方法及正常值 体重是小儿机体量的总和。测量体重，应在清晨空腹、排空二便后进行。

小儿初生体重平均约3kg，生后半年平均每月增长0.7kg；6个月到1岁平均每月增长0.5kg；1岁以后平均每年增长2kg。可用下列公式推算：

<6个月 体重（kg）=3+0.7×月龄

7~12个月 体重（kg）=7+0.5×（月龄-6）

1岁以上 体重（kg）=8+2×年龄

(2) 临床意义 体重是衡量小儿体格生长状况和营养状况的指标之一；体重是临床计算用药量的主要依据之一；体重增长过快常见于肥胖症，体重低于正常均值85%者为营养不良。

2. 身高（长）

(1) 测量方法及正常值 身高是指从头顶至足底的垂直长度。一般3岁以下小儿立位测量不易准确，应仰卧位以量床测量，称身长。立位与仰卧位测量值约相差1~2cm。测量身高时，应脱去鞋袜，摘帽，取立正姿势，枕、背、臀、足跟均紧贴测量尺。

出生时身长约为 50cm。生后第一年身长增长最快，约 25cm。第二年身长增长速度减慢，约 10cm。2 周岁后至青春期身高（长）增长平稳，每年约 7cm。进入青春期，身高增长出现第二个高峰，其增长速率约为学龄期的 2 倍，持续 2～3 年。

临床可用以下公式推算 2～12 岁儿童的身高：

身高（cm）＝70＋7×年龄。

（2）临床意义　身高（长）是反映骨骼发育的重要指标之一，其增长与种族、遗传、体质、营养、运动、疾病等因素有关；身高的显著异常是疾病的表现，如身高低于正常均值的 70%，应考虑侏儒症、克汀病、营养不良等。

3. 囟门

（1）测量方法及正常值　囟门有前囟、后囟之分。前囟是额骨和顶骨之间的菱形间隙，大小是指囟门对边中点间的连线距离，为 1.5～2cm。后囟是顶骨和枕骨之间的三角形间隙。

前囟应在小儿出生后的 12～18 个月闭合。后囟在部分小儿出生时就已闭合，未闭合者正常情况应在生后 2～4 个月内闭合。

（2）临床意义　囟门反映小儿颅骨间隙的闭合情况，对某些疾病诊断有一定意义。囟门早闭且头围明显小于正常者，为头小畸形；囟门迟闭及头围大于正常者，常见于解颅（脑积水）、佝偻病、先天性甲状腺功能减低症等。囟门凹陷多见于阴伤液竭之失水或极度消瘦者，称囟陷；囟门凸出反映颅内压增高，多见于热炽气营之脑炎、脑膜炎等，称囟填。

4. 头围

（1）测量方法及正常值　自双眉弓上缘处，经过枕骨结节，绕头 1 周的长度为头围。

足月儿出生时头围为 33～34cm；1 周岁时胸围与头围几乎相等，约为 46cm；2 周岁时约为 48cm；5 周岁时约增长至 50cm；15 岁时接近成人，为 54～58cm。

（2）临床意义　头围的大小与脑和颅骨的发育有关。头围小者提示脑发育不良所致的头小畸形，头围过大多为解颅。

5. 胸围

（1）测量方法及正常值　自背后平肩胛骨下角，经过乳头绕胸 1 周的长度为胸围。观察呼气与吸气时，胸围取其平均值。

新生儿胸围约 32cm；1 岁时约 44cm，接近头围；2 岁后胸围渐大于头围。

（2）临床意义　胸围反映胸廓、胸背的肌肉，皮下脂肪及肺的发育程度。一般佝偻病、营养不良或缺少锻炼的小儿胸廓发育差，胸围超过头围的时间较晚；反之，营养状况良好的小儿，胸围超过头围的时间较早。

6. 牙齿

（1）牙齿萌出时间及正常值　人一生有两副牙齿，即乳牙（20 颗）和恒牙（32 颗）。出生后 4～10 个月乳牙开始萌出，出牙顺序是先下颌后上颌，自前向后依次萌出，唯尖牙例外。乳牙在 2～2.5 岁出齐。6 岁左右开始更换恒牙。自 7～8 岁开始，乳牙按萌出先后逐个脱落，代之以恒牙，最后一颗恒牙（第三磨牙）一般在20~30岁时出齐，称为智齿，也有终生不出者。

2岁以内的乳牙颗数可用以下公式推算：乳牙数＝月龄－4（或6）

（2）临床意义　出牙时间推迟或出牙顺序混乱，常见于佝偻病、呆小病、营养不良等。

7. 呼吸、脉搏、血压

（1）呼吸脉搏与年龄的关系　年龄愈小，呼吸及脉搏愈快。呼吸、脉搏的检测应在小儿安静时进行。对小儿呼吸频率的检测可观察其腹部的起伏状况，也可用少量棉花纤维放置于小儿的鼻孔边缘，观察棉花纤维的摆动次数；对小儿脉搏的检测可通过寸口脉或心脏听诊完成。各年龄组小儿呼吸、脉搏的正常值见表3-1。

表3-1　各年龄组小儿呼吸、脉搏次数（每分钟）

年龄	呼吸（次/分）	脉搏（次/分）	呼吸:脉搏
新生儿	45~40	140~120	1:3
≤1岁	40~30	130~110	1:(3~4)
2~3岁	30~25	120~100	1:(3~4)
4~7岁	25~20	100~80	1:4
8~14岁	20~18	90~70	1:4

（2）血压与年龄的关系　年龄愈小，血压愈低。

不同年龄的小儿血压正常值可用公式推算：

收缩压（mmHg）＝80＋2×年龄

舒张压＝收缩压×2/3

（注：1kPa＝0.1333mmHg）

第二节　小儿感知、动作、语言的发育概况

1. 感知发育

（1）视感知的发育　新生儿视觉在15~20cm距离处最清晰，可短暂地注视和反射地跟随近距离内缓慢移动的物体；3个月时头眼协调好；6个月时能转动身体协调视觉；9个月时出现视深度感觉，能看到小物体；1岁半时能区别各种形状；2岁时能区别垂直线与横线，目光跟踪落地的物体；5岁时可区别各种颜色；6岁时视深度已充分发育。

（2）听感知的发育　新生儿出生3~7天听觉已相当良好；3个月时可将头转向声源；4个月时听到悦耳的声音会有微笑；5个月时对母亲的语声有反应；8个月时能区别语声的意义；9个月时能寻找来自不同方向的声源；1岁时能听懂自己的名字；2岁时能听懂简单的吩咐；4岁时听觉发育已完善。

2. 动作发育　发育顺序是由上向下、由不协调到协调、由粗到细地发展。新生儿仅有反射性活动（如吮吸、吞咽等）和不自主的活动。1个月小儿在睡醒后常做伸欠动

作；2个月俯卧时开始抬起头来；3～4个月俯卧时能抬起前半身；6个月能翻身；7个月会独坐；9个月会爬，会扶着栏杆站立；1岁能独立扶着一只手行走；1岁半左右会走路；以后随着年龄的增长而能登梯、跳跃。动作也逐渐有力、精细和准确。

小儿精细动作的发育表现在握物的方式上，5个月时眼与手的动作取得协调，能有意识地抓取面前东西，先是用手掌一把抓握；至9～10个月则是用拇指对食指拈取细小物件，并能来回挪动、传递；约15个月时，动作更加灵巧准确，会堆叠积木。18个月会叠5～6块，24个月会叠6～10块，36个月会叠12块。

3. 语言发育 语言发展的顺序是：发育阶段、咿呀作语阶段、单词单名阶段、成语阶段。初生小儿只会哇哇哭叫，2～3个月会笑，4个月会笑出声音，5～6个月开始能无意识的呀呀发出单音，7～8个月能发复音如"爸爸""妈妈"等，10个月以上能懂比较复杂的词意。1岁以后渐渐能说日常生活用字，如睡、吃、走等。1岁半能用几个字连成单语，并用语言表示要求，如"吃饭"等。2岁左右开始能简单交谈，4～5岁能用完整的语句说出自己的意思。7岁以上就能较好地掌握语言，并对周围复杂事物有初步的分析能力。语言发育与教养有很大关系，若运动、控制大小便等发育均正常，仅说话较迟，不能看作智能落后。

知识链接

成功母乳喂养的三个关键

国际母乳喂养行为联盟（WABA）确定，每年8月1～7日是世界母乳喂养周。世界卫生组织提出，出生后最初6个月的纯母乳喂养是建议的最佳喂养婴儿方式。成功进行母乳喂养有三个关键：出生后1小时内开始母乳喂养；出生后6个月内纯母乳喂养；持续母乳喂养直至2岁或2岁以上。

第四章 小儿生理病理特点

学习目标

掌握小儿生理病理特点的含义及其对临床的指导意义。

小儿从初生到成年，处于不断生长发育的过程中，无论在形体、生理、病理等方面，都与成人有所不同，年龄越小越显著。因此，不能简单地把小儿看成是成人的缩影。历代儿科医家有关的论述很多，归纳起来，其生理特点主要表现为脏腑娇嫩，形气未充；生机蓬勃，发育迅速。病理特点主要表现为发病容易，传变迅速；脏气清灵，易趋康复。掌握这些特点，对小儿的健康保育和疾病的诊断、防治，都具有极其重要的意义。

第一节 生理特点

小儿的生理特点，主要有两方面。

一、脏腑娇嫩，形气未充

（一）含义

脏腑，即五脏六腑。娇，指娇弱，不耐攻伐。嫩，指柔嫩。形，指形体结构，即四肢百骸、筋肉骨骼、精血津液等。气，指脏腑各种生理功能活动，如肺气、脾气等。充，指充实旺盛。"脏腑娇嫩，形气未充"概括地说明小儿处于生长发育时期，机体各器官的有形的形态发育和无形的生理功能都是不成熟和不完善的，五脏六腑的形和气都相对的不足，以肺、脾、肾三脏更为突出。

（二）临床表现

整体表现为肌肤柔嫩，腠理疏松，骨气未充（如小儿初生时囟门、骨缝均未闭合，没有牙齿，筋骨不坚，不能站立），气血未充（如经脉未盛，呼吸脉搏变化无常），精气未充（如小儿神气怯弱，易受惊恐，啼笑无常等）。而从脏腑娇嫩的具体内容来看，五脏六腑的形和气均属不足，而以肺、脾、肾三脏更为突出。明代医家万全在其著作《万氏家藏育婴秘诀·五脏证治总论》中将此总结为"脾常不足""肺常不足""肾常虚"。

1. 脾常不足　脾为后天之本，主运化水谷精微，为气血生化之源。小儿时期由于生长发育迅速，对水谷精微需求较成人更为迫切，而脾胃功能薄弱，稍有饮食不节，即易引起运化功能失常，故曰脾常不足。这种不足是在生理范围内的相对不足。

2. 肺常不足　肺为娇脏，主气司呼吸，外合皮毛腠理。肺之气赖脾之精微而充养，脾胃健旺，则肺卫自固，小儿脾常不足，故肺气亦弱，外邪容易乘虚而入，故"肺常不足"。

3. 肾常虚　肾为先天之本，肾中元阴元阳为生命之根，各脏之阴取之于肾阴的滋润，各脏之阳依赖于肾阳之温养。小儿骨髓、脑髓、发、耳、齿等的正常发育和功能都与肾脏有关。小儿时期处于生长发育之时，气血未充，肾气未盛，天癸未至，可随年龄增长而逐渐充盛，故曰"肾常虚"。

此外，小儿五脏功能的生理特点，还表现为"肝常有余"及"心常有余"。"肝常有余"主要是强调肝主疏泄在升发条达全身气机中的作用，不是指小儿肝阳亢盛。"心常有余"主要是指小儿时期生机蓬勃，发育迅速，与心气旺盛有余密切相关，非指"心火亢盛"。

（三）稚阴稚阳学说

清代医家吴鞠通从阴阳学说的角度出发，在《温病条辨·解儿难》一书中，将小儿的生理特点概括为"稚阳未充，稚阴未长"，创立了"稚阴稚阳"学说。这里的"稚"指幼小、幼稚、不成熟，"阴"是指体内精、血、津液等物质，"阳"是指体内脏腑的各种生理功能活动。他认为小儿时期的机体柔嫩、气血未充、脾胃薄弱、肾气未充、腠理疏松、神气怯弱、筋骨未坚等特点都是"稚阴稚阳"的表现，并指出小儿生长发育的过程是阴长而阳充。吴鞠通的稚阴稚阳理论，从阴阳学说方面进一步阐明了小儿时期的机体，无论在形体方面还是生理功能方面，都处于相对不足的状态，都需要随着年龄的不断增长而不断生长发育，才能逐步趋向完善和成熟。

二、生机蓬勃，发育迅速

（一）含义

生机指生命力，活力。"生机蓬勃，发育迅速"是指小儿在生长发育的过程中，无论是在机体的形态结构方面，还是各种生理功能活动方面，都是在不断地、迅速地向着成熟完善方向发展，且年龄愈小，这种生长发育的速度愈快，是小儿生理特点的另一方面。

（二）临床表现

这一生理特点表现在小儿时期，尤为显著。以形体发育为例，小儿体重从初生至周岁增长 3 倍，身长增长 1.5 倍，头围增长 1/2 倍。动作功能、智力发育及脏腑功能活动也是快速增长，不断向完善、成熟的方面发展。可参考"生长发育"的相关内容。

（三）纯阳学说

我国现存最早的儿科专著《颅囟经·脉法》中说："凡孩子 3 岁以下，呼为纯阳，元气未散。"将小儿这种蓬勃生机、迅速发育的生理特点概括为"纯阳"。这里的"纯"指小儿先天所禀的元阴元阳未曾耗散；"阳"指小儿的生命活力，犹如旭日之初生，草木之方萌，蒸蒸日上，欣欣向荣。并非说正常小儿是纯阳无阴或阳亢阴亏之体。

总之，我国历代儿科医家通过长期的观察和临床实践，创立了"稚阴稚阳"和"纯阳之体"两个理论观点。前者指小儿机体柔弱，阴阳二气均较幼稚不足；后者则是指小儿生长发育过程中，生机蓬勃，发育迅速，与成人迥然不同。二者互相补充，缺一不可，概括了小儿生理特点的两个方面。

第二节 病理特点

一、发病容易，传变迅速

（一）含义

"发病容易，传变迅速"是指小儿容易感受病邪而发病，且病情变化迅速。《医学三字经·小儿》曾说："稚阳体，邪易干。"《温病条辨·解儿难》也指出："脏腑薄，藩篱疏，易于传变；肌肤嫩，神气怯，易于感触。"说明小儿脏腑娇嫩，形气未充，稚阴稚阳，体质和功能均较脆弱，因此在病理上不仅发病容易，而且传变迅速，在疾病过程中，病情容易转化，变化多端，年龄越小则越突出。

（二）发病容易的表现

由于小儿具有不同于成人的生理特点，因此小儿在发病上有着与成人不同的病证。

1. 小儿特有病证

（1）与胎产护理有关的病证，如胎热、胎寒、胎赤、脐风、脐湿、脐突、鹅口疮、马牙等。

（2）与先天禀赋不足有关的病证，如解颅、五迟、五软等。

（3）与后天营养失调有关的病证，如鸡胸、龟背、疳积等。

（4）与时疫疠气有关的病证，如麻疹、风痧、奶麻、水痘、痄腮、顿咳等。

（5）意外事故，如食物药物中毒、气管异物、烧烫伤、触电、溺水等。

2. 小儿易患病证

（1）由于小儿对疾病的抵抗力较差，加上寒暖不能自调，乳食不知自节，一旦调护失宜，则外易为六淫所侵，内易为饮食所伤，因此外感时邪和肺、脾二脏病证更为多见。肺主气而司呼吸，外合皮毛。小儿卫外功能未固，外邪每易由表而入，侵袭肺系。故时行疾病、感冒、咳嗽、肺炎喘嗽等病证最为常见。

（2）脾胃为后天之本，主运化水谷和输布精微，为气血生化之源。小儿时期"脾常不足"，"胃小怯弱"，运化功能尚未健全，而生长发育所需的水谷精气，却较成人更为迫切，如家长缺乏喂养知识，初生缺乳，或未能及时添加辅食，或任意纵儿所好，饮食不节，加之饮食不知自调，更易于为乳食所伤，出现积滞、呕吐、泄泻等证。饮食不洁也是小儿发病的一个常见原因。小儿缺乏卫生知识，易于误食一些被污染的食物而发生泄泻、腹痛、寄生虫病等病证。

（3）小儿患病又容易出现高热惊风等证。这是由于小儿脏腑娇嫩，感受病邪，每易邪气嚣张而壮热。同时，小儿神气怯弱，邪易深入，内陷心包则谵语、昏迷；引动肝风则抽搐；小儿又为"稚阴之体"，阴液不足，柔不济刚，筋脉失养，而见壮热、惊搐、昏迷，甚则角弓反张。

（三）传变迅速的表现

传变迅速主要是指疾病的寒热虚实容易互相转化或同时并见。

1. 易虚易实　虚实主要是指人体正气的强弱与疾病邪气的盛衰而言。《素问·通评虚实论》说："邪气盛则实，精气夺则虚。""易虚易实"是指小儿一旦患病，则邪气易实而正气易虚。实证往往可以迅速转化为虚证，虚证也可转化为实证或者出现虚实并见，错综复杂的证候。如小儿肺炎喘嗽，初起可见发热，咳嗽，气急，鼻扇，涕泪俱无之肺气闭塞的实证；若失治误治，则可迅速出现面肢冷，大汗淋漓，唇舌青紫，脉微等正虚邪陷，心阳暴脱之虚象。又如小儿泄泻，初起因内伤乳食或邪气壅滞，可见脘腹胀满，泻下酸臭，小便短赤，舌红苔腻，脉滑有力等实证；若泄泻不止则可液脱伤阴或阴竭阳脱，迅速出现神昏肢厥，面㿠气促，脉微欲绝之虚证。

2. 易寒易热　寒热为疾病病理表现为两类性质不同的证候。"易寒易热"是指在疾病的过程中，由于"稚阴未长"，故易呈现阴伤阳亢，表现为热的证候；又由于"稚阳未充"，机体脆弱，尚有容易阳虚衰脱的一面，而出现阴寒之证。如患风寒外束的寒证，可郁而化热，热极生风，出现高热抽搐等风火相扇的热证；在急惊风之高热抽搐，风火相扇，实热内闭的同时，可因正不敌邪，转瞬出现面色苍白，汗出肢冷，脉微细等阴盛阳衰的危候。小儿温病较成人多见，而温邪多从火化，因此也是"易热"病理特点的具体表现。

总之，小儿寒热虚实的变化，比成人更为迅速而错综复杂。因此小儿疾病的诊治，必须强调辨证清楚，诊断正确，治疗及时。

二、脏气清灵，易趋康复

儿科疾病在病情发展、转归过程中，虽然有转变迅速，寒热虚实错综复杂的一面，但小儿为"纯阳之体"，生机蓬勃，活力充沛，脏气清灵，组织再生及修复能力强，且病因单纯，又少七情的伤害。在患病以后，经过及时恰当的治疗及护理，病情好转比成人快，容易恢复健康。即使出现危重证候，只要积极果断地进行各种综合措施的抢救，预后也往往是比较好的。所以张景岳在《景岳全书·小儿则》中提出的"其脏气清灵，随拨随应，但以确得其本而撮取之，则一药可愈，非若男妇损伤，积痼痴顽者之比。"是对小儿生理、病理及治疗特点的概括。

附：变蒸学说

变蒸是古代医家阐述婴幼儿生长发育规律的一种学说，始见于西晋王叔和的《脉经》。变者，变其情智，发其聪明；蒸者，蒸其血脉，长其百骸。婴幼儿处于人一生中生长发育的旺盛阶段，其形体、神智都在较快地不断地变化，蒸蒸日上，故称变蒸。

小儿变蒸有一定的规律性，《诸病源候论》等医籍指出：小儿自出生起，32 日为一变，两变（64 日）为一小蒸，十变五小蒸，历时 320 日，小蒸完毕。小蒸以后是大蒸，前两个大蒸各为 64 日，第三个大蒸为 128 日，合计 576 日，变蒸完毕。小儿在变蒸过程中，不仅其形体不断地成长，其脏腑功能也不断成熟完善，因而形成了小儿形与神之间的协调发展。

变蒸学说总结出婴幼儿生长发育具有这样一些规律：小儿生长发育在婴幼儿时期最快；婴幼儿生长发育是一个连续不断地变化过程；每经过一定的时间周期，显示出显著的生长发育变化；在小儿周期性生长发育的显著变化中，形、神是相应发育、同步发展的；变蒸周期是逐步延长的，显示婴幼儿生长发育随着年龄增长而逐步减慢；一定年龄（576 日）后，不再有变蒸，小儿生长发育趋于平缓。

变蒸学说揭示的婴幼儿生长发育规律是符合实际的，对于我们认识小儿的生长发育特点、研究当代儿童的生长发育规律有重要的借鉴价值。但是，也曾有些古代医籍提出，变蒸时小儿会出现发热、呕吐等症状，属于正常表现，不需治疗，这种说法应当摒弃。

知识链接

"变蒸"学说与"枢纽龄"学说

现代美国儿科专家盖泽尔通过对大样本小儿活动的连续摄像观察分析，提出了盖泽尔发育进程表，认为不同周龄阶段（每 4 周为 1 个阶段）小儿的运动、适应、语言、个人社会四个方面显示出飞跃发展，由此提出了"枢纽龄"的概念。

"变蒸"与"枢纽龄"学说的内容相似，只是由于两者的研究观察对象不同，"变蒸"观察的是中国古代儿童，"枢纽龄"观察的是美国现代儿童。因而所观察到的显著性变化的基本周期略有差别，但两者所阐述的小儿生长发育的阶段显著性变化的规律是基本一致的。盖泽尔的研究工作也可作为小儿变蒸学说的一个佐证。

第五章　儿科诊法概要

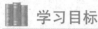 学习目标

掌握小儿诊法的特点及临床意义。

儿科疾病的诊查，与临床其他各科一样，均用望、闻、问、切四种手段审察病情，进行诊断和辨证。临床运用时，要将四诊有机地结合起来，才能全面系统地了解病情，分清主次，作出正确的疾病与证候诊断。由于较小婴儿不会表达病情，较大儿童虽已会说话，往往也不能准确叙述自己的病情，加上就诊时啼哭吵闹，影响气息脉象，造成诊断上的困难。因此，历代儿科医家对于小儿诊法，既主张四诊合参，又特别重视望诊，诚如《幼科铁镜·望形色审苗窍从外知内》所说："而小儿科，则惟以望为主，问继之，闻则次。"

第一节　望　诊

小儿肌肤柔嫩，反应灵敏，凡外感六淫，内伤乳食，以及脏腑自身功能失调，或气血阴阳的偏盛偏衰，易从体表及苗窍形诸于外，不易受到病儿主观因素的影响，其反应病情的真实性较成人更为明显。望诊察病时，首先应对患儿作整体望诊，然后根据病情再有目的、有次序地分部望诊，这样才能发现对辨病、辨证、治疗有意义的症状和体征。儿科的望诊内容主要包括总体望诊（望神色、望形态）和分部望诊（审苗窍、辨斑疹、察二便、察指纹）两个方面。

一、望神色

望神色包括望神、望色两方面。神指小儿的精神状态，色指面部气色。通过对小儿目光、神态、表情、反应等方面的综合观察，可了解小儿五脏的精气盛衰和病情轻重及预后。凡精神振作，二目有神，表情活泼，面色红润，呼吸调匀，反应敏捷，均为气血调和、神气充沛的表现，是健康或病情轻浅之象；反之，若精神萎靡，二目无神，面色晦暗，表情呆滞，呼吸不匀，反应迟钝，均为体弱有病或病情较重之象。

面部望诊是小儿望神色中的重要组成部分。《灵枢·邪气脏腑病形》说："十二经脉，三百六十五络，其血气皆上于面而走空窍。"望面色可以了解脏腑气血的盛衰，以

及邪气之所在。中国小儿的面部常色微黄、透红润、显光泽，因禀赋及其他因素影响，正常面色亦有差异，或稍白，或稍黄，或稍黑。常用的面部望诊方法有五色主病、五部配五脏，其中五色主病是望神察色诊病的主要方法。

（一）五色主病

五色主病又称五色诊，即按面色白、红、黄、青、黑五种不同颜色表现来诊察疾病。面呈白色，多为虚证、寒证。若外感表证面白，常为冒受风寒；面白少华，唇色淡白，多为血虚；面白浮肿为阳虚水泛，常见于阴水；面色惨白，四肢厥冷，多为滑泄吐利，阳气暴脱，可见于脱证。面呈红色，多为热证，有实热、虚热之分。若面红目赤，咽红，脉浮为外感风热；午后颧红潮热，口唇红赤为阴虚内热；两颧艳红如妆，面白肢厥，冷汗淋漓为虚阳上越，是阳气欲脱的危重证候。新生儿面色嫩红，或小儿面色白里透红，为正常肤色。面呈黄色，多属脾虚或有湿浊。若面色萎黄，形体消瘦为脾运功能失职，常见于疳证；面黄无华，脐周阵痛，夜间磨牙多为肠道虫症；面目色黄而鲜明，为湿热内蕴之阳黄；面目黄而晦暗，为寒湿阻滞之阴黄。初生儿出现的黄疸为胎黄，有生理性和病理性之分。面呈青色，主寒证、痛证、惊证、瘀证。若面色白中带青，表情愁苦皱眉，多为里寒腹痛；面青而晦暗，神昏抽搐，常见于惊风、癫痫发作之时；面青唇紫，呼吸急促，为肺气闭郁，气血瘀阻。大凡小儿面呈青色，病情一般较重，应注意多加观察。面呈黑色，主寒证、痛证，或内有水湿停饮。若面色青黑，手足逆冷多为阴寒里证；面色黑而晦暗，兼有腹痛、呕吐者，可为药物或食物中毒；面色青黑晦暗为肾气衰竭之证，不论新病久病，皆属危重。若小儿肤色红黑润泽，身体强健，为先天肾气充足之象。

（二）五部配五脏

根据小儿面部不同部位出现的各种色泽变化，结合所属脏腑来推断病变的部位与性质，就是五部配五脏的望诊方法。五部指左腮、右腮、额上、鼻部、颏部。小儿五部与五脏的关系及主病，最早见于《小儿药证直诀·面上证》："左腮为肝，右腮为肺，额上为心，鼻为脾，颏为肾。"五色在面部不同部位出现，可结合五脏配属，为诊查不同病证提供参考。

二、望形态

形指形体，态指动态。望形态就是观察患儿体形强弱胖瘦、体表肌肤毛发和动静姿态，初步推断五脏、阴阳的盛衰。

（一）望形体

形体望诊，包括头囟、躯干、四肢、肌肤、筋骨、指趾、毛发等。从小儿外形的壮弱，可以测知五脏的盛衰，分析疾病的发生发展及预后。凡发育正常、筋骨强健、肌丰肤润、毛发黑泽、姿态活泼者，是胎禀充足，营养良好，属健康表现；若生长迟缓，筋骨软弱、肌瘦形瘠、皮肤干枯、毛发萎黄、囟门逾期不合、姿态呆滞者，为胎禀不足，营养不良，先后天不足的表现，属于病态。如头方发稀，囟门宽大，当闭不闭，可见于五迟、佝偻病；头颅增大，前囟宽大，头缝开解，目睛下垂，见于解颅；前囟及眼窝凹陷，皮肤干燥，可见于婴幼儿泄泻阴伤液脱；胸骨高耸形如鸡胸，可见于佝偻病、哮喘；肌肉松弛，皮色萎黄，多见于厌食、泄泻脾虚、反复呼吸道感染；腹部膨大，肢体瘦弱，头发稀黄，额上青筋显现，多属疳积；毛发枯黄，或发竖稀疏，或容易脱落，均为气血虚亏的表现。

（二）望动态

通过动态观察，可以分析不同姿态显示的疾病，供临证参考。如小儿身体蜷缩，紧偎母怀，欲近衣被，常为恶寒之表寒证；喜伏卧者，为乳食内积；喜蜷卧者，多为腹痛；颈项强直，手指开合，四肢拘急抽搐，角弓反张，为惊风；若翻滚不安，呼叫哭吵，烦闹不安，两手捧腹，起卧颠倒，多为腹痛；婴幼儿抱头而哭或双手击头，常为头痛；端坐喘促，痰鸣哮吼，为哮喘；咳逆鼻扇，胁肋凹陷，呼吸急促，多为肺炎喘嗽。另外，将患儿具有的动作能力与该年龄组儿童应具备的动作能力相对照，可及早发现五迟之类发育迟缓病证。同时，观察小儿动态有助于了解脏腑阴阳的平衡状态，如多动少静为阴亏阳盛或阳亢的表现，多静少动为阴盛阳虚的表现。

三、审苗窍

苗窍是指口、舌、目、鼻、耳及前后二阴等五官九窍。苗窍与脏腑关系密切，舌为心之苗，肝开窍于目，肺开窍于鼻，脾开窍于口，肾开窍于耳及前后二阴。脏腑有病，能在苗窍上有所反映，审苗窍是儿科望诊中的重要内容。

（一）察舌

察舌要观察舌体、舌质和舌苔三个方面。正常小儿舌体柔软、淡红润泽、伸缩自如，舌面有干湿适中的薄苔。小儿舌质较成人红嫩。初生儿舌红无苔和哺乳婴儿的乳白苔，均属正常舌象。观察舌体、舌质、舌苔三方面的变化，综合分析，能给辨病辨证提供重要的依据。

1. 舌体　舌体胖嫩，舌边齿痕显著，多为脾肾气虚，或有水饮痰湿内停；舌体肿大，色泽青紫，可见于气血瘀滞；舌体强硬，多为热盛伤津；急性热病中出现舌体短缩，舌干绛者，则为热盛津伤，经脉失养；舌体肿大，板硬麻木，转动不灵，甚则肿塞满口，称为木舌，由心脾积热，火热循经上行所致；舌下红肿突起，形如小舌，称为重舌，属心脾火炽，上冲舌本所致；舌体转动伸缩不灵，不能完全伸出唇外，张口时舌尖不能抵达上颚，称为连舌，因舌系带过短，牵连舌尖所致；舌吐唇外，掉弄如蛇，称为弄舌，多为大病之后，心气不足或惊风之兆；舌吐唇外，缓缓收回，称吐舌，常为心经有热所致，吐舌不收，心气将绝；若舌常吐于口外，伴见眼裂增宽，表情愚钝者，为智力低下之表现。

2. 舌质　正常舌质淡红。舌质淡白为气血虚弱，兼唇白者多为血虚；舌质红绛在杂病中多为阴虚火旺，在温热病中示邪热入营入血；舌质紫黯或紫红，多为气血瘀滞；舌起粗大红刺，状如草莓者，常见于丹痧（猩红热）、皮肤黏膜淋巴结综合征。

3. **舌苔**　舌苔薄白为正常或寒证；舌苔黄为热证；舌苔白腻为寒湿内滞或有寒痰食积；舌苔黄腻为湿热内蕴，或乳食积滞化热；舌苔花剥，边缘清楚，状如地图，时消时现，经久不愈，称为地图舌（花剥苔），多为胃之气阴不足所致；热性病见剥苔，多为阴伤津亏；若舌苔厚腻垢浊不化，称为霉酱苔，伴便秘腹胀者，为宿食内积，中焦气机阻滞。当出现异常苔色时，还要注意是否系染苔所致，应询问患者是否吃过某种有色食物或药品，如橄榄、乌梅、铁剂等可使苔色染黑，服青黛可使苔色染青，牛奶、豆浆可使苔色染白，橘子、橙汁、蛋黄、中药汤剂可使苔色染黄，有色糖果或药物可使舌苔染成相应颜色。染苔颜色比较鲜艳且浮浅不匀，与因疾病造成的舌苔变化不同，要注意鉴别。

（二）察目

黑睛圆大，神采奕奕，转动灵活，开阖自如，是肝肾气血充沛之象。目神及瞳仁形态改变是危重病证的重要指征之一，如瞳仁缩小或不等或散大，对光反应减弱或消失，常属病情危殆。白睛黄染多为黄疸；眼睑为肉轮属脾，脾轮色淡与血虚有关；目窠肿多为水肿；目眶凹陷，啼哭无泪，是阴津大伤；目赤肿痛，是风热上攻；眼睑开阖无力，是元气虚惫；寐时眼睑张开而不能闭合，是脾虚气弱之露睛；上眼睑下垂不能提起，是气血两虚之睑废；两目呆滞，转动迟钝，是肾精不足，或为惊风之先兆；两目直视，睛瞪不活，是肝风内动。

（三）察鼻

察鼻主要观察鼻内分泌物和鼻形的变化。鼻塞流清涕，为风寒感冒；鼻塞流黄浊涕，为风热客肺；长期鼻流浊涕，气味腥臭，多为肺经郁热之鼻渊；晨起或冒风则鼻流清涕、喷嚏连作，常为风痰蕴肺之鼻鼽；鼻孔干燥，为肺经燥热伤阴；鼻衄鲜红，为肺热迫血妄行；鼻翼扇动，伴气急喘促，为肺气郁闭；频繁搐鼻、眨眼、㖞嘴，为肝经风热。哺乳婴儿鼻塞不乳，若无其他症状，多为风束肺窍。

（四）察口

察口主要观察口唇、口腔、齿龈、咽喉的颜色、润燥及外形变化。如唇色淡白为气血不足；唇色淡青为风寒束表；唇色红赤为外感热证或脾胃积热；唇色红紫为瘀热互结；唇色樱红，为暴泻伤阴；面颊潮红，唯口唇周围苍白，是猩红热征象；环口发青为惊风先兆；时时用舌舔口唇，唇部红肿、疼痒，日久破裂流水者，称为唇风，多因脾胃湿热上蒸所致。

口腔黏膜色淡白为虚为寒，色红为实为热。口腔黏膜破溃糜烂，为心脾积热或风热乘脾之口疮；口内白屑成片，状如凝乳，为鹅口疮。两颊黏膜有针尖大小的白色小点，周围红晕，为麻疹黏膜斑。上下白齿间腮腺管口红肿如粟粒，按压肿痛，腮部无脓水流出者为痄腮、有脓水流出者为发颐。

齿为骨之余，龈为胃之络。牙齿萌出延迟，为肾气不足；齿龇龈痛，为胃火上炎；牙龈红肿，为胃热熏蒸。新生儿牙龈上有白色斑点斑块，称为马牙，不属病态。

咽喉为肺胃之门户。咽红，恶风发热是外感风热之象；咽红，喉核肿痛为外感风热或肺胃之火上炎；喉核溢脓，是热壅肉腐；喉核大而不红，是为肥大，多为痰热未尽，或气虚不敛；咽痛微红，有灰白色伪膜附着而不易拭去，强拭创面出血者，为白喉之症；咽部红赤甚或腐烂，软腭处可见点状红疹或出血点，称为黏膜内疹，常见于猩红热。

（五）察耳

小儿耳壳丰厚，颜色红润，是先天肾气充沛的表现。耳壳薄软，耳舟不清，紧贴颅部，是先天肾气未充的证候；耳内疼痛流脓，为肝胆火盛之证；耳背脉络隐现，耳尖发凉，伴身热多泪、目红畏光，可为麻疹先兆；以耳垂为中心的腮部漫肿疼痛，是痄腮（流行性腮腺炎）之表现。

（六）察二阴

男孩阴囊不紧不松，稍有色素沉着，是肾气充沛的表现。若阴囊松弛，多为体虚或发热；阴囊水肿，常见于阳虚阴水；阴囊中有物下坠，时大时小，上下可移，为小肠下坠之狐疝；阴囊中睾丸肿大透亮不红，为水疝。女孩前阴部潮红灼热，常见于湿热下注，亦需注意是否有蛲虫病。婴儿肛门周围潮湿，肤红发疹，多因尿布浸渍，称为红臀。肛口弛而不张，为元气不足；肛门脱出肛外，为中气下陷之脱肛；肛门开裂出血，多因燥热便秘。夜间肛门瘙痒，常为蛲虫病。

四、辨斑疹

斑和疹是小儿疾病的常见体征。按其形态、肤色，有斑与疹的区别。凡点大成片，形态大小不一，色红或紫，不高出皮面，压之不褪色，即"有触目之色，无碍手之质"者谓之斑，常见于温热病、疫疹，或杂病紫癜。凡点小量多，状似针尖，高出皮面，压之褪色，摸之有碍手感，谓之疹，常见于麻疹、幼儿急疹、风疹、猩红热、水痘等发疹性时行疾病。辨斑疹时，应注意观察斑疹出现的时间和顺序，斑疹的形态和颜色以及分布部位等，对于辨病辨证具有重要的意义。斑色红艳，摸之不碍手，压之不褪色，多为热毒炽盛，病在营血；斑色淡紫，面色苍白，肢冷脉细，为气不摄血、血溢脉外所致。疹形细小，状如麻粒，潮热3～4天出疹，口腔颊黏膜出现麻疹黏膜斑者为麻疹；皮疹细小，呈浅红色，身热不甚，常见于风疹；身热，皮肤潮红，疹点密布，舌绛如草莓，常见于猩红热；丘疹、疱疹、结痂并见，疱疹内有水液色清，见于水痘；疱疹于手掌、足跖、咽部并见者，常为手足口病；斑丘疹大小不一，游走不定，如云出没，瘙痒难忍，见于荨麻疹。

五、察二便

察二便主要观察大小便的次数、性状、颜色以及量的多少。正常小儿大便一般为黄色而干湿适中，日行 1~2 次。新生儿初生 1~2 天内首次大便，呈黏稠糊状、墨绿色、无臭气，日行 2~3 次，是为胎粪。母乳喂养的婴儿，大便呈金黄色，偶带绿色，稠糊状，稍有酸臭气，日行 3 次左右；人工喂养的婴儿，大便呈淡黄白色，质较干，有臭气，日行 1~2 次。当小儿饮食过渡到与成人接近时，大便亦与成人相似。大便性状稀溏，便次和便量增多，为泄泻。观察大便的情况，亦可作为积滞、痢疾、肠结等病证的重要依据，如大便赤白黏冻，为湿热积滞，常见于痢疾；婴幼儿大便呈果酱样，伴阵阵哭闹多为肠套叠；大便稀薄，夹有白色凝块，为内伤乳食；大便色泽灰白不黄，多系胆道阻滞；大便不下，伴呕吐、腹痛，腹内扪及包块，常为肠梗阻。观察大便的情况，还可以协助辨别疾病的寒热虚实。大便色淡黄，干硬燥结，为内有实热或燥热伤津；大便稀薄夹泡沫，臭气不甚，为风寒犯肠；大便稀薄，色黄秽臭，为肠腑湿热；大便清稀无臭味，为脾气虚而阳失温运；下利清谷，洞泄不止，为脾肾阳虚。

观察小便的次数、尿量、色泽、清浊，是否带血等，既可作为尿血、淋证、尿频、黄疸、水肿等诊病的重要指标，亦可作为寒热虚实辨证的依据。如小便清澈、量多为寒；小便色黄、量少为热；尿色深黄为湿热内蕴；黄褐如浓茶，多为湿热黄疸。尿色鲜红或暗红如洗肉水，或镜检红细胞增多者为尿血。大体鲜红色为血热妄行、淡红色为气不摄血、红褐色为瘀热内结、暗红色为阴虚内热。

六、察指纹

察看指纹是儿科独有的一种诊断方法，主要用于 3 岁以内的婴幼儿。指纹诊法是指诊察小儿食指桡侧浅表静脉的一种诊察方法。指纹分风、气、命三关，又称指纹三关，食指自虎口向指端，近虎口处的第一节为风关、第二节为气关、第三节为命关。临床诊察指纹时，要在自然光下，将小儿抱于光亮处，医者用左手食指、中指固定患儿腕关节，拇指固定其食指末端，另一手用手指从小儿食指的远心端向近心端推切，轻轻推几次，使指纹显露，观察推移前后指纹脉络的变化情况，注意其延伸到哪一部位。小儿正常指纹应该是淡紫隐隐而不显于风关之上；若发生疾病，尤其是危重病证，指纹的浮沉、色泽、部位等可随之发生变化。因而，察指纹对疾病的诊断辨证有一定的参考价值，能提示脏腑气血盛衰及病证之虚实、寒热、深浅、轻重、转归。

诊指纹的辨证纲要，可以归纳为"浮沉分表里，红紫辨寒热，淡滞定虚实，三关测轻重"。浮指指纹浮现，显露于外，主病邪在表；沉指指纹沉伏，深而不显，主病邪在里。纹色鲜红浮露，多为外感风寒；纹色紫红，多为邪热郁滞；纹色淡红，多为内有虚寒；纹色青紫，多为瘀热内结；纹色深紫，多为瘀滞络闭，病情深重。指纹色淡，推之流畅，主气血亏虚；指纹色紫，推之滞涩，复盈缓慢，主实邪内滞，如瘀热、痰湿、积滞等。纹在风关，示病邪初入，病情轻浅；纹达气关，示病邪入里，病情较重；纹进命关，示病邪深入，

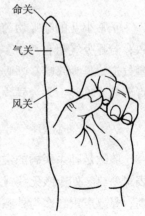

指纹三关图

病情加重；纹达指尖，称透关射甲，若非一向如此，则示病情重危。察指纹时，应结合患儿无病时的指纹状况，以及患病后的证候表现，全面分析。当指纹与病证不符时，当"舍纹从证"。病情轻者，指纹的变化一般不著，故也可"舍纹从证"，不必拘泥。

第二节 闻 诊

闻诊是医生运用听觉和嗅觉来辅助诊断疾病的方法，包括听声音和嗅气味。听声音主要包括听小儿的啼哭、呼吸、咳嗽、语言等声音的高低强弱；嗅气味包括闻小儿口中之气味及大小便、痰液、汗液、呕吐物等的气味。

一、听声音

（一）啼哭声

啼哭是婴儿的语言，是新生儿的一种本能。初生儿刚出母体时的啼哭，引发其肺脏舒张收缩而开始呼吸，若是初生不啼，便需要立即抢救。婴儿的啼哭是一种运动，也可以是其表达要求的方法，此类啼哭表现为声调一致，哭声洪亮而长，哭时有泪。若喂养不当，护理不善等，婴儿常因饥饿、过饱、困睡、口渴、针刺、虫咬、尿布浸湿等原因而啼哭。因饥饿引起的啼哭多绵长无力，口作吮乳之状，哺乳后啼哭即止；因其他不适引起的啼哭，在仔细观察、解除其不适后，抱起婴儿亲昵走动，顺其心意，啼哭均可停止。因疾病痛苦引起的啼哭常见如下表现：头痛引起者，哭声尖厉急促刺耳；腹痛引起者，哭声尖锐，忽缓忽急，时作时止；肠套叠引起的啼哭声音尖锐阵作，伴呕吐及果酱样或血样大便；哭声嘶哑与声音嘶哑、咳声嘶哑如犬吠，常见于白喉或喉炎；夜卧啼哭，睡眠不安，白天如常者，为夜啼。一般说来，小儿啼哭以洪亮为实证；哭声微细而弱为虚证；哭声清亮和顺为正常或病轻，哭声尖锐或细弱无力为病重。

（二）呼吸声

正常小儿的呼吸均匀调和。若乳儿呼吸稍促，用口呼吸者，常因鼻塞，肺窍不利所致；若呼吸气粗有力，多为外感实证，肺蕴痰热所致；若呼吸急促，喉间哮鸣者，为痰壅气道，是为哮喘；呼吸急迫，甚则鼻扇，咳嗽频作者，是为肺气闭郁；呼吸窘迫，面青不咳或呛咳，常为异物堵塞气道；呼吸微弱及吸气如哭泣样，为肺气欲绝之状。

（三）咳嗽声

咳嗽是肺系疾病的主症之一，从咳嗽声、痰鸣声、是否易于咯出等情况，可辨别其表里寒热。如干咳无痰或痰少黏稠、不易咯出，多为燥邪犯肺，或肺阴受损；咳声清高，鼻塞声重，多为外感；咳嗽频频，痰稠难以咯出，喉中痰鸣，多为痰热蕴肺或肺气闭塞。咳声嘶哑如犬吠状者，常见于白喉、急喉风。阵作痉咳，以夜咳为主，咳而呕吐，伴鸡鸣样回声者为顿嗽。

（四）语言声

小儿语言以清晰响亮为佳。语声低弱，多为气虚的表现；呻吟不休，多为身体不适；突然语声嘶哑、呼吸不利，多为毒结咽喉；高声尖叫惊呼，多为剧痛、惊风；谵语妄言，声高有力，兼神识不清，为热闭心包；语声謇涩，多为温病伤津，或痰湿蒙闭心包；喃喃独语，多为心虚。

二、嗅气味

（一）口中气味

口气臭秽者，多属肺胃积热郁蒸、伤食积滞、浊气上蒸；口气血腥，多见于齿龈、肺胃出血；口气腐臭，兼咯吐脓痰带血，常为肺热肉腐，多属肺痈。

（二）大小便气味

大便酸腐，多因伤食；臭味不著，下利清谷，完谷不化，多为脾肾阳虚。小便气味臊臭者属实热，多因湿热下注；小便清长如水，多属肾阳亏虚。

（三）呕吐物气味

吐物酸腐，多因食滞化热；吐物臭秽如粪，多因肠结气阻，秽粪上逆。

第三节　问　诊

问诊是收集病史、了解病情的重要方法。儿科问诊多数情况下，是通过询问患儿家长、亲属或保育人员来完成的。小儿问诊内容与成人基本相同，但要注意问年龄、个人史，要围绕主诉，结合儿科病的发病特点进行询问。

一、问年龄

年龄对疾病诊断有一定价值，不同年龄有不同的常见病、多发病，详细询问患儿的实足年龄对于判断其生长发育状况、诊察病证、计算饮食量、治疗用药，以及预防保健都具有重要意义。问年龄要询问实足年龄，新生儿应问明出生天数；2 岁以内的小儿应问明实足月龄；2 岁以上的小儿，应问明实足岁数及月数。1 周内的新生儿易患胎黄、脐湿、脐疮、脐风等；新生儿和乳婴儿易患鹅口疮、脐突、夜啼；婴幼儿易患泄泻；6 个月以后的小儿易患麻疹；学龄前小儿易患水痘、百日咳等传染病；12 岁以后疾病谱基本接近成人。

二、问病情

问病情包括询问疾病的症状及持续时间，病程中的病情变化，发病的原因，治疗用药等，应围绕主症进行询问。着重询问以下内容。

（一）问寒热

问寒热主要是问清寒热的微甚进退、发作时辰与持续时间。如通过患儿头额、胸腹、四肢、手足心等部位的触摸，或哺乳时的感觉，呼吸时鼻气温度来测知小儿是否发热；通过观察其姿态，如依偎母怀，蜷缩而卧，喜暖避冷，测知有无恶寒之存在。体温高低可以用体温计准确测量。小儿恶寒发热无汗，多为外感风寒；发热有汗，多为外感风热；寒热往来，多为邪郁少阳；但热不寒为里热，但寒不热为里寒；大热、大汗、口渴不已为阳明热盛；发热持续、热势枭张、面黄苔厚为湿热蕴滞；夏季高热，持续不退，伴有无汗、口渴、多尿，秋凉后自平，常为夏季热。午后或傍晚低热，伴盗汗者，为阴虚燥热。夜间发热，腹壁手足心热，腹满不食者，多为内伤食积、积热内蕴。

（二）问出汗

小儿肌肤嫩薄，腠理疏松，清阳发越，较之成人易于出汗。常见入睡之时，头额汗出，若汗出不多，又无他症者，不属病态。若因天气炎热、室温过高、穿衣盖被过厚、快速进热食、剧烈运动后汗出过多，亦属正常生理现象。问汗主要询问汗出的多少、部位、时间等，对于辨别汗出的性质具有重要意义。若在白天汗出较多，稍动尤甚，不发热者，为肺气虚卫外不固的自汗；入睡则汗出淋漓，醒后汗止，为阴虚或气阴两虚的盗汗。热病中，汗出热不解者，为表邪入里；若口渴、烦躁、脉大、大汗者，为里热实证；若大汗淋漓，伴呼吸喘促，肢冷脉伏者，为阳气将绝，元气欲脱之危象。一般头部汗出者，多表虚、里热，或阳热上蒸；上半身汗出者较全身出汗病证为轻，全身出汗者病证较重。前半夜出汗者，多营不内守；后半夜出汗者，多阴虚阳浮。

（三）问头身

较大儿童能诉说头痛、头晕及身体其他部位的疼痛和不适，较小儿童可从望形态、闻啼哭声中了解。头痛而兼发热恶寒，为外感风寒；头痛呕吐，高热抽搐，为邪热入营，属急惊风；头晕而兼发热，多因外感；头晕而兼面白乏力，多为气血不足；肢体酸痛而兼发热，多为外感，或邪阻经络。关节疼痛，屈伸不利，常为痹证。肢体瘫痪不用、强直不能屈伸为硬瘫，多为风痰入络，血瘀气滞；痿软松弛、屈伸不能为软瘫，多因肝肾亏虚，筋骨失养。

（四）问二便

患儿大小便的数量、性状、颜色及排便时的感觉，有些可从望诊中获悉，有些可通过问诊了解。若大便溏薄不化，或先干后溏，次数较多，或食后欲便者，多为脾虚运化失职；若便泻日久，形瘦脱肛者，多为中气下陷；若便时哭闹不安，多为腹痛或里急后重。小便刺痛，滴沥不尽，或见尿血鲜红，或排出砂石者，为湿热下注或湿热熬结成石，灼伤血络；小便清长，夜间遗尿，量多色清者，为肾气不足，下元虚冷。

（五）问饮食

不思饮食，或进食量少，兼见面白神疲，为脾胃虚弱；若腹部胀满，纳食不下，或兼呕恶，为乳食积滞；嗜食异物，多为疳证、虫证。热病时渴饮为津伤；渴而不欲饮，或饮而不多，多为湿热内蕴。

（六）问睡眠

小儿睡眠总以安静为佳，年龄越小，睡眠时间越长。睡眠不宁，辗转反侧，喜俯卧者，多为气血失和，胃弱食积；寐而不宁，肛门瘙痒，多为蛲虫；入夜心怀恐惧而难寐，多为心经失养，心神不宁；寐不安宁，啼哭叫扰，多为心火内亢，心神不安；睡中惊惕，梦中呓语，多为肝旺扰神，或胃不和而卧不安。睡中露睛，多为久病脾虚；睡中龂齿，多为胃气不和，肝火内盛，或因虫积内扰；睡眠不安，多汗惊惕，常见于佝偻病脾虚肝旺。

三、问个人史

问个人史中的生产史、喂养史、生长发育史、预防接种史，以及家族史、疾病史，均为儿科问诊中的重要内容。

（一）胎产史

胎产史主要问清胎次、产次，是否足月，顺产或难产，有否流产，以及接生方式、出生地点、出生情况，以及孕期母亲的营养和健康情况等。

（二）喂养史

喂养史，包括喂养方式和辅助食品添加情况，是否已经断奶和断奶的情况，以及断奶后的饮食情况。对年长儿还应询问平时饮食习惯，现在的食物种类和食欲情况等。

（三）生长发育史

生长发育史是询问体格、智能发育方面的各项指标，如坐、立、行、语、齿等出现的时间；囟门闭合的时间；体重、身长增长情况；对已入学小儿还应了解其心理、行为、学习的情况。

（四）预防接种史

预防接种史包括预防接种疫苗，包括乙肝疫苗、卡介苗、脊髓灰质炎减毒活疫苗、白百破疫苗、麻疹疫苗、麻腮风联合疫苗、A 群流脑疫苗、A＋C 群流脑疫苗、乙脑减毒活疫苗、甲肝减毒活疫苗等。包括记录接种年龄、接种时间，以及接种后的反应等。

（五）家族史

家族史包括家族成员直系亲属中有无遗传性疾病史、过敏性疾病史，以及目前健康状况等。

（六）疾病史

疾病史包括现病史、既往史。现病史围绕主诉询问主要证候表现，发病时间及经过，可能的病因、诱因，以及治疗用药、治疗后反映情况等。既往史询问曾患何种疾病、发作次数、治疗情况及效果，是否有过药品不良反应等。

第四节　切　诊

小儿切诊包括脉诊和按诊两个部分。

一、脉诊

小儿脉诊与成人有所不同。成人用三个指头按脉，有寸、关、尺之分。小儿3岁以后虽可切脉，但寸口脉短，不能用三指脉法而只用一指切脉，即所谓"一指定三关"。医师用食指或拇指同时按压寸、关、尺三部，再根据指力轻、中、重的不同，取浮、中、沉，来体会小儿脉象的变化，年长儿诊脉方法与成人相同。切脉时间需1分钟以上，最好在小儿安静或入睡时进行。小儿正常脉象较成人软而稍数，年龄越小，脉搏至数越快，注意因恐惧、活动、啼哭等因素影响脉象的情况。

小儿正常脉息至数按成人一息6~7至为常，5至以下为迟，7至以上为数。小儿病理脉象主要有浮、沉、迟、数、无力、有力6种，用以判别表、里、寒、热、虚、实，同时，应注意结、代、细、弦、滑、不整脉等病脉。浮为病在表，沉为病在里；迟为寒，数为热；无力为虚，有力为实。结脉为心气伤；代脉为脏气损；细脉为阴虚；弦脉为肝旺或为痛为惊；滑脉为痰食中阻。脉律不整，时缓时数，为心之气血失和。

二、按诊

按诊是通过对颅囟、颈腋、四肢、皮肤、胸腹等部位的按压或触摸，察其冷、热、软、硬，以及有无癥瘕痞块等情况，从而协助诊断。诊察时，必须耐心、细心，克服干扰，从无痛处开始，反复对照，观察患儿表情反应，得出诊断印象。

（一）按头囟

按头囟指按察小儿头囟大小、凹凸、闭合的情况，头颅的坚硬程度等。囟门隆凸，按之紧张，为囟填，多为风火痰热上攻，肝火上亢，热盛生风；囟门凹陷，为囟陷，常因阴津大伤，若兼头颅骨软者为气阴虚损，精亏骨弱；颅骨按之不坚而有弹性感，多为维生素D缺乏性佝偻病。

（二）按颈腋

正常小儿在颈项、腋下部位可触及少数绿豆大小之瘰核，活动自如，不肿不痛，不为病态。若瘰核增大，按之疼痛，或肿大灼热，为痰热毒结；若仅见增大，按之不痛，质坚，相连成串，则为瘰疬。

（三）按胸腹

左侧前胸心尖搏动处称为"虚里"，是宗气会聚之所。若搏动太强，节律不匀，为宗气内虚外泄；若搏动过速，伴喘促，是宗气不继之证。胸骨高耸如鸡之胸、胸脊后凸如龟之背是为骨疳；肋骨串珠亦为虚羸之证。按察腹部，右上腹胁肋下触及痞块，或按之疼痛，为肝大；左上腹胁肋下触及有痞块，为脾肿大，均多为气滞血瘀之征。剑突下疼痛多属胃脘痛；脐周按之痛，可触及团块，推之可散者，多为虫证。大凡腹痛喜按，多为虚为寒；腹痛拒按，多为实为热；腹部胀满，叩之如鼓者为气胀；叩之音浊，侧身则浊音移动者，多有腹水；右下腹按之疼痛，兼发热，右下肢拘急者多属肠痈。

（四）按四肢

高热时，四肢厥冷为热深厥甚；平时肢末不温为阳气虚弱；手足心发热多为阴虚内热。四肢肌肉松弛软弱者，为脾气虚弱。

（五）按皮肤

肤冷汗多为阳气不足；肤热无汗为热闭于内；肤热汗出，为热迫津泄；皮肤干燥失去弹性，为吐泻阴液耗脱之证。肌肤肿胀，按之随手而起，属阳水水肿；肌肤肿胀，按之凹陷难起，属阴水水肿。

知识链接

中医四诊与现代医学检查手段的关联

中医的四诊注重整体的宏观的功能性检查，现代医学检查手段注重局部的微观的器质性检查。根据中医望、闻、问、切四诊的概念和现代医学检查方法的主要目的，可将二者进行相应的关联。总体而言，现代医学检查手段是中医望、闻、问、切的延伸和进一步深化。实验室诊断中的血液检查、骨髓细胞检查、肝肾功能检查、生化检查、免疫学检查、排泄物检查、分泌物检查、体液检查、病原学检查、影像放射检查、内窥镜检查均可归纳为中医望诊的范畴；心电图检查、超声检查、核素检查等与电生理相关的检查可归纳到中医切诊的范畴；肺功能检查、心肺听诊等可作为中医闻诊的延伸。随着科学技术的日新月异，现代医学的检查手段不断更新，从基本的视、触、叩、听出发，依靠现代科技迅速向微观领域发展，对于中医四诊而言，必须打破"中西医"的界限和壁垒，将现代化的检查方法视为中医四诊的延伸和进一步深化，使之为我所用，非但不会妨碍中医的发展，反而会逐渐揭开中医诊断的"神秘面纱"，使得望、闻、问、切不再是晦涩难懂、玄而又玄的东西，使中医四诊得到现代科技的支持，必将对中医的发展起到推动作用。

第六章 儿科治法概要

■ 学习目标

1. 掌握儿科常用内治法的用药原则及给药方法。
2. 熟悉儿科外治法及其临床应用。

辨证论治是中医认识疾病和治疗疾病的基本原则，"治"是辨证论治的重要环节之一，中医儿科的治疗方法和手段很多，主要分为内治法和外治法两大类，应结合儿科特点，在辨证的基础上灵活选用，以提高疗效。

第一节 小儿内治法的用药特点

一、治疗要及时、正确、谨慎

小儿"发病容易，传变迅速"，故诊断明确、辨证准确、治法正确、选药精确尤为重要。治法用药是否正确，关系着小儿病情的进退。药物的选择方面，由于"其用药也，稍呆则滞，稍重则伤，稍不对证，则莫知其乡，捉风捕影，转救转剧，转去转远"，故其用药应审慎，特别是新生儿、婴幼儿。药物有寒、热、温、凉之分，用之不慎可造成新的阴阳失衡致生他疾。在同类药物中，要尽量选择适宜小儿体质特点的药物，凡大辛、大热、大苦、大寒、有毒、重镇、攻伐、峻下、壅补之品，应审慎使用。

二、治疗要中病即止

小儿"脏气清灵，随拨随应"，其处方用药应轻巧灵活，尽量避免治疗目的不明确、堆砌药物的大处方。性味猛烈的药味，应严格掌握其用量。小儿中药剂量常随年龄大小、个体差异、病情轻重、方剂组合、药味多少，以及药味本身的性味、质地轻重、毒性大小来确定，并可结合医者的临床用药经验使用，一般应在药典规定的剂量范围内。处方要精准，用药要适当，剂量要准确，还要注意使用的时机和法度，做到"中病即止"或"衰其大半而止"。

三、注意给药途径和药物剂型的选择

儿科用药一般以内服汤剂为主，但汤剂有服用不便及"缓不济急"的不足。近来，许多医院开始推广使用中药煮散剂。中药煮散剂继承了辨证论治的长处，保持了汤剂的固有特点，能体现中医辨证论治特色与复方特点，克服了汤剂用量大、饮片外形大、有效成分不能充分利用等缺点，既节约了药材，提高了疗效，且大大降低了药费，煎煮药量可随机掌握，方便服用。对于婴幼儿，也可用口服液或糖浆剂。丸剂、片剂在不能吞服时，可研碎，加水服用。颗粒剂和浸膏剂可用温开水溶解稀释后服用。为了避免服药困难，可用栓剂或通过直肠给药。病情需要时，可用注射剂注射给药，作用迅速，是儿科比较理想的一种给药方法，但要严格掌握其剂量、适应证、禁忌证，防止发生副反应。

知识链接

什么是中药煮散剂？

中药煮散剂具有悠久的历史和丰富的内涵，起于先秦，兴于汉代，盛于唐宋，衰于明清，在漫长的中医药学发展过程中起着举足轻重的作用。中药煮散剂是指将中药材粉碎成一定粒度与水共煎，去渣取汁制成的中药液体制剂。它与汤剂一样是中药的传统用药形式。其遵循了中医药的基本理论，继承了辨证论治的长处，保持了汤剂的固有特点。煮散剂既保持了传统汤剂的所有特性，又以其特有的节省药材、煎煮时间短、有效成分煎出率高等优势，运用于临床，历经千年而源远流长。

四、中药的煎服方法

汤剂具有加减灵活的优势，仍然是儿科最常用的剂型。煎熬时要分清处方中是否有先煎、后下、包煎、另煎的药物。煎熬前要用干净冷水浸泡药物15~30分钟，煎熬时间根据处方治疗功效决定。每天煎出的药量为：新生儿30~50mL，婴儿60~100mL，幼儿及幼童150~200mL，学龄儿童200~300mL。煎出的药液，根据病情，分3~5次服用。喂药时尽量不要强行灌服，小婴儿可用小勺或喂药器，从口角处顺口颊方向慢慢喂入，幼儿和学龄儿童应鼓励其自愿服药。

五、小儿中药药量

儿科应用中药汤剂需对用药总量加以控制。以成人量对照，新生儿可用1/6量，婴儿用1/3量，幼儿及幼童用1/2~2/3量，学龄儿童接近成人量。儿童用药量的控制可根据病情需要和临床经验，分别通过精简药味或减少单味药用量来实现。

第二节　小儿常用内治法

一、疏风解表法

疏风解表法主要适用于外邪侵袭肌表所致的表证。外邪郁闭肌表，开阖失司，出现发热、恶风、汗出或无汗等症。应使用疏散风邪的药物，使郁于肌表的邪气从汗而解。临床上根据不同的证型分为辛温解表、辛凉解表、祛暑解表等。代表方分别有荆防败毒散、银翘散、新加香薷饮等。

二、止咳平喘法

止咳平喘法主要适用于邪郁肺经，痰阻肺络所致的咳喘。代表方有麻杏石甘汤、小青龙汤等。临床上根据寒热虚实的不同辨证加以清肺、温肺、燥湿化痰、清热化痰、温肾纳气等药物。

三、清热解毒法

清热解毒法主要适用于热毒炽盛的实热证。小儿"体属纯阳"，易"从阳化热"，热病多见，如温热病、湿热病、斑疹、血证、丹毒、疮痈等。应按邪热在表、在里，属气、属血，入脏、入腑等，分别选方用药。常用治法有甘凉清热、苦寒清热、苦泄降热、咸寒清热等。代表方有银翘散、白虎汤、清营汤、清瘟败毒饮、导赤散、泻白散、五味消毒饮等。

四、消食导滞法

消食导滞法主要适用于小儿乳食不节，停滞不化之证，如积滞、伤食吐泻、疳证等。小儿脾常不足，若饮食不节，恣食无度，则脾胃纳运失常。轻则呕吐泄泻、厌食腹痛；重则为积为疳，影响生长发育。在消食导滞药物中，麦芽擅消乳积，山楂能消肉食积，神曲善化谷食积，莱菔子擅消麦面之积，鸡内金则能消各种食积，还有开胃作用，临床上常配合理气药。代表方有保和丸、消乳丸、木香大安丸、枳实导滞丸等。

五、健脾益气法

健脾益气法主要适用于脾胃虚弱、气血不足之证，如泄泻、疳证及病后体虚等。脾虚气弱，运化失职，常出现食欲不振，消化不良，故健脾益气方药中可酌情佐以砂仁、藿香、陈皮、山楂、神曲、鸡内金等理气消导之品。气虚与脾虚关系密切，治气虚时多从健脾着手，健脾时多借助益气，故两者常配合运用。代表方有参苓白术散、七味白术散、补中益气汤等。

六、利水消肿法

利水消肿法主要适用于水湿停聚，小便短少而水肿的患儿。若为湿邪内蕴，脾失健运，水湿泛于肌肤者，则为阳水。常用方剂有麻黄连翘赤小豆汤、越婢加术汤、五苓散、五皮饮等。若脾肾阳虚，不能化气行水，水湿内聚为肿，则为阴水。代表方有实脾饮、真武汤、防己黄芪汤等。此外，车前子、玉米须等，也有较好的消肿利尿作用。

七、镇惊开窍法

镇惊开窍法主要适用于小儿惊风、癫痫等病证。小儿热病最多，且热邪易炽，扰乱心神，引动肝风；或灼津炼液，生痰阻络，窍道不通可出现惊风等病证。常用方药如紫雪丹、至宝丹、安宫牛黄丸、苏合香丸、羚角钩藤汤、玉枢丹等。

八、培元补肾法

培元补肾法主要适用于小儿胎禀不足，肾气虚弱及肾不纳气之证，如解颅、五迟、五软、遗尿、哮喘等。小儿时期常见肝肾同病、脾肾同病或肺肾同病，治疗时应配合养肝、健脾、补肺之品。代表方有六味地黄丸、金匮肾气丸、桑螵蛸散、参蛤散等。

九、凉血止血法

凉血止血法主要适用于诸种出血的证候，如鼻衄、齿衄、尿血、便血、紫癜等。小儿血证常由血热妄行、血不循经引起，用清热凉血法治疗居多。代表方有犀角地黄汤。但是，气不摄血、脾不统血、阴虚火旺等其他原因引起的出血临床也不少见，可在补气、健脾、养阴等法的基础上配伍本法进行治疗。

十、养阴生津法

养阴生津法主要适用于小儿热病恢复期。小儿阳常有余，阴常不足，热病中最易呈现伤阴耗气之证。如内伤咳嗽迁延不愈、肺炎喘嗽正虚邪恋期等出现干咳少痰，口燥咽干，低热不退，潮热盗汗，舌红苔少，脉细数。代表方如沙参麦冬汤。

十一、活血化瘀法

活血化瘀法主要适用于各种血瘀之证。尤其适用于各种久病痼疾、疑难重症的救治。如肺炎喘嗽、哮喘口唇青紫、紫癜肌肤有瘀斑瘀点、肾病，以及腹痛如针刺、痛有定处、按之有痞块等。代表方有桃红四物汤、血府逐瘀汤、少腹逐瘀汤、桃仁承气汤等。并常常辅以行气药物使气行则血行。

十二、回阳救逆法

回阳救逆法主要适用于小儿元阳虚衰欲脱之危重证候。临床可见面色苍白、神疲肢厥、冷汗淋漓、气息奄奄、脉微欲绝等，此时必须用峻补阳气的方药加以救治。代表方有四逆汤、参附汤、参附龙牡救逆汤等。

以上常用治法，既能单独使用，也常联合运用。另外还有安蛔驱虫法、收敛固涩法、祛风息风法等。临床当审明病因，分析病机，明确诊断，辨清证候后使用。

第三节 小儿常用外治法

小儿肌肤柔弱，脏气清灵，外治疗法尤为有效，自古就有"良医不废外治"之说。中医外治法，应用方便，价格低廉，解决了小儿害怕打针、服药困难的问题。中药外治法可以将药物直接导入病变部位，避免了口服、注射等给药途径引起的药物毒副作用及肝脏的"首过效应"和胃肠道的降解破坏。目前，儿科临床上的外治法，主要使用一些药物进行敷、贴、熏、洗、吹、点、灌、嗅等。外治诸法，可以单用或与内治法配合应用。

一、熏洗法

熏洗法是利用中药的药液及蒸气熏洗人体外表的一种治法。其原理是借助热力将药物作用于局部，促使局部的气血畅达、腠理疏通，达到散寒止痛、祛风止痒、发表透疹等功效。如夏日高热无汗可用香薷煎汤熏洗，发汗退热；麻疹发疹初期，为助透疹，用麻黄、浮萍、芫荽子、西河柳煎汤熏洗；荨麻疹等可用白鲜皮、蛇床子、地肤子、土茯苓、蝉蜕、野菊花等煎汤外洗祛风止痒。

二、涂敷法

涂敷法是将中草药捣烂，或用药物研末加入水或醋等调匀后，涂敷于体表的一种外治法。如用鲜马齿苋、仙人掌、青黛、金黄散、紫金锭等，任选一种，调敷于腮部，治疗流行性腮腺炎。用吴茱萸粉 3 份、胆南星粉 1 份，用米醋调成膏状涂敷于足底涌泉穴，治疗滞颐。用大黄粉、芒硝粉、大蒜泥，5∶4∶1 比例调成膏状涂敷于背部肩胛区或啰音密集地方通络化痰。

三、敷贴法

敷贴法是将药物制成软膏、药饼，或研粉撒于普通膏药上，敷贴于局部的一种外治法。如用丁香、肉桂等药粉，撒于普通膏药上贴于脐部，治疗寒证泄泻。用五倍子粉、五味子粉等分填入脐内，治疗汗证。再如在夏季三伏、冬季三九天，用延胡索、白芥子、甘遂、细辛，研末，以生姜汁调成药饼，敷于肺俞、膏肓、大椎、定喘、天突、膻中穴上，防治哮喘、反复呼吸道感染等。

四、擦拭法

擦拭法是用药液或药末擦拭局部的一种外治法。如冰硼散擦拭口腔，或用淡盐水、银花甘草水拭洗口腔，治疗鹅口疮、口疮等。

另外还有热熨法、雾化吸入法、粉扑法等外治法临床亦常用，而且疗效确切。

第四节 其他疗法

一、小儿推拿疗法

小儿推拿古称小儿按摩，是专以手法对小儿疾病治疗的一种方法，有促进气血循行、经络通畅、神气安定、脏腑调和的作用，能达到驱邪治病的目的。儿科临床常用于学龄前小儿的泄泻、腹痛、厌食、斜颈、痿证等疾病。年龄越小，效果越好。其手法应轻快柔和。取穴和操作方法与成人有所不同。常用推、拿、揉、运、掐等手法，常取上肢的六腑、天河水、三关，掌部的大肠、脾土、板门，下肢的足三里、三阴交，背部的大椎、脾俞、肾俞、大肠俞、七节、龟尾，腹部的脐中、天枢、丹田、气海等穴。

二、小儿捏脊疗法

捏脊疗法是儿科常用的一种特殊推拿方法。此法通过对督脉和膀胱经的按摩，调和阴阳，疏理经络，行气活血，恢复脏腑功能以防治疾病。具体操作方法：患儿俯卧，一法是医者两手半握拳，双手两食指抵于背脊上，再以两手拇指伸向食指前方，合力夹住肌肉提起，而后，食指向前，拇指向后退，做翻卷动作，两手同时向前移动；另一法是医者用双手拇指与食指、中指、无名指相对，做捏物状手形，自腰骶长强穴开始，沿脊柱两侧捏起皮肤，不断向上捏至大椎穴止。如此反复3~5次，捏到第3次后，每捏3把，将皮肤提起1次。每日1次，6日为一疗程。对有脊背皮肤感染、紫癜等疾病的患儿禁用此法。

三、刺四缝疗法

四缝穴位于食指、中指、无名指和小指的中节。刺四缝有解热除烦、通调百脉、调和脏腑的作用。具体操作方法是：先消毒患儿的手指皮肤，用三棱针或粗毫针刺入约1分深，刺后可挤出黏性黄色液体，每日1次，直到针刺后变为无色透明液体为止。用于治疗小儿疳证、厌食等。

另外还有针法、灸法、拔罐疗法、贴耳豆法等，也为临床常用。

总之，儿科疾病，无论采用内治法、外治法或其他治法，必须因病、因时、因地制宜，不可偏废。

第七章　儿童保健

1. 了解合理喂养对小儿生长发育的重要性。
2. 了解母乳喂养与添加辅食的方法。
3. 了解保健工作与合理教育对小儿德育、智育、体育发展的重要性。

第一节　护胎养胎

胎儿保健，对于后天体质强弱、智力高下、疾病寿夭，有着深远的影响。胎儿的强弱，禀受于父母，特别是胎儿在腹，与其母相互依存，孕母的体质、精神、营养、起居、疾病、环境等，均会影响胎儿的生长发育。

养胎护胎包括以下主要内容：

一、饮食调养

胎儿的生长发育，全赖母体的气血濡养。孕妇脾胃化源充盛，才能气血充足，涵养胎儿。孕妇的饮食，应当富于营养，清淡可口，易于消化，进食按时、定量。胎儿正常生长发育所必需的最重要的营养素是蛋白质、矿物质和维生素，必须保证供给。禁忌过食大冷大热、辛辣肥甘、煎炸炙煿等食物，以免酿生胎寒、胎热、胎肥等病证。

知识链接

孕妇膳食指南

1. 孕早期妇女膳食指南　①膳食清淡、适口；②少食多餐；③保证摄入足量富含碳水化合物的食物；④多摄入富含叶酸的食物并补充叶酸；⑤戒烟、禁酒。

2. 孕中、末期妇女膳食指南　①适当增加鱼、禽、蛋、瘦肉、海产品的摄入量；②适当增加奶类的摄入；③常吃含铁丰富的食物；④适量身体活动，维持体重的适宜增长。[选自《中国居民膳食指南（2007）》]

二、防感外邪

妇女怀孕之后，气血聚以养胎，卫气不足，多汗而易于为虚邪贼风所乘。孕妇要比常人更加重视寒温的调摄，顺应气温的变化。现代研究表明，各种感染性疾病，尤其是病毒感染，包括风疹病毒、流感病毒、水痘病毒、肝炎病毒等，都可能导致先天性畸形、流产或早产。

三、避免外伤

妊娠期间，孕妇要防止各种有形和无形的外伤，以保护自己和胎儿。要谨防跌仆损伤，如攀高涉险、提挈重物、跳跃颠簸等。要注意保护腹部，避免受到挤压和冲撞。无形损伤，如噪声会损害胎儿的听觉、放射线能诱发基因突变，导致流产或胎儿发育畸形。妊娠期间要控制房事，节欲保胎。房事不节，易于伤肾而致胎元不固，造成流产、早产，也易使孕妇及胎儿宫内感染的机会增多。尤其是妊娠前3个月和后1.5个月，当禁房事。

四、劳逸结合

孕妇应当动静相兼，劳逸结合。经常保持适度的活动，才能使全身气血流畅，胎儿得以长养，生产顺利。《万氏妇人科·胎前》说："妇人受胎之后，常宜行动往来，使血气通流，百脉和畅，自无难产。若好逸恶劳，好静恶动，贪卧养娇，则气血凝滞，临产多难。"反之，孕妇也不可过劳，不能从事繁重的体力劳动和剧烈的体育运动，以免损伤胎元，引起流产或早产。

五、调节情志

孕妇情志过极不仅损害自身的健康，且会因气血逆乱，影响胎儿的正常发育。《素问·奇病论》已经提出："人生而有病颠疾者……此得之在母腹中时，其母有所大惊，气上而不下，精气并居，故令子发为颠疾也。"所以，孕妇应当精神内守，情绪稳定，喜怒哀乐适可而止，避免强烈的精神刺激，才能安养胎儿。

六、谨慎用药

孕妇用药应当十分审慎，无病不可妄投药物，有病也要谨慎用药，中病即止。妊娠禁忌药主要分为以下三类：毒性药类，如乌头、附子、硫黄、雄黄、蜈蚣等；破血药类，如水蛭、虻虫、麝香等；攻逐药类，如巴豆、牵牛子、大戟、芫花等。这些药物若使用于孕妇，可能引起中毒，损伤胎儿，造成胚胎早亡或致残、致畸等。现代各种化学合成药物的大量应用，尤其是多种抗生素、激素、抗肿瘤药等，都可损伤胎儿。

第二节 初生婴儿的护养

小儿初生，气血未充，脏腑柔弱，胃气始生，应悉心调护，若稍有疏忽，易致患病，甚至夭折。新生儿发病率和死亡率均为一生最高峰，因此，新生儿期保健应高度重视。

新生儿有几种特殊生理状态，不可误认为是病态。新生儿上腭中线和齿龈部位有散在黄白色、碎米大小隆起颗粒，称为"马牙"，会于出生后数周或数月自行消失，不需挑刮。女婴出生后 3~5 天乳房隆起如蚕豆到鸽蛋大小，可在 2~3 周后消退，不应处理或挤压。女婴出生后 5~7 天阴道有少量流血，持续 1~3 天自止者，是为假月经，一般不必处理。新生儿两侧颊部各有一个脂肪垫隆起，称为"螳螂子"，有助吮乳，不能挑割。还有新生儿生理性黄疸等，均属于新生儿的特殊生理状态。

一、拭口洁眼

小儿出腹，应立即做好口腔、体表皮肤黏膜的清洁护理。在开始呼吸前，可倒提婴儿片刻，或用消毒纱布探入口内，轻轻拭去小儿口中秽浊污物，包括黏液、羊水、污血及胎粪等，以免小儿啼声一发咽入腹内。同时，要轻轻拭去眼睛、耳朵中的污物。新生儿皮肤上的胎脂有一定的保护作用，不要马上拭去。但皮肤皱折处及二阴前后应当用纱布蘸消毒植物油轻轻擦拭，去除多余的污垢。

二、断脐护脐

婴儿出生后随即需要断脐，古代已认识到，新生儿断脐护脐不可不慎，若处理不洁会因感染邪风而患脐风。新生儿娩出 1~2 分钟，就要结扎脐带后剪断，处理时必须无菌操作，用无菌敷料覆盖。若在特殊情况下未能保证无菌处理，则应在 24 小时内重新消毒，处理脐带残端，以防止感染及脐风。脐部要保持清洁、干燥，让脐带残端在数天后自然脱落。在此期间，注意勿让脐部为污水、尿液等所侵，预防脐风、脐湿、脐疮等疾病。

三、洗浴衣着

婴儿初生之后，用消毒纱布拭去其体表的血迹、污物，稍后即可用温开水给小儿洗澡。不要将小儿没入水中，以免浸湿脐部。洗浴时注意动作轻柔，防止冒受风寒。新生小儿，必须注意保暖，尤其是对胎怯儿、寒冷季节更需做好。新生儿衣着要适宜，衣服应选择柔软、浅色、吸水性强的纯棉衣物，衣服式样宜简单、宽松，容易穿换，不用纽扣、松紧带。

四、祛除胎毒

胎毒，指胎中禀受之毒，主要指热毒。胎毒重者，出生时常表现为面目红赤、眵多、烦闹多啼、大便秘结等，易发生丹毒、痈疖、湿疹、胎黄、口疮等病证，或造成以后好发热性疾病的体质。古代医籍中多选用淡豆豉、金银花、大黄等清热解毒药治疗，可结合小儿具体情况选用下列祛除胎毒方法：

1. 银花甘草法 金银花 6g，甘草 2g。煎汤拭口，并以少量喂服新生儿。

2. 黄连法 黄连 2g，用水浸泡，滴汁入儿口中。适用于热毒重者，胎禀气弱者勿用。

3. 大黄法 生大黄 3g，沸水浸泡，取汁滴口。胎粪通下后停服，脾虚气弱者勿用。

4. 豆豉法 淡豆豉 10g，浓煎取汁，频频饮服，适用于胎弱之新生儿。

五、生后开乳

出生后应尽早让小儿吸吮乳房，鼓励母亲按需哺乳。早期开乳有利于促进母乳分泌，对哺乳成功可起重要作用，可以使新生儿早期获得乳汁滋养。

第三节 小儿的保健

一、婴儿喂养

渡过新生儿期，婴儿的自立能力已大为增强。婴儿期生长发育特别快，脾胃常显不足，合理喂养显得尤其重要。

婴儿喂养方法分为母乳喂养、人工喂养和混合喂养三种。母乳喂养最适合婴儿需要，应大力提倡母乳喂养。

（一）母乳喂养

出生后 6 个月之内以母乳为主要食品者，称为母乳喂养。其优点为：①母乳中含有最适合婴儿生长发育的各种营养素，易于消化吸收，是婴儿期前 4～6 个月最理想的食物。另外，母乳含不饱和脂肪酸、乳糖较多，有利于婴儿脑部的发育。②母乳中含有丰富的抗体、活性细胞和其他免疫活性物质，具有增进婴儿免疫力的作用。③母乳温度及泌乳速度适宜，新鲜无细菌污染，直接喂哺，简便经济。④母乳喂养利于增进母子感情，又便于观察小儿变化，随时照料护理。⑤产后哺乳可刺激子宫收缩早日恢复，推迟月经来潮不易怀孕，哺乳的妇女也较少发生乳腺癌、卵巢癌等。

母乳喂养的方法，以按需喂哺为原则。第 1、2 个月不需定时喂哺，此后按照小儿睡眠规律每 2～3 小时喂 1 次，逐渐延长到 3～4 小时 1 次，夜间逐渐停 1 次，一昼夜共 6～7 次。4～5 个月后可减至 5 次。每次哺乳 15～20 分钟，以吃饱为度。每次哺乳前要用温开水拭净乳头，乳母取坐位，将小儿抱于怀中，让婴儿吸空一侧乳房后再吸另一侧。哺乳完毕后，将小儿轻轻抱直，头靠母肩，轻拍其背，使吞入胃中的空气排出，可减少溢乳。

若母亲患有严重疾病，如急慢性传染病、活动性肺结核、慢性肾炎、糖尿病、恶性肿瘤、精神病、癫痫或心功能不全等，应停止哺乳。乳头皲裂、急性感染时可暂停哺乳，但要吸出乳汁，以免病后无乳。

断奶时间视母婴情况而定。小儿 4～6 个月起应逐渐添加辅食，8～12 个月时可完全断奶。断奶应逐渐减少至停止哺乳，不可骤断。应避开气候过冷、过热或小儿患病之时。

（二）混合喂养

因母乳不足而且无法改善，需添喂牛、羊乳或其他代乳品时，称为混合喂养，或称部分母乳喂养。混合喂养的方法有两种：补授法与代授法。

1. 补授法　每日母乳喂养的次数照常，每次先哺母乳，将两侧乳房吸空后，再补充一定量代乳品，"缺多少补多少"，直到婴儿吃饱。这种喂养方法可因经常吸吮刺激而维持母乳的分泌，因而较代授法为优。

2. 代授法　一日内有一至数次完全用乳品或代乳品代替母乳，称为代授法。使用代授法时，每日母乳喂哺次数应不少于 3 次，维持夜间喂乳，否则母乳会很快减少。

（三）人工喂养

4 个月以内的婴儿，由于各种原因不能进行母乳喂养，完全采用配方乳或牛、羊乳等喂养婴儿，称为人工喂养。

1. 乳制品　根据当地习惯和条件选用动物乳，其中牛乳最为常用。

牛乳所含营养成分与人乳有差别。所含蛋白质较多，但以酪蛋白为主，在胃内形成凝块较大，不易消化，故牛乳应加热后饮用。含乳糖较少，故喂食时最好加 5% ~ 8% 的糖。所含矿物质比母乳多 3 ~ 3.5 倍，可增加消化道、肾脏的负担，需适当加水稀释以降低浓度。生后不满 2 周的宝宝在 2 份牛奶中加入 1 份水，制成 2∶1 奶，以后随日龄增长，婴儿消化能力的增加，逐渐制成 3∶1 奶或 4∶1 奶，直到满月，才可用全奶。

全脂奶粉是由鲜牛奶灭菌、浓缩、喷雾、干燥制成。按重量 1∶8（30g 奶粉加 240g 水），或按体积 1∶4（1 匙奶粉加 4 匙水）加开水调制成乳汁，其成分与鲜牛奶相似。

鲜羊奶成分近似于牛奶，凝块较牛乳细而软，脂肪颗粒大小与母乳相似，但铁、叶酸及维生素含量较少，长期使用易致贫血，应及时添加辅食。使用方法可参照牛乳。

2. 代乳品　大豆类代乳品营养价值较谷类代乳品为好。制备时应补足所缺成分，可用作 3 ~ 4 个月以上婴儿的代乳品。3 个月以下婴儿因不易消化，最好不用豆类代乳品。

米、面制品，大多含碳水化合物高，而蛋白质、脂肪过少，所含必需氨基酸也不完善，一般只宜作为辅助食品。使用时要加入一定量豆粉、蛋粉、鱼蛋白粉或奶粉及植物油，以增加其营养价值。

二、幼儿喂养

幼儿处于以乳食为主转变为以普通饮食为主的时期。此期乳牙逐渐出齐，但咀嚼功能仍差，脾胃功能仍较薄弱，食物宜细、软、烂、碎，食物品种要多样化，以谷类为主食，同时进鱼、肉、蛋、豆制品、蔬菜、水果等多种食物，荤素菜搭配。要培养小儿形成良好的饮食习惯，进餐按时，相对定量，不多吃零食，不挑食，不偏食，既要保证充足的营养供给，以满足小儿生长发育的需要，又要防止食伤致病。

三、添加辅食

无论母乳喂养、人工喂养或混合喂养的婴儿，都应按时于一定月龄添加辅助食品。添加辅助食品的原则：由少到多，由稀到稠，由细到粗，由一种到多种，在婴儿健康、消化功能正常时逐步添加。添加辅食的顺序可参照表 7 - 1。

表 7 - 1 添加辅食的顺序

月 龄	添加的辅食
1~3 个月	鲜果汁；青菜水；鱼肝油制剂
4~6 个月	米糊、烂粥；蛋黄、鱼泥、豆腐、动物血；菜泥、水果泥
7~9 个月	烂面、烤馒头片、饼干；碎菜、鱼、蛋、肝泥、肉末
10~12 个月	稠粥、软饭、面条、馒头、面包；碎菜、碎肉、油、豆制品

四、日常调护

根据儿童的生理特点安排起居作息，培养其养成良好的生活习惯，保证睡眠时间。要经常带小儿到户外活动，增强小儿体质，增加对疾病的抵抗力。婴儿衣着不可过暖，要宽松不可紧束，以免妨碍气血流通，影响发育。关于衣着保暖，《小儿病源论方·养子十法》提出了"一要背暖""二要肚暖""三要足暖""四要头凉"的原则。《活幼口议·小儿常安》说："四时欲得小儿安，常要三分饥与寒。"都是我国古代总结出的有效育儿经验。

五、预防接种

婴幼儿时期对各种传染病都有较高的易感性，必须切实按照我国卫生和计划生育委员会制订的计划免疫程序，为婴幼儿完成预防接种。

六、健康检查

婴幼儿的肺系、脾系疾病发病率高，如感冒、泄泻、肺炎喘嗽等。幼儿活动范围增大，应注意防止异物吸入、烫伤、触电、外伤、中毒等意外事故的发生。学龄期儿童屈光不正、龋齿发病增多，有必要加强眼睛、口腔的保健教育。免疫性疾病如哮喘、风湿热、过敏性紫癜等发病率较高，要及时预防和治疗。青春期女孩月经来潮、男孩发生遗精，生长发育出现第二次高峰，要保证充足的营养、足够的休息和必要的锻炼。

七、体格锻炼

要加强体格锻炼，以增强小儿体质。要有室内外活动场所，安排适合该年龄特点的锻炼项目。要保证每天有一定时间的户外活动，接受日光照射，呼吸新鲜空气。

八、合理教育

《颜氏家训·慕贤》注重周围环境对于儿童的影响，指出这种"无言之教"能使小儿"潜移默化，自然似之"。学龄前期儿童好学好问，家长应因势利导，耐心地回答孩子的提问。明代医家万全曾提出了"遇物则教之"的学习方法，《育婴家秘·鞠养以慎其疾四》说："小儿能言，必教之以正言，如鄙俚之言勿语也；能食，则教以恭敬，如亵慢之习勿作也；……言语问答，教以诚实，勿使欺妄也；宾客，教以拜揖迎送，勿使退避也；衣服、器用、五谷、六畜之类，遇物则教之，使其知之也；或教以方隅，或教以岁月时日之类。如此，则不但无疾，而知识亦早也。"青春期则应重视心理健康和教育。

各论 中医儿科学临床

第八章 肺系病证

第一节 感 冒

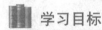 学习目标

1. 了解感冒的发病特点及临床表现。
2. 熟悉感冒的病因病机、诊断与鉴别诊断。
3. 掌握小儿感冒与成人感冒的不同点及其辨证论治。

感冒是因感受外邪引起的一种常见的肺系疾病，临床以发热、恶寒、鼻塞流涕、喷嚏、咳嗽为主要特征。俗称伤风。小儿感冒有四时感冒和时行感冒之分，前者是感受四时不正之气所致，后者是感受时行邪毒所致，有流行趋势。

本病一年四季均可发生，冬春两季及气候骤变时发病率较高。任何年龄均可发病，婴幼儿时期最多见。因小儿肺脏娇嫩，脾常不足，神气怯弱，病程中常见夹痰、夹滞、夹惊等兼证。一般症状较轻，预后较好。年幼体弱患儿临床表现较重，证情复杂，容易反复发作，易发展为咳嗽、肺炎等病证，也可诱发哮喘。部分患者可引起心悸、怔忡、水肿等病证。

本病相当于西医学的急性上呼吸道感染，简称上感。

知识链接

两种特殊类型上感

1. 疱疹性咽峡炎　由柯萨奇A组病毒所致。好发于夏秋季。表现为急性发热，体温大多在39℃以上，有流涎、咽痛等症。体检时可见咽部红肿，咽腭弓、悬雍垂、软腭等处出现2~4mm大小的疱疹，周围红晕，疱疹破溃后形成小溃疡。病程约1周。

2. 咽结合膜热　由腺病毒3型、腺病毒7型所致。好发于春夏季，多呈高热，咽痛，眼部刺痛。体检可见咽部充血，一侧或两侧滤泡性咽结合膜炎，颈部、耳后淋巴肿大。病程1~2周。

【病因病机】

感冒的病因，有内因和外因之分。外因为感受外邪，内因为脏腑娇嫩，肌肤疏薄，卫外不固，加之小儿寒暖不能自调，易于感受外邪，常因四时气候骤变，冷热失常，外邪乘虚侵袭，酿成感冒。

1. 感冒主证　外邪之中，冬春以风寒、风热为主，夏季多为暑湿。外邪自口鼻皮毛侵入，客于肺卫，导致卫表失司，卫阳被遏，肺气失宣，因而出现发热恶寒，鼻塞流涕，咳嗽等肺经证候。暑邪感冒，多高热无汗，暑易夹湿，内阻脾胃，见胸闷、泛恶。时行感冒，邪毒较重，侵入肌表，兼犯经络，可见发热，恶寒，头身皆痛，甚则化热入里，产生变证。

2. 感冒兼证　小儿肺常不足，肺脏受邪，失于清肃，气机不利，津液凝聚为痰，以致痰阻气道，可见咳嗽加剧，喉间有痰声，为感冒夹痰。小儿脾常不足，感受外邪往往影响其运化功能，稍有饮食不节，即可乳食停滞，阻滞中焦，出现脘腹胀满，不思乳食，或伴有呕吐、泄泻等症，为感冒夹滞。小儿神气怯弱，感邪之后，容易导致心神不宁，热扰肝经，出现一时性惊厥，此类惊厥属风邪在表，郁而化热所致，与邪陷厥阴不同，此为感冒夹惊，又称"伤风发搐"。

总之，感冒的病变部位主要在肺（卫），可累及肝脾。基本病机为肺卫失宣，易出现夹痰、夹滞、夹惊的证候。

【诊断与鉴别诊断】

1. 诊断要点

（1）病史　气候骤变，冷暖失调，或与感冒病人接触，有感受外邪病史。

（2）临床表现　以发热，恶风寒，鼻塞流涕，喷嚏，微咳等为主证，常有咳嗽加剧，喉间痰鸣；或脘腹胀满，不思饮食，呕吐酸腐，大便失调；或睡卧不宁，惊惕哭闹等夹痰、夹滞、夹惊的兼夹证。

（3）辅助检查　血常规：病毒感染者白细胞总数正常或偏低；细菌感染者白细胞总数及中性粒细胞均增高。

2. 鉴别诊断

（1）**肺炎喘嗽** 初起可见发热，鼻塞流涕，咽红，咳嗽等类似感冒的症状，但很快就出现热、咳、喘、扇的肺闭证候。两肺听诊可闻细小湿啰音，胸部 X 线检查见斑片状阴影。

（2）**急性传染病早期** 多种传染病早期可见发热、鼻塞、流涕、咽红等类似感冒的症状，但随之出现各自特征性症状，如麻疹可见眼泪汪汪，口颊黏膜充血，有麻疹黏膜斑；风疹可见枕后臀核肿大；奶麻发热较高，发热 3～4 天后热退疹出；丹痧可见咽痛红肿、糜烂；水痘，皮肤可见丘疹、疱疹、结痂。应注意加以鉴别。

【**辨证论治**】

1. 辨证要点

（1）**辨风寒与风热** 根据征象，风寒者发热不高，但有恶寒、无汗、头痛、流清涕、咽痒；风热者发热不高，微恶风寒，有汗，流浊涕，咽红肿痛。小儿感冒热多于寒，辨证时对咽喉红肿者，即使舌苔薄白而润，也要考虑为风热证，纵有寒象，亦以寒包热郁居多。

（2）**辨兼夹证** 夹痰者，见咳嗽气急，喉间痰鸣。夹滞者，见腹胀嗳气，甚则呕吐、腹泻。夹惊者，见惊惕啼叫，睡卧不安，甚则抽风惊厥，目珠上窜。

（3）**辨惊厥** 感冒发热引起的惊厥，大多在 6 个月至 3 岁，4 岁后发病下降，6 岁后少见。多于起病后 1～2 天内发生，一般只发作 1 次，很少发作 2 次以上，热退后惊厥即止，与某些外感温热病邪热入里，内陷心肝引起惊厥者不同。

2. 治疗要点 感冒以疏风解表为治疗原则。风寒感冒，治以辛温解表；风热感冒，治以辛凉解表；暑邪感冒，治以清暑解表；时邪感冒，治以清热解毒。出现夹痰、夹滞、夹惊等证候，则在疏风解表基础上，分别佐以化痰、消导、镇惊之法。

3. 分证论治

（1）**主证**

①风寒感冒

证候 发热，恶寒，无汗，头痛，鼻流清涕，喷嚏，咳嗽，咽部未红肿。舌淡红，苔薄白，脉浮紧或指纹浮红。

证候分析 感受风寒，卫表失司，故见本证。以恶寒，无汗，鼻流清涕，咽不红，脉浮紧或指纹浮红为证候要点。

治法 辛温解表，疏风散寒。

方药 荆防败毒散（《摄生众妙方》）。药物组成：荆芥、防风、羌活、独活、柴胡、川芎、枳壳、茯苓、桔梗、前胡、甘草。

加减 头痛明显加葛根、白芷散寒止痛；咳声重浊加白前、紫菀宣肺止咳；痰多加半夏、陈皮燥湿化痰；伴高热者加黄芩、石膏、板蓝根等清热泻火。

②风热感冒

证候 发热重，恶风，有汗或少汗，头痛，鼻塞，鼻流浊涕，喷嚏，咳嗽，痰稠色白或黄，咽红肿痛，口干渴。舌质红，苔薄黄，脉浮数或指纹浮紫。

证候分析　感受风热，卫表失司，故见本证。以鼻塞流浊涕，咯痰黏稠，咽红，舌质红，苔薄黄，脉浮数或指纹浮紫为证候要点。

治法　辛凉解表，疏风清热。

方药　银翘散（《温病条辨》）。药物组成：金银花、连翘、淡豆豉、荆芥、薄荷、桔梗、甘草、牛蒡子、竹叶、芦根。

加减　高热加栀子、黄芩清热；咳嗽重，痰稠色黄加桑叶、瓜蒌皮、黛蛤散宣肺止咳祛痰；咽红肿痛加蝉蜕、蒲公英、玄参清热利咽。

③暑邪感冒

证候　发热，无汗或汗出热不解，头晕、头痛，鼻塞，身重困倦，胸闷，泛恶，口渴心烦，食欲不振，或有呕吐、泄泻，小便短黄。舌质红，苔黄腻，脉数或指纹紫滞。

证候分析　夏季当令，感受暑热，卫表失司，故见本证。以发热，头痛，身重困倦，食欲不振，舌红，苔黄腻为证候要点。

治法　清暑解表，化湿和中。

方药　新加香薷饮（《温病条辨》）。药物组成：香薷、金银花、连翘、扁豆花、厚朴。

加减　偏热重者加生石膏、栀子清热；偏湿重者加佩兰、苍术、薏苡仁芳化除湿；呕吐加半夏、竹茹降逆止呕。

④时邪感冒

证候　起病急骤，全身症状重。高热，恶寒，无汗或汗出热不解，头痛，心烦，目赤咽红，肌肉酸痛，腹痛，或有恶心、呕吐。舌质红，舌苔黄，脉数。

证候分析　感受时邪，侵入肌表，兼犯经络故见本证。以起病急骤，肺系症状轻、全身症状重，发热恶寒，无汗或汗出热不解，目赤咽红，全身肌肉酸痛，舌红，苔黄为证候要点。

治法　清瘟解表消毒。

方药　银翘散（《温病条辨》）合普济消毒饮（《东垣试效方》）。药物组成：金银花、连翘、淡豆豉、荆芥、薄荷、桔梗、甘草、牛蒡子、竹叶、芦根；黄芩、黄连、陈皮、甘草、玄参、柴胡、桔梗、连翘、板蓝根、马勃、牛蒡子、薄荷、僵蚕、升麻。

加减　高热加柴胡、葛根解表清热；恶心、呕吐加竹茹、黄连降逆止呕。

（2）兼证

①夹痰

证候　感冒兼见咳嗽较剧，痰多，喉间痰鸣。

证候分析　肺失宣肃，肺气上逆，以咳嗽加剧，痰多，喉间痰鸣为证候要点。

治法　辛温解表，宣肺化痰；辛凉解表，清肺化痰。

方药　在疏风解表的基础上，风寒夹痰证加用三拗汤（《太平惠民和剂局方》）或二陈汤（《太平惠民和剂局方》）。药物组成：炙麻黄、杏仁、甘草；半夏、橘红、白茯苓、炙甘草。风热夹痰证加用桑菊饮（《温病条辨》）。药物组成：桑叶、菊花、桔梗、连翘、薄荷、芦根、杏仁、甘草。

②夹滞

证候　感冒兼见脘腹胀满，不思饮食，呕吐酸腐，口气秽浊，大便酸臭，或腹痛泄泻，或大便秘结，小便短黄。舌苔厚腻，脉滑。

证候分析　子病及母，脾胃失和，以脘腹胀满，不思饮食，大便不调，小便短黄，舌苔厚腻，脉滑为证候要点。

治法　解表兼以消食导滞。

方药　在疏风解表的基础上，加用保和丸（《丹溪心法》）。药物组成：焦山楂、焦神曲、莱菔子、陈皮、半夏、茯苓、连翘。

加减　若大便秘结，小便短黄，壮热口渴，加大黄、枳实通腑泄热，表里双解。

③夹惊

证候　感冒兼见惊惕哭闹，睡卧不宁，甚至骤然抽风。舌质红，脉浮弦。

证候分析　心神怯弱，热极生风，以惊惕哭闹，睡卧不宁，甚至抽风为证候要点。

治法　解表兼以清热镇惊。

方药　在疏风解表的基础上，常加用钩藤、僵蚕、蝉蜕以清热镇惊。

【其他疗法】

中成药

（1）大卫颗粒　1次1/2~1包，1日2~3次，口服。用于风热感冒。

（2）健儿清解液　1次10~15mL，1日3次，口服。用于风热感冒夹滞。

（3）藿香正气口服液　1次5~10mL，1日2次，口服。用于暑邪感冒。

【预防与调护】

1. 预防

（1）加强锻炼，增强体质。

（2）及时增减衣服，预防感冒。

（3）感冒流行期间少去公共场所，避免与感冒患者接触。

（4）及时接种流感疫苗。

2. 调护

（1）注意休息，居室保持空气流通、新鲜，保持适当的温度和湿度。

（2）发热期间多饮热水，饮食易消化、清淡，有营养，忌食辛辣、冷饮、油腻食物。

（3）对高热患者，应注意观察病情变化。

【案例分析】

赵某，男，2岁。2010年5月10日就诊。

患儿昨晚开始发热，咳嗽流涕，今晨来诊，途中突然四肢抽搐，两眼上吊，神志不清，牙关紧闭，口唇青紫，家长急掐人中穴，约1分钟后缓解。来诊时体温40℃，咽红，舌质红，苔薄黄，指纹浮紫。心肺未闻及异常。请写出：中西医诊断、辨证分析、治法及方药。

第二节 乳 蛾

学习目标

1. 了解乳蛾的发病特点及临床表现。
2. 熟悉乳蛾的病因病机及临床表现。
3. 掌握乳蛾的诊断要点及辨证论治。

乳蛾为儿科常见疾病，临床以咽部喉核（腭扁桃体）肿大，或伴红肿疼痛，甚至化脓溃烂为主症。因肿大的喉核状如乳头或蚕蛾，故名乳蛾。本病一年四季均可发生，春冬二季最喜发病。任何年龄均可发病，以儿童和少年多见，3～10岁儿童发病率最高。本病临床多伴有高热，多数经积极治疗可获痊愈，但婴幼儿病程较长，可迁延不愈或反复发作。如不及时治疗，容易出现鼻窦炎、中耳炎、颈淋巴结炎等并发症，偶可伴发水肿（急性肾小球肾炎）、痹证（风湿热）、心悸（风湿性心脏病）等病症。

本病相当于西医学的扁桃体炎。

知识链接

乳蛾的分类

根据病程长短，有急、慢性之分。急性乳蛾喉核溃烂化脓者，又名烂乳蛾；反复发作呈慢性者又称本蛾、死蛾。根据发生的部位为一侧或两侧的不同，有单乳蛾、双乳蛾之分。

【病因病机】

乳蛾的病因，责之于风热邪毒从口鼻而入，侵袭咽喉；或素体肺胃热炽，复感外邪，邪毒上攻咽喉；或素体阴虚、邪热伤阴、虚火上炎。

咽喉为肺胃之门户，风热邪毒从口鼻而入，循经上攻咽喉，搏结喉核，发为乳蛾。小儿嗜食辛辣之品，热积胃腑，或先天禀受母体胃热，造成胃火内炽，上熏咽喉；若复感外邪，或风热犯肺失治，热毒炽盛，上灼喉核，灼腐肌膜。因风热搏结或热毒炽盛之余，耗伤肺胃之阴，阴虚火旺，虚火上炎，熏蒸喉核。

总之，本病是因外感风热，或肺胃热盛、复感外邪，或虚火上炎、热毒搏结咽喉所致。

【诊断与鉴别诊断】

1. 诊断要点

（1）病史 急性乳蛾起病较急，病程较短；反复发作则转为慢性乳蛾，病程较长。

（2）临床表现 以咽痛、吞咽困难为主要症状。急性乳蛾伴发热；慢性乳蛾不发热或有低热。

（3）体征 急性乳蛾可见扁桃体充血呈鲜红或深红色、肿大，表面可有脓点，严重者有小脓肿；慢性乳蛾可见扁桃体肿大、充血呈暗红色，或不充血，表面或有脓点，或挤压后有少许脓液溢出。

（4）辅助检查 血常规检查：急性乳蛾及部分慢性乳蛾可见血白细胞总数及中性粒细胞增高。

2. 鉴别诊断

（1）感冒 感冒以发热恶寒，鼻塞流涕，喷嚏，咳嗽为主要表现，也可有咽喉红者。如以咽红、喉核红肿疼痛，甚至溃烂化脓等局部表现为主者，则诊断为乳蛾。

（2）白喉 起病较缓，轻度咽痛，扁桃体即咽部可见灰白色假膜，不易擦去，强行擦去容易出血，并很快再生，颈部淋巴结明显肿大，咽拭子培养或涂片可检出白喉杆菌。

（3）猩红热 起病较急，初期有发热或高热，咽喉红肿疼痛，甚则腐烂，发热1天后出现猩红色皮疹，3~7天后身热渐退，咽喉疼痛、腐烂减轻，皮肤脱屑。

（4）喉关痈 发生在扁桃体周围及其附近部位的脓肿，病变范围较乳蛾大。临床以局部疼痛、红肿化脓，并伴恶寒发热、言语不清、饮食呛逆等为特征。相当于西医学的扁桃体周围脓肿、咽后壁脓肿等疾病。

【辨证论治】

1. 辨证要点

（1）辨轻重 根据起病急缓、喉核红肿程度、有无溃烂、发热高低和有无全身症状辨别。若起病缓慢，喉核红肿不甚，无溃烂化脓，发热不甚，全身症状不明显者，则病情较轻；若起病急骤，喉核红肿甚，有溃烂化脓，壮热不退，全身症状重者，则病情较重。

（2）辨表里 乳蛾初起，伴见恶寒、发热等表证者，为病在表；若伴见身热、口渴、大便干结等里实热者，为病在里。

（3）辨虚实 根据病程长短、喉核颜色和伴随症状辨别。若病程较短，病情重，喉核红肿明显或有溃烂化脓，壮热不退，舌红苔黄，脉数有力者，为实证；若病程较长，或反复发作，喉核红肿不甚，舌红少苔，脉细者，多为虚证或虚中夹实。

2. 治疗要点 乳蛾以清热解毒，利咽散结为治疗原则。风热搏结者，治以疏风清热，消肿利咽；热毒炽盛者，治以清热泻火解毒，肠腑不通者配以通腑泻火；慢性乳蛾多属肺胃阴虚证，兼有余邪逗留，治以养阴润肺，软坚利咽。

3. 分证论治

（1）风热搏结

证候 喉核红肿，咽喉疼痛，或咽痒不适，吞咽不利，发热重，恶寒轻，鼻塞流涕。舌红，苔薄白或黄，脉浮数或指纹浮紫。

证候分析 外感风热，犯肺袭咽，邪热搏结喉核，故喉核红肿，吞咽不利；邪犯肺卫，正邪相争，故有发热、恶寒。以喉核赤肿疼痛，尚未化脓，兼风热表证为证候要点。

治法　疏风清热，利咽消肿。

方药　银翘马勃散（《温病条辨》）。药物组成：金银花、连翘、马勃、牛蒡子。

加减　喉核红肿明显，加山豆根解毒利咽；表热重，加薄荷、蝉蜕、柴胡；高热，加鱼腥草、黄芩、栀子清热解毒；声音嘶哑，加胖大海、木蝴蝶、玄参头清宣肺气、利咽止哑；咳嗽较剧，加前胡、杏仁、枇杷叶宣降肺气止咳。

（2）热毒炽盛

证候　喉核红肿明显，甚至溃烂化脓，吞咽困难，壮热不退，口干口臭，大便干结，小便黄少。舌红，苔黄，脉数或指纹青紫。

证候分析　过食辛辣或外感风热失治，邪毒乘热内传肺胃，上灼喉核，毒热瘀滞，肉腐成脓，故可见咽红肿痛，溃烂化脓。热毒炽盛，充斥气分，则壮热不退，口干口臭，大便干结，小便黄少。以喉核赤肿焮红，溃烂化脓，壮热不退，舌质红，苔黄厚为证候要点。

治法　清热解毒，利咽消肿。

方药　牛蒡甘桔汤（《外科正宗》）。药物组成：牛蒡子、桔梗、陈皮、天花粉、黄连、川芎、赤芍、甘草、苏木。

加减　壮热烦渴，加石膏、知母；溃烂化脓明显，加金银花、蒲公英、鱼腥草解毒排脓；咳嗽声嘶，加麦冬、枇杷叶养阴利咽；喉核红肿，舌红绛，加生地黄、丹皮清热凉血；热扰厥阴，烦躁不安，四肢抽搐，加钩藤、僵蚕平肝息风。

（3）肺胃阴虚

证候　喉核肿大暗红，咽干咽痒，日久不愈，干咳少痰，大便干结，小便黄少。舌红，少苔，脉细数或指纹淡紫。

证候分析　风热乳蛾或温病之后余毒未清，邪热耗伤肺阴；或素体阴虚，胃阴亏损，虚火上炎，熏蒸喉核，故见喉核肿大暗红，咽干咽痒，日久不愈。肺阴不足，肺失滋养，宣发失调，则干咳少痰。肺与大肠相表里，肺阴不足，大肠失润，则大便干结。以喉核肿大暗红，咽干喉燥，舌质红，苔少，脉细数为证候要点。

治法　养阴润肺，软坚利咽。

方药　养阴清肺汤（《重楼玉钥》）。药物组成：生地黄、麦冬、玄参、丹皮、赤芍、贝母、甘草、薄荷。

加减　喉核肿大，加夏枯草、牛蒡子、海藻利咽消肿；干咳，加天冬、桔梗、地骨皮润肺止咳；声音嘶哑，加儿茶、青果利咽止哑；低热不退，加青蒿、地骨皮、胡黄连养阴清热；如见颧红、手足心热等阴虚火旺之症，宜用知柏地黄丸加减。

【其他疗法】

中成药

（1）银黄口服液　1次5～10mL，1日2～3次，口服。用于风热搏结证。

（2）双黄连口服液　1次2～4mL，1日2～3次，口服。用于热毒炽盛证。

（3）金果饮　1 次 5mL，1 天 3 次，口服。用于肺胃阴虚证。

（4）西瓜霜润喉片　1 次 1 片，不定时含服。用于风热搏结和肺胃阴虚证。

（5）冰硼散、锡类散　适量吹喷于咽部喉核，1 天 1~2 次。用于热毒炽盛证。

【预防与调护】

1. 预防

（1）加强锻炼，增强体质。

（2）注意口腔卫生，积极防治龋齿。

（3）积极预防感冒。

2. 调护

（1）保持病室空气流通及适当温度。

（2）饮食易消化、清淡，有营养，忌食辛辣、冷饮、油腻食物。

（3）高热患者，应注意观察病情变化，配合物理降温。

（4）及时彻底治愈本病，防止病情迁延或并发他症。

【案例分析】

王某，男，4 岁。2012 年 11 月 27 日就诊。

患儿发热伴咽痛 2 天。患儿 2 天前进食辛辣食物后出现咽痛，吞咽困难，当晚出现发热，体温在 38.5℃~39℃之间，恶寒，烦躁，口干口臭，纳差，大便干结，小便黄，舌红，苔黄，脉数。查体：咽部充血，扁桃体Ⅱ度肿大，双侧可见米粒大小脓点，心肺未闻及异常。请写出：中西医诊断、辨证分析、治法、方药。

<h1 style="text-align:center">第三节　咳　嗽</h1>

 学习目标

1. 了解咳嗽的发病特点及临床表现。

2. 熟悉咳嗽的病因病机与诊断要点。

3. 掌握咳嗽的辨证论治。

咳嗽是指有咳声或伴咳痰的临床症状。为儿科临床最常见的肺系症状之一，外感或内伤所致的多种急慢性疾病都可引起咳嗽。"有声无痰为咳，有痰无声为嗽，有声有痰谓之咳嗽"。说明咳嗽是一个证候，但咳和嗽在含义上是不同的，而两者又多并见，故多合称"咳嗽"。小儿咳嗽有外感和内伤之分，临床上，外感咳嗽多于内伤咳嗽。

本病一年四季均可发生，冬春二季或季节转换及气候骤变时更易发病。各年龄儿童均可发病，其中 3 岁以内婴幼儿多见，年龄愈小，症状多愈重。由于小儿肺常不足，寒暖不知自调；脾常不足，乳食不能自节，故本病的发生与感受外邪或内伤乳食均有密切关系。临床实践中，小儿外感咳嗽多于内伤咳嗽，而外感咳嗽的发生则与气候因素密切相关。本病一般预后较好，若治疗不当，调护失宜，则反复迁延，若病情进一步发展加重，可转为肺炎喘嗽。

本病相当于西医学的气管炎、支气管炎。

气管炎的临床表现和分期

气管炎大多先有上呼吸道感染症状，如发热、咳嗽等，以后咳嗽逐渐加剧，重者发热可达 38℃ ~ 40℃。可伴有头痛、疲乏无力、食欲下降等症状。婴幼儿还可出现呕吐、腹泻等消化道症状。体检时可见咽部充血，双肺呼吸音粗，有时可闻及干啰音或散在粗大中等湿啰音，常在体位改变或咳后减少甚至消失。

急性、慢性支气管炎分期标准：急性期：发病在 1 个月以内。慢性期：总病程超过 2 年，每年发作时间超过 2 个月。

【病因病机】

小儿咳嗽发生的原因，主要为感受外邪，其中又以风邪为主。此外，肺脾虚弱则是本病的主要内因。咳嗽病位在肺，常涉及于脾，病理机制为肺失宣肃。肺为娇脏，其性清宣肃降，上连咽喉，开窍于鼻，外合皮毛，主一身之气，司呼吸。外邪从口鼻或皮毛而入，邪侵于肺，肺气不宣，清肃失职而发生咳嗽。小儿脾常不足，脾虚生痰，上贮于肺，或咳嗽日久不愈，耗伤正气，可转为内伤咳嗽。

1. 感受外邪 主要为感受风邪。风邪致病，首犯肺卫，肺为邪侵，壅阻肺络，气机不宣，清肃失职，肺气上逆，则致咳嗽。若风夹寒邪，风寒束肺，肺气失宣，则见咳嗽频作，咽痒声重，痰白清稀；若风夹热邪，风热犯肺，肺失清肃，则致咳嗽不爽，痰黄黏稠。

2. 痰热蕴肺 小儿肺脾虚弱，气不化津，痰易滋生。若素有食积内热或心肝火热，或感邪热稽留，炼液成痰，痰热相结，阻于气道，肺失清肃，则致咳嗽痰多，痰稠色黄，不易咯出。

3. 痰湿渍肺 小儿脾常不足，易为乳食、生冷所伤，则使脾失健运，水湿不能化生津液、水谷不能化生精微，酿为痰浊，上渍于肺。肺脏娇嫩，不能敷布津液，化液成痰，痰阻气道，肺失宣降，气机不畅，则致咳嗽痰多，痰色白而稀。

4. 肺气亏虚 小儿禀赋不足，素体虚弱者，或外感咳嗽经久不愈耗伤正气后，肺气亏虚，脾气虚弱，运化失司，气不布津，痰液内生，蕴于肺络，则致久咳不止，咳嗽无力，痰白清稀。

5. 肺阴亏虚 小儿肺脏娇嫩，若遇外感咳嗽，日久不愈，正虚邪恋，热伤肺津，阴津受损，阴虚生内热，热伤肺络，或阴虚生燥，而致久咳不止，干咳无痰，声音嘶哑。

总之，咳嗽的病因虽多，但其发病机理，皆为肺脏受累，宣肃失司而成。外感咳嗽病起于肺；内伤咳嗽可因肺病迁延，或他脏先病，累及于肺所致。

【诊断与鉴别诊断】

1. 诊断要点

（1）病史　病前多有感冒病史，好发于冬春两季，常因气候变化而发病。

（2）临床表现　咳嗽为主要症状。

（3）体征　两肺呼吸音粗糙，可闻及干啰音或中等粗湿啰音。

（4）辅助检查　①血象检查：病毒感染者，白细胞总数正常或偏低；细菌感染者，白细胞总数及中性粒细胞计数增高。②胸部 X 线检查：正常或有肺纹理增粗。

2. 鉴别诊断

（1）感冒　感冒为肺系疾患之初起阶段，临床症状多见咳嗽，与咳嗽界限较难划清。临床一般以咳嗽为突出症状者，则诊断为咳嗽。若以卫表症状如鼻塞流涕、恶寒发热为主要临床见症者，则诊为感冒。

（2）肺痨　具有传染性的慢性肺部疾病。其咳嗽长期不愈，甚至咳血、咯血，伴低热盗汗、五心烦热、消瘦等症状。胸部 X 线检查有助于鉴别。

【辨证论治】

1. 辨证要点

（1）辨外感与内伤　外感咳嗽常起病急，病程短，伴有表证，多属实证。内伤咳嗽，发病多缓，病程较长，多兼有不同程度的里证，可虚实互见，然虚证居多。

（2）辨寒热　寒咳多见怕冷、痰稀白、舌质淡、脉紧等；热咳多见发热、痰黄、大便秘结、舌质红、苔黄、脉数等。

（3）辨咳声　咳声重浊多属风寒或夹湿；咳声粗亢多属风热；咳声嘶哑多属燥热；咳而喉痒多兼风邪。

（4）辨痰液　白稀属寒痰；黄稠属热痰；白黏、量多、易咯出属湿痰；白黏、少、难咯出属燥痰；痰夹泡沫属风痰；白稀夹泡沫属风寒；黄黏夹泡沫属风热；痰稠结块为老痰；干咳无痰属燥火。

2. 治疗要点　小儿咳嗽的治疗原则应分清邪正虚实，外感和内伤，分而治之。外感咳嗽一般邪气盛而正未虚，治以疏散外邪，宣通肺气为主，邪去则正安。一般不宜过早使用苦寒、滋腻、收涩、镇咳之药，以免留邪。内伤咳嗽，应辨明由何脏累及所致，随证立法，补益五脏气阴。

3. 分证论治

（1）外感咳嗽

①风寒咳嗽

证候　咳嗽频作、声重，咽痒，痰白清稀，鼻塞流涕，恶寒无汗，发热头痛，全身酸痛。舌苔薄白，脉浮紧或指纹浮红。

证候分析　外感风寒之邪，风寒袭肺，故见本证。以咳嗽频作、声重，咽痒，痰白清稀，脉浮紧或指纹浮红为证候要点。

治法　疏风散寒，宣肺止咳。

方药　杏苏散（《温病条辨》）、金沸草散（《南阳活人书》）。药物组成：杏仁、苏叶、前胡、桔梗、枳壳、半夏、陈皮、茯苓、甘草、生姜、大枣；金沸草、前胡、荆芥、细辛、半夏、茯苓、生姜、甘草、大枣。

加减　寒邪较重，加炙麻黄辛温宣肺；咳重，加枇杷叶宣肺止咳；痰多，加茯苓、陈皮化痰理气；恶寒头痛甚者，加防风、白芷、川芎疏风止痛。

②风热咳嗽

证候　咳嗽不爽，痰黄黏稠，不易咳出，口渴咽痛，鼻流浊涕，伴有发热恶风，头痛，微汗出。舌质红，苔薄黄，脉浮数或指纹浮紫。

证候分析　感受风热外邪，风热犯肺，故见本证。以咳嗽痰黄，口渴咽痛，鼻流浊涕，舌质红，苔薄黄，脉浮数为证候要点。

治法　疏风清热，宣肺止咳。

方药　桑菊饮（《温病条辨》）。药物组成：桑叶、菊花、薄荷、连翘、桔梗、杏仁、芦根、甘草。

加减　肺热重加金银花、黄芩清宣肺热；咽红肿痛加射干、玄参、大青叶利咽消肿；咳重加前胡、枇杷叶清肺止咳；痰多加浙贝母、瓜蒌皮化痰止咳。

（2）内伤咳嗽

①痰热咳嗽

证候　咳嗽痰多，色黄黏稠，不易咳出，甚则喉间痰鸣，发热口渴，烦躁不宁，尿少色黄，大便干结。舌质红，苔黄腻，脉滑数或指纹紫。

证候分析　风寒咳嗽化热或食积内热，炼液成痰，痰阻气道而引发本证。以咳嗽痰多，色黄黏稠，不易咳出，甚则喉间痰鸣，舌红，苔黄腻，脉滑数为证候要点。

治法　清热化痰，宣肺止咳。

方药　清金化痰汤（《统旨方》）。药物组成：黄芩、栀子、桑白皮、知母、瓜蒌仁、贝母、麦冬、桔梗、甘草、橘红、茯苓。

加减　痰多色黄，黏稠难咯者，加瓜蒌皮、胆南星清肺化痰；咳重，胸胁疼痛者，加郁金、青皮理气通络；心烦口渴者，加石膏、竹叶清心除烦；大便秘结者，加制大黄润肠通便。

②痰湿咳嗽

证候　咳嗽重浊，痰多壅盛，色白而稀，喉间痰声辘辘，胸闷纳呆，神乏困倦。舌淡红，舌白腻，脉滑。

证候分析　湿浊内生，上犯于肺而致本证。以咳嗽重浊，痰多壅盛，色白而稀，喉间痰声辘辘，胸闷纳呆，舌淡红，舌白腻，脉滑为证候要点。

治法　燥湿化痰，宣肺止咳。

方药　二陈汤（《太平惠民和剂局方》）。药物组成：半夏、橘红、茯苓、甘草。

加减　痰涎壅盛加苏子、莱菔子、白芥子利气化痰；湿盛加苍术、厚朴燥湿健脾，宽胸行气；咳嗽重加款冬花、百部、枇杷叶宣肺化痰；纳呆加焦神曲、麦芽、焦山楂醒脾消食。

③气虚咳嗽

证候 咳而无力，痰白清稀，面色苍白，气短懒言，语声低微，自汗畏寒。舌淡嫩，边有齿痕，脉细无力。

证候分析 本证常为久咳，多见于痰湿咳嗽转化而成，以咳而无力，痰白清稀，气短懒言，脉细无力为证候要点。

治法 健脾补气，益气化痰。

方药 六君子汤（《世医得效方》）。药物组成：人参、白术、茯苓、陈皮、半夏、甘草。

加减 气虚重加黄芪、黄精益气补虚；咳重痰多加杏仁、川贝母、炙枇杷叶化痰止咳；食少纳呆加焦山楂、焦神曲和胃消食。

④阴虚咳嗽

证候 干咳无痰，或痰少而黏，不易咳出，口渴咽干，喉痒声嘶，手足心热，午后潮热。舌红，少苔，脉细数。

证候分析 外感秋燥之邪，耗伤肺阴，肺之宣发肃降失常或痰热咳嗽转化而成本证。以干咳无痰，喉痒声嘶，舌红，少苔，脉细数为证候要点。

治法 滋阴润燥，养阴清肺。

方药 沙参麦冬汤（《温病条辨》）。药物组成：南沙参、麦冬、玉竹、桑叶、甘草、天花粉、白扁豆。

加减 阴虚重加地骨皮、石斛、阿胶养阴清热；咳嗽重加炙紫菀、川贝母、炙枇杷叶润肺止咳；咳重痰中带血加仙鹤草、白茅根、藕节炭清肺止血。

【其他疗法】

中成药

（1）小儿宣肺止咳颗粒 1岁以内，1次1/3袋；1～3岁，1次2/3袋；4～7岁，1次1袋；8～14岁，1次1.5袋，1日3次，温开水冲服，3天为1个疗程，或遵医嘱。用于小儿外感咳嗽，痰热壅肺所致的咳嗽痰多、痰黄黏稠、咳痰不爽。

（2）急支糖浆 1次5～10mL，1日3次，口服。用于风热咳嗽。

（3）蛇胆川贝液 1次5～10mL，1日2～3次，口服。用于风热咳嗽。

【预防与调护】

1. 预防

（1）经常户外活动，加强锻炼，增强小儿抗病能力。

（2）避免感受风邪，预防感冒。

（3）避免接触煤气、烟尘等，减少不良刺激。

2. 调护

（1）保持室内空气新鲜、流通，保持适当的温度和湿度。

（2）注意休息，咳嗽重的患儿可影响睡眠，应保持室内安静，保证睡眠充足。

（3）经常变换体位及拍打背部，以利痰液的排出。

（4）饮食应清淡、易消化、富含营养，少食生冷、辛辣、油腻、过甜之品。

【案例分析】

张某，男，7 岁。2011 年 12 月 14 日就诊。

患儿咳嗽反复发作 1 月余。夜咳重，咳甚则呕吐痰涎，每因气候骤变或饮食生冷、肥甘油腻之品而诱发或加重。多次口服抗生素、雾化等治疗，效果不佳。现症见：咳嗽阵作，咳声重浊，喉中痰鸣，咳痰不爽，痰色白质稀，纳可，二便调。舌淡红，苔白厚腻，脉滑。请写出：中西医诊断、辨证分析、治法、方药。

第四节　肺炎喘嗽

学习目标

1. 了解肺炎喘嗽的发病特点及临床表现。
2. 熟悉肺炎喘嗽的病因病机及鉴别诊断。
3. 掌握肺炎喘嗽的诊断要点及辨证论治。
4. 掌握肺炎合并心衰的诊断与治疗。

肺炎喘嗽，是小儿时期常见的肺系疾病之一，为客邪郁闭于肺所致，临床以发热、咳嗽、气急、鼻扇为特征。本病一年四季均可发生，尤其以冬春两季为多。好发于婴幼儿，年龄越小，发病率越高。本病若治疗及时得当，一般预后良好。年幼体弱者常反复发作，迁延难愈。病情严重者容易合并心阳虚衰或邪陷心肝等变证，甚至危及生命。

本病相当于西医学的小儿肺炎。

【病因病机】

肺炎喘嗽的病因，有内因和外因之分。内因责之于小儿正气虚损；外因责之于客邪侵肺。

客邪由口鼻或皮毛侵犯人体，先犯肺卫，而后犯肺；或邪气直中于肺，闭阻于肺，肺失宣肃；上源不利，水湿内停，闭阻于肺；湿郁化热，湿与热结，形成湿热阻肺。病势渐退，正气已虚。若邪热未尽，痰浊未清或热盛伤阴，则为正虚邪恋。进一步调治得当，则病趋向愈。病位主要在肺，常可累及于脾，亦可内窜心、肝。若正气不足，可至邪毒内陷，更可出现各种危急证候。

1. 风邪犯肺　小儿感受风邪从皮毛而入，内侵于肺。外感风邪有夹寒、夹湿之不同。风寒束肺，肺气闭塞，宣肃失司，上源不利则咳嗽而喘，咳吐稀白泡沫样痰；风热束肺，肺气闭塞，则咳嗽喘促，火热炎肺，炼液成痰，则发热咳嗽，喉中有痰，色黄黏稠。其中，以风热束肺证较为常见。

2. 毒热闭肺　由于小儿为纯阳之体，阳气偏亢，极易化热化火，导致毒热炽盛，熏灼于肺，肺热炎上，宣肃失司，则壮热烦渴，咳喘气促。

3. 痰热闭肺　客邪犯肺，肺气闭郁，郁而化热，炼液成痰；或脾虚生痰，郁而化热，形成痰热，上贮于肺，至肺气郁闭，出现壮热，咳喘，喉中痰声辘辘，状如拽锯。

4. 正虚邪恋　如果治疗得当，调护适宜，病邪减退，正气渐复。若肺脾之气受损明显，常至肺脾气虚。若因高热伤阴，则易形成阴虚肺热证。

本病以心阳虚衰为常见变证。肺主气，朝百脉，心主血而运行营阴。气为血之帅，血为气之母。气行则血行，气滞则血瘀。肺气闭阻，则血流不畅，脉道涩滞，故病情严重者，常伴面色苍白、口唇、指甲、舌质发紫等气滞血瘀之证。

如果正不胜邪，心血瘀阻加重，心失所养，造成心气不足，导致心阳不振。心血瘀阻，心气不足，心阳不振，则导致血脉不得温运，又会加重血瘀和肺气闭阻，造成病理上互为因果的恶性循环，最终导致阳气暴脱。

综上所述，小儿肺炎主要由于客邪犯肺所致。痰热既是病理产物也是重要的致病因素，基本病机是肺气郁闭及其演变。

【诊断与鉴别诊断】

1. 诊断要点

（1）病史　气候骤变，冷暖失调，或与感冒病人接触，有感受外邪病史。

（2）临床表现　起病较急，伴有发热、咳嗽、气急、鼻扇、痰鸣等症，或轻度紫绀。病情严重时，常见喘促不安，烦躁不宁，面色苍白，口唇紫绀，或高热不退。新生儿肺炎常表现为不乳、精神萎靡、口吐白沫等症状，而无发热、咳嗽、气急、鼻扇、痰鸣等典型表现。

（3）体征　肺部听诊可闻及较固定的中细湿啰音，常伴干性啰音；如病灶融合，可闻及管状呼吸音。

（4）辅助检查

①血常规检查：病毒感染者白细胞总数正常或偏低；细菌感染者白细胞总数及中性粒细胞均增高。

②X线检查：可见肺纹理增多、紊乱，肺部透亮度降低或增强，可见小片状、斑片状阴影，也可出现不均匀的大片状阴影。

2. 鉴别诊断

（1）急性支气管炎　急性支气管炎以咳嗽为主，一般无发热或仅有低热，肺部呼吸音粗糙或有不固定的干湿啰音。婴幼儿全身症状重，因气管狭窄，易致呼吸困难。毛细支气管炎应按肺炎处理。

（2）肺结核　婴幼儿活动性肺结核的症状及 X 线影像改变与支气管肺炎有相似之处，但肺部啰音常不明显。应根据结核接触史、结核菌素试验、血清结核抗体检测和 X 线胸片及抗生素治疗后的反应等加以鉴别。

【辨证论治】

1. 辨证要点

（1）辨风寒与风热　初期为感受风邪，要分清风寒还是风热，是寒重热轻还是热重寒轻，或是寒热兼夹及寒包热郁。

（2）辨痰重、热重　喉间痰鸣，呼吸喘急，甚则胸高满闷，呼吸困难，苔多厚腻，属痰重；高热稽留，呼吸气粗，烦躁口渴，舌红，苔黄而糙，或干糙无津，属热重。

（3）辨常证、变证　常证指病位在肺，证候有轻重之别。轻症为风寒闭肺、风热闭肺。如高热炽盛，喘憋严重，呼吸困难为毒热闭肺、痰热闭肺的重症。若正虚邪盛，出现心阳虚衰，热陷厥阴，为病邪猖獗、正气不支的危重变证。

2. 治疗要点　肺炎喘嗽的治疗以宣肺开闭为基本法则，根据不同证型分别治以辛温开肺、辛凉开肺、清热解毒、清热涤痰、益气养阴。心阳虚衰者治以益气温阳，救逆固脱；邪陷厥阴者治以清热泻火，平肝息风。

3. 分证论治

（1）常证

①风寒郁肺

证候　发热、呛咳不爽，痰白清稀，呼吸急促，无汗、恶寒、口不渴、咽不红。舌质淡、苔薄白或白腻，脉浮紧，指纹浮红。

证候分析　肺主皮毛，风寒之邪外袭，由皮毛而入肺为邪侵，肃降无权，其气上逆，则呛咳不爽，并见呼吸急促，卫阳为寒邪所遏，阻气不能敷布周身，故恶寒发热而无汗；肺气郁闭，水液输化无权，凝而为痰，故痰涎色白，质地清稀，舌苔白，质不红，脉浮紧，均为风寒犯肺，邪在表分之象。以恶寒，发热，无汗，咳嗽气促，舌质淡红，苔薄白为证候要点。

治法　辛温开肺。

方药　华盖散（《太平惠民和剂局方》）。药物组成：麻黄、杏仁、桑白皮、苏子、赤茯苓、陈皮、甘草。

加减　恶寒身痛重者，加桂枝、白芷以增温散表寒之力；痰多，苔白腻者，加半夏、莱菔子增强化痰止咳之力。

②风热郁肺

证候　初起发热恶风，有汗热不解，口渴引饮，咳嗽痰黏或黄，咽部红赤，舌红苔薄黄或薄白而干，脉浮数。重症可见高热烦躁，咳嗽剧烈，痰多黏稠，气急鼻扇，大便秘结，舌红苔黄，脉数大。

证候分析　此为风热犯肺或由风寒闭肺化热转化而来，临床较为常见，表邪未解，肺经有热，轻者见发热咳嗽，重者邪闭肺络见气急，鼻扇，涕泪俱无。以发热重，咳嗽，气促，咽红，舌质红为证候要点。

治法　辛凉宣肺，化痰止咳。

方药　麻黄杏仁甘草石膏汤（《伤寒论》）。方药组成：麻黄、杏仁、石膏、甘草。

加减　发热痰多者，加鱼腥草、瓜蒌、川贝母；肺部啰音明显者，加炒葶苈子、丹参；食欲不振兼痰多者，加莱菔子、茯苓。

③痰热闭肺

证候　气喘，鼻扇，喉间痰鸣，声如拽锯，发热，烦躁不安。重症颜面口唇青紫，两胁扇动，身摇撷肚，舌淡嫩或带紫色，苔白腻而厚，脉滑数。

证候分析　痰热胶结，闭阻于肺，宣肃失司，故气急，痰鸣，声如拽锯，甚则呼吸困难。此证多见于体弱婴儿，或所有伏痰者。以壮热，咳嗽，痰鸣，喘促，舌红苔黄腻为证候要点。

治法　清热涤痰，开肺定喘。

方药　麻黄杏仁甘草石膏汤（《伤寒论》）合葶苈大枣泻肺汤（《金匮要略》）。药物组成：麻黄、杏仁、石膏、甘草；葶苈子、大枣。

加减　痰多者，加鲜竹沥、猴枣散、天竺黄；热甚者，加黄芩；便秘，腹胀者，加生大黄、芒硝，或用牛黄夺命散；紫绀者，加当归、红花、赤芍。

④毒热闭肺

证候　高热持续，咳嗽剧烈，气急鼻扇，甚至喘憋，涕泪俱无，鼻孔干燥如煤烟，面赤唇红，烦躁口渴，溲赤便秘。舌质红而干，苔黄而糙，脉滑数。

证候分析　肺热炽盛，宣肃失司则高热持续，咳嗽剧烈；气道不利，肺气闭塞则气促鼻扇，喘憋；毒热耗液伤津则涕泪俱无，鼻孔干燥，面赤唇红，烦躁口渴，溲赤便秘；舌红而干，舌苔黄糙，脉滑数皆为热毒壅盛，肺气闭郁之象。以持续高热，咳嗽剧烈，喘憋鼻扇，舌质红，苔黄糙，脉滑数为证候要点。

治法　清热解毒，泻肺开闭。

方药　黄连解毒汤（《肘后方》）合麻黄杏仁甘草石膏汤（《伤寒论》）。药物组成：黄连、黄芩、黄柏、栀子；蜜麻黄、苦杏仁、生石膏、甘草。

加减　热毒重加虎杖、蒲公英、重楼；便秘腹胀加大黄、玄明粉；口干鼻燥，涕泪俱无，加芦根、玄参、麦冬；咳重加浙贝母、款冬花；烦躁不宁加淡竹叶、钩藤。

（2）正虚邪恋

①阴虚肺热

证候　低热盗汗，面唇潮红，干咳少痰，甚至痰带血丝。舌质干红，苔光剥，脉细数，指纹沉略紫。

证候分析　肺炎后期，久热久咳，耗伤肺阴所致。以干咳少痰，舌质红，苔少或花剥为证候要点。

治法　养阴清肺，润肺止咳。

方药　沙参麦冬汤（《温病条辨》）。方药组成：沙参、麦冬、玉竹、天花粉、桑叶、扁豆、甘草。

加减　久咳者，加百部、诃子、罂粟壳等；低热明显者，加滋阴清热药青蒿、鳖甲、地骨皮等。

②肺脾气虚

证候　低热起伏不定，咳嗽乏力，喉中有痰，面色苍白无华，动则汗出，纳呆，便溏。舌质淡，苔白腻，脉细软。

证候分析　平素脾胃不健，加之病程中肺脾之气耗伤太多，致肺脾气虚，正气未复，余邪未尽，故发热起伏不定；肺气虚弱，卫表失固，故汗出；脾气虚弱，运化失司，气血生化无源，故食少、便溏。以咳嗽无力，面色少华，自汗，纳差，舌质淡，苔薄白为证候要点。

治法　补肺益气，健脾化痰。

方药　人参五味子汤（《幼幼集成》）。药物组成：人参、茯苓、炒白术、炙甘草、五味子、麦冬。

加减　咳嗽不止者，加紫菀、百部、款冬花肃肺止咳；低热起伏，营卫不和者，加桂枝、龙骨、牡蛎、白芍调和营卫，扶正护阳；动则汗出者，加黄芪益气固表；食欲不振者，加山楂、神曲、麦芽健胃助运；久泻不止者，加扁豆、山药、煨木香、煨诃子健脾止泻。

（3）变证

①心阳虚衰

证候　突然面色苍白，口唇肢端青紫发绀，呼吸困难加重，四肢厥冷，额汗不温，烦躁不宁，右胁肝脏肿大。舌质淡紫，苔淡紫，脉微弱急速。

证候分析　本证多发于小婴儿，素体虚弱，正不胜邪，邪盛闭肺，肺气闭塞，可致血流瘀滞，络脉瘀阻，心阳不振。以突然呼吸急促，烦躁不安，胁下痞块，唇舌紫暗，脉微急促为证候要点。

治法　温补心阳，救逆固脱。

方药　参附龙牡救逆汤（经验方）。药物组成：人参、附子、龙骨、牡蛎。

加减　气阴两虚者，加生脉散益气养阴；面色口唇发绀，肝脏肿大者，加当归、红花、丹参活血化瘀。兼痰热实证，必须扶正祛邪，标本同治。

知识链接

肺炎合并心衰的诊断标准

①心率突然增快，婴儿>180次/分，幼儿>160次/分；②呼吸突然加快>60次/分；③骤然极度烦躁，面色苍白发灰，明显紫绀，指（趾）甲微血管充盈时间延长；④心音低钝，奔马律，颈静脉怒张；⑤肝脏迅速增大；⑥尿少或无尿，颜面或双下肢浮肿。若出现前5项即可诊断。

②邪陷厥阴

证候　壮热，神昏谵语，两目上吊，口噤，项强，四肢抽动。舌质红，苔黄腻，脉细数。

证候分析　邪热内陷心肝，入心则神昏谵语，入肝则引动肝风。以壮热，神昏，抽搐为证候要点。

治法　清心开窍，平肝息风。

方药　羚角钩藤汤（《重订通俗伤寒论》）合牛黄清心丸（《痘疹世医心法》）。药物组成：羚羊角、桑叶、川贝母、生地黄、钩藤、菊花、茯神、白芍、甘草、竹茹；牛黄、黄芩、黄连、山栀、郁金、朱砂。

加减　昏迷痰多者，加郁金、胆南星、天竺黄化痰开窍；高热神昏者，加牛黄清心丸、紫雪丹、醒脑静。

【其他疗法】

1. 中成药

（1）小儿肺热咳喘口服液　口服，1 次 10~20mL，1 日 2~3 次。清热解毒，宣肺止咳，用于热邪犯肺，咳嗽痰多。

（2）儿童清肺口服液　口服，1 次 5~10mL，1 日 3 次。用于肺经痰热，咳嗽气促，痰多黏稠。

（3）清热化湿口服液　口服，1 次 5~10mL，1 日 3 次，用于湿热闭肺证。

2. 拔罐疗法　患者取俯卧位，充分暴露背部皮肤，涂液状石蜡油或白凡士林，依患儿胖瘦程度选用直径 2.5~4.5cm 的玻璃火罐，用闪火法拔于左侧肺俞穴处，沿足太阳膀胱经循行路线向下推至脾俞穴处，再回拉至肺俞穴。如此重复 3~5 次，至走罐部位皮肤充血甚至出现瘀斑，将罐取下，右侧重复相同步骤。最后选用合适大小的罐以闪火法拔在双侧肺俞穴及双侧脾俞穴，留罐 3~5 分钟，取下。2~3 天后，待走罐部位充血大致消退后再拔罐 1 次。用于肺炎后期痰多，肺部啰音难消者。

3. 肺炎合并心衰的西医治疗

（1）一般处理　给氧、祛痰、止咳、镇静及病因治疗。

（2）洋地黄类药物的使用　首选西地兰或毒毛旋花子苷 K 或地高辛。西地兰剂量为每次 0.01~0.015mg/kg，静脉推注，必要时 2~3 小时重复给 1 次，以后改为地高辛洋地黄化。不严重的病例，一开始即可应用地高辛，口服剂量为：< 2 岁 0.04~0.06mg/kg，> 2 岁 0.03~0.04mg/kg。首次用化量的 2/5，以后每 6~8 小时给 1/5 量；末次给药 12 小时后开始用维持量，维持量每日为化量的 1/5，分 2 次服。静脉注射为口服量的 3/4。

（3）必要时可使用利尿剂及血管扩张剂。

【预防与调护】

1. 预防

（1）加强锻炼，增强体质。

（2）及时增减衣服，预防感冒。

（3）感冒流行期间少去公共场所，避免与感冒患者接触。

（4）冬春季节，少带小儿去公共场所，避免受凉及交叉感染。

2. 调护

（1）注意休息，居室保持空气流通、新鲜，保持适当的温度和湿度。

（2）发热期间多饮热水，饮食易消化、清淡，有营养，忌食辛辣、冷饮、油腻食物，以防助热生痰。

（3）重症肺炎加强巡视观察，密切注意体温、呼吸、神情、气色等变化。

【案例分析】

赵某，女，3 岁。2014 年 5 月 6 日就诊。

患儿发热，咳嗽气喘 1 天，加重伴呼吸困难 1 小时。患儿于昨日受凉后出现发热、咳嗽、气喘等症，家长自给咳嗽糖浆及止咳药口服，症状无明显改善。1 小时前，患儿突然出现呼吸困难, 烦躁, 口唇稍青紫等症, 故急诊入院。现症见: 发热, 咳嗽, 气喘, 面色苍白, 口唇青紫, 四肢厥冷。查: 体温 38.9℃, 脉搏 182 次/分, 呼吸 64 次/分, 血压 82/50mmHg, 舌质淡紫, 苔薄白, 脉微弱急速, 神志清楚, 精神烦躁, 口唇青紫明显, 心率 182 次/分, 心音低钝, 律齐, 各瓣膜听诊区无杂音, 两肺呼吸音粗糙, 两肺底可闻及密集的湿啰音, 肝肋下 3.5cm, 脾未触及, 尿量减少。请写出: 中西医诊断、辨证分析、治法、方药。

第五节 哮 喘

 学习目标

1. 了解小儿哮喘的发病特点和临床表现。
2. 熟悉哮喘的病因病机、诊断与鉴别诊断。
3. 掌握小儿哮喘的辨证论治。

哮喘是小儿时期的常见肺系疾病, 是一种反复发作的痰鸣气喘疾病。哮指声响言, 喘指气息言, 哮必兼喘, 故通称哮喘。临床发作时喘促气急, 喉间痰鸣, 呼气延长, 严重者不能平卧。以呼吸困难, 张口抬肩, 摇身撷肚, 唇口青紫为特征。常在清晨或夜间发作或加剧。

本病有明显的遗传倾向, 初发年龄以 1~6 岁多见。大多数病儿可经治疗缓解或自行缓解, 在正确的治疗和调护下, 随年龄的增长, 大都可以治愈。但如长时间的反复发作, 会影响到肺功能, 甚至造成肺肾两虚, 喘息持续, 难以缓解, 或反复发作, 甚至终身不愈。本病发作有较明显的季节性, 冬季及气候多变时易发作。

古代医籍对哮喘记载甚多。金元之前, 多列入喘门, 《丹溪心法·喘论》首先命名为"哮喘", 提出"哮喘专主于痰", 并有哮证已发, 攻邪为主, 未发则以扶正为要的论述。儿科医籍《幼科发挥·喘嗽》说: "或有喘疾, 遭寒冷而发, 发则连绵不已, 发过如常, 有时复发, 此为宿疾, 不可除也。"已认识到本病有反复发作, 难以根治的临床特点。

本病相当于西医学的支气管哮喘和喘息性支气管炎。

知识链接

儿童哮喘的发病率和发病人数

2011 年 4 月 28 日, 国家统计局发布 2010 年第六次人口普查登记的全国总人口为 1339724852 人。其中 0~14 岁人口占 16.60%, 合 2.2750912 亿。近年来儿童哮喘的患病率及死亡率均有上升趋势, 1990 年全国 0~14 岁儿童哮喘患病率调查为 0.91%, 2000 年已上升为 1.5%, 部分省市儿童患哮喘的比例已经超过 2%。这个数字意味着我国 2.2 亿儿童中存在 1000 多万哮喘病患儿。

【病因病机】

哮喘的病因既有外因，也有内因。内因责之于肺、脾、肾三脏功能不足，导致痰饮留伏，隐伏于肺窍，成为哮喘之夙根。外因责之于感受外邪，接触异物、异味以及嗜食咸酸等。

小儿肺脏娇嫩，脾常不足，肾常虚。人体水液的正常代谢为肺、脾、肾三脏所司，肺为水之上源，脾胃乃水谷之海，肾主人身水液，若三脏功能失调，则致水液代谢失常，痰浊内生。如因外邪犯肺，或肺气虚衰，则治节无权，水津失于输布，凝液为痰；脾虚不能为胃行其津液，运化失司，湿聚为痰，上贮于肺；肾气虚衰，不能蒸化水液，使水湿上泛为痰，聚液成饮。所谓痰之本水也，源于肾；痰之动湿也，主于脾；痰之末饮也，贮于肺。哮喘小儿常有家族史，具有一定遗传因素，其肺、脾、肾三脏功能多有失常，这是酿成哮喘伏痰的基础。此外，如感受外邪，邪失表散，风痰不化；或过食咸酸，水湿结聚成痰；或表邪未尽，误用酸敛收涩之品，致邪留于肺，痰液内结等等，都是造成哮喘伏痰留饮的病理因素。

哮喘的发作，都是内有痰饮留伏，外受邪气引动而诱发。感受外邪，以六淫为主；六淫之邪，以风寒、风热为多。邪入肺经，肺失宣肃，肺气不利，引动伏痰，痰气交阻于气道，痰随气升，气因痰阻，相互搏击，气机升降不利，以致呼吸困难，气息喘促，喉间痰鸣哮吼，发为哮喘。此外，嗜食咸酸厚味、鱼腥发物，接触花粉、绒毛、油漆等异常气味，活动过度或情绪激动，也都能刺激机体，触动伏痰，阻于气道，影响肺的通降功能，而诱发哮喘。

总之，本病的发生都是外因作用于内因的结果，其发作之病机为内有壅塞之气，外有非时之感，膈有胶固之痰，三者相合，闭拒气道，搏击有声，发为哮喘。

【诊断与鉴别诊断】

1. 诊断要点

（1）病史　有反复发作的病史。发作多与某些诱发因素有关，如气候骤变、受凉受热、进食或接触某些过敏物质等。多有婴儿期湿疹史、家族哮喘史。

（2）临床表现　常突然发作，发作之前，多有喷嚏、咳嗽等先兆症状。发作时喘促，气急，喉间痰鸣，咳嗽阵作，甚者不能平卧，烦躁不安，口唇青紫。

（3）体征　发作时两肺闻及哮鸣音，以吸气时明显，呼气时延长。支气管哮喘如有继发感染，可闻及湿啰音。

（4）辅助检查　血象检查：一般情况下，支气管哮喘的白细胞总数正常，嗜酸性粒细胞可增高；伴肺部细菌感染时，白细胞总数及中性粒细胞均可增高。

2. 鉴别诊断

哮喘需与肺炎喘嗽相鉴别　哮喘以咳嗽、哮鸣、气喘、呼气延长为主症，多数不发热，常反复发作，多有过敏史，两肺听诊以哮鸣音为主；肺炎喘嗽以发热、咳嗽、痰壅、气急、鼻扇为主症，多数发热，两肺听诊以湿啰音为主。

【辨证论治】

1. 辨证要点 哮喘临床分发作期与缓解期，辨证主要从寒热虚实和肺、脾、肾三脏入手。发作期以邪实为主，进一步辨寒热：咳喘痰黄，身热面赤，口干舌红为热性哮喘；咳喘畏寒，痰多清稀，舌苔白滑为寒性哮喘。缓解期以正虚为主，辨其肺、脾、肾三脏不足，进一步再辨气分阴阳：气短多汗，易感冒多为气虚；形寒肢冷面白，动则心悸为阳虚；消瘦盗汗，面色潮红为阴虚。

2. 治疗要点 本病的治疗应按发作期和缓解期分别施治。发作期当攻邪以治其标，以治肺为主，分辨寒热虚实、寒热夹杂而随证施治。缓解期当扶正以治其本，调其肺、脾、肾等脏腑功能，消除伏痰夙根。哮喘属于顽疾，宜采用多种疗法综合治疗，除口服药外，雾化吸入、敷贴、针灸疗法，配合环境疗法、心身疗法以增强疗效。

3. 分证论治

（1）发作期

①风寒束肺

证候 咳嗽气喘，喉间哮鸣，痰多白沫，形寒肢冷，鼻流清涕，面色淡白，恶寒无汗。舌淡红，苔白滑，脉浮滑。

证候分析 本证多由外感风寒而诱发，外寒内饮是其基本病机。以恶寒无汗，鼻流清涕，脉浮紧，喘咳气促，喉间哮鸣痰吼为证候要点。本证亦有表证不著者，以寒饮伤肺证候为主。

治法 温肺散寒，涤痰定喘。

方药 小青龙汤（《伤寒论》）合三子养亲汤（《韩氏医通》）。药物组成：麻黄、桂枝、芍药、细辛、干姜、半夏、五味子、甘草；白芥子、苏子、莱菔子。

加减 咳甚，加紫菀、款冬花、旋覆花化痰止咳；哮吼甚，加射干、地龙解痉祛痰平喘；若外寒不甚，表证不著者，可用射干麻黄汤加减。

②痰热阻肺

证候 咳嗽喘息，声高息涌，喉间哮吼痰鸣，咯痰稠黄，胸膈满闷，身热，面赤，口干，咽红，尿黄，便秘。舌质红，苔黄，脉滑数。

证候分析 本证多为外感风热，引动伏痰，痰热相结，阻于气道而发作。临证以咳嗽喘急，声高息涌，咯痰稠黄，身热咽红，舌红苔黄为证候特点。

治法 清肺涤痰，止咳平喘。

方药 麻杏石甘汤（《伤寒论》）合苏葶丸（《医宗金鉴》）。药物组成：麻黄、生石膏、杏仁、甘草；葶苈子、苏子。

加减 喘急者，加地龙清热解痉、涤痰平喘；痰多者，加胆南星、竹沥豁痰降气；咳甚者，加炙百部、炙款冬花宣肺止咳；热重者，选加栀子、虎杖、鱼腥草清热解毒；咽喉红肿者，选加蚤休、山豆根、板蓝根解毒利咽；便秘者，加瓜蒌仁、枳实、大黄降逆通腑。若表证不著，喘息咳嗽，痰鸣，痰色微黄，可选用定喘汤加减。

③外寒内热

证候 喘促气急，咳嗽痰鸣，鼻塞喷嚏，流清涕，或恶寒发热，咯痰黏稠色黄，口渴，大便干结，尿黄。舌红，苔白，脉滑数或浮紧。

证候分析　本证之外寒多由外感风寒所致；其内热一则常因外邪入里化热或素蕴之痰饮郁遏而化热，一则常为平素体内有热邪蕴积，被外邪引动而诱发。临床辨证以外有风寒之表证，内有痰热之里证为证候要点。外寒重者见恶寒怕冷，头痛身重，喷嚏，鼻塞流清涕；内热重者见热势较高，口渴引饮，咯痰黏稠色黄，便秘。本证常见于先为寒性哮喘，表寒未解，邪已入里化热者。

治法　解表清里，止咳定喘。

方药　大青龙汤（《伤寒论》）。药物组成：麻黄、桂枝、生姜、生石膏、炙甘草、大枣、杏仁。

加减　热重者，加栀子、鱼腥草清其肺热；咳喘哮吼甚者，加射干、桑白皮、葶苈子泻肺清热化痰；痰热明显者，加地龙、黛蛤散、竹沥清化痰热。

④肺实肾虚

证候　病程较长，哮喘持续不已，喘促胸满，动则喘甚，面色欠华，畏寒肢冷，神疲纳呆，小便清长，常伴咳嗽痰多，喉中痰吼。舌淡苔薄腻，脉细弱。

证候分析　本证多见于禀赋不足及哮喘久病不愈之患儿，表现为正虚邪恋，虚实夹杂，上盛下虚。以喘促胸满，咳嗽痰鸣，喘息无力，动则尤甚，畏寒肢冷，神疲纳呆为证候要点。

治法　泻肺平喘，补肾纳气。

方药　偏于上盛者用苏子降气汤（《丹溪心法》）。药物组成：苏子、当归、陈皮、半夏、甘草、前胡、厚朴。偏于下虚者用都气丸（《症因脉治》）合射干麻黄汤（《金匮要略》）。药物组成：山茱萸、熟地黄、五味子、怀山药、茯苓、丹皮、泽泻；射干、麻黄、细辛、五味子、款冬花、紫菀、半夏、大枣、生姜。

加减　动则气短难续，加胡桃肉、紫石英、诃子摄纳补肾；畏寒肢冷，加附片、淫羊藿温肾散寒；畏寒腹满者，加川椒、厚朴温中除满；痰多色白，屡吐不绝者，加银杏、芡实补肾健脾化痰；发热咯痰黄稠，加黄芩、冬瓜子、金荞麦清泻肺热。

（2）缓解期

①肺脾气虚

证候　多反复感冒，气短自汗，咳嗽无力，神疲懒言，形瘦纳差，面白少华，便溏。舌质淡，苔薄白，脉细软。

证候分析　本证的基本病机是肺气虚而卫表不固，脾气虚而运化失健。以多汗，易感冒，气短，咳嗽无力，纳差，便溏为证候要点。

治法　补肺固表，健脾益气。

方药　玉屏风散（《医方类聚》）合人参五味子汤（《幼幼集成》）。药物组成：防风、黄芪、白术；人参、茯苓、炒白术、炙甘草、五味子、麦冬。

加减　汗出甚加煅龙骨、煅牡蛎固涩止汗；痰多加半夏、桔梗、僵蚕化痰；纳谷不馨加焦神曲、谷芽、焦山楂消食助运；腹胀加木香、枳壳、槟榔理气降气；便溏加怀山药、炒扁豆健脾化湿。

②脾肾阳虚

证候 动则喘促咳嗽，气短心悸，面色苍白，形寒肢冷，脚软无力，腹胀纳差，大便溏泻。舌质淡，苔薄白，脉细弱。

证候分析 本证为脾肾两脏阳气虚衰，运化失司，摄纳无权所致。以喘促咳嗽，面色苍白，形寒肢冷，腹胀纳差，大便溏薄为证候要点。较大儿童可询及腰酸膝软，畏寒，四肢欠温，夜尿多等肾气不足的表现。

治法 温补脾肾，固摄纳气。

方药 金匮肾气丸（《金匮要略》）。药物组成：干地黄、山药、丹皮、山茱萸、泽泻、茯苓、附子、肉桂。

加减 虚喘明显，加蛤蚧、冬虫夏草补肾纳气；咳甚，加款冬花、紫菀止咳化痰；夜尿多者，加益智仁、菟丝子、补骨脂补肾固摄。

③肺肾阴虚

证候 咳嗽时作，喘促乏力，咳痰不爽，面色潮红，夜间盗汗，消瘦气短，手足心热，夜尿多。舌质红，苔花剥，脉细数。

证候分析 本证见于哮喘久病不愈，肺肾两亏，阴虚内热的患儿。以咳嗽时作，喘促乏力，动则气短，干咳少痰，消瘦气短，舌质红，舌苔少或花剥为证候要点。

治法 养阴清热，敛肺补肾。

方药 麦味地黄丸（《寿世保元》）。药物组成：生地黄、山茱萸、山药、茯苓、丹皮、泽泻、五味子、麦门冬。

加减 盗汗甚加知母、黄柏育阴清热；呛咳不爽加百部、北沙参润肺止咳；潮热加鳖甲、青蒿清虚热。

【其他疗法】

1. 中成药

（1）小青龙口服液 1次10mL，1日2次，口服。用于寒性哮喘。

（2）哮喘颗粒 1次10g，1日2次，口服。用于热性哮喘。

（3）桂龙咳喘宁 1次2粒，1日3次，口服。用于寒热错杂，肾气不足者。

2. 药物外治 白芥子21g，延胡索21g，甘遂12g，细辛12g。共研细末，分成3份，每隔10天使用1份。用时取药末1份，加生姜汁调稠如1分硬币大，分别贴在肺俞、心俞、膈俞、膻中穴，贴2～4小时揭去。若贴后皮肤发红，局部出现小疱疹，可提前揭去。贴药时间为每年夏天的初伏、中伏、末伏3次，连用3年。

3. 针灸疗法 发作期：取定喘、天突、内关。咳嗽痰多者，加膻中、丰隆。缓解期：取大椎、肺俞、足三里、肾俞、关元、脾俞。每次取3～4穴，轻刺加灸，隔日1次。在好发季节前作预防性治疗。

4. 西医疗法 哮喘持续状态的治疗。

（1）吸氧 氧气浓度以40%为宜，相当于4～5L/min，用面罩雾化吸入法较鼻塞法更为合适，使氧分压（PaO_2）保持在9.3～12.0kPa（70～90mmHg）。

（2）补液、纠正酸中毒 可用1/5张含钠液纠正失水，防止痰液过黏成栓；用碳酸氢钠纠正酸中毒，改善 β 受体对儿茶酚胺的反应性。

（3）糖皮质激素类静脉滴注　应早期、较大剂量应用。氢化可的松或琥珀酸氢化可的松每 6 小时静脉滴注 1 次，1 次 5～10mg/kg。

近年来，使用丁地去炎松（Budesonide 普米克）雾化悬液加入射流雾化罐中，用空气泵或氧气作动力雾化吸入，抗炎效能好。还可以将 β2 激动剂溶液加入其中一并雾化吸入，解痉与抗炎同时作用，疗效更快更好。

（4）支气管扩张剂　可用：①沙丁胺醇（舒喘灵），β 肾上腺素能受体兴奋剂。雾化剂吸入，每 1～2 小时吸入 1 次。②氨茶碱静脉滴注，1 次 4～5mg/kg，20～30 分钟内滴完。③上述治疗不奏效时，可予沙丁胺醇静脉注射，学龄期儿童每次 5μg/kg，学龄前期小儿用量减半。

（5）经以上治疗无效时，可试用异丙肾上腺素，每分钟 0.1μg/kg 静滴，每 10～20 分钟剂量加倍，直至氧分压及通气功能改善，若心率达 180～200 次/分时停用，症状好转后可维持用药 24 小时左右。

（6）镇静剂　可用 10% 水合氯醛加等量温水灌肠，慎用或禁用其他镇静剂；在插管条件下，亦可用地西泮镇静，剂量为 1 次 0.3～0.5mg/kg，静脉注射，每分钟不超过 1mg。

（7）机械呼吸　指征为：①严重的持续性呼吸困难；②呼吸音减弱，随之哮鸣音消失；③呼吸肌过度疲劳而使胸廓活动受限；④意识障碍，甚至昏迷；⑤吸入 40% 氧气而紫绀仍无改善、二氧化碳分压（$PaCO_2$）≥8.6kPa（≥65mmHg）。

【预防与调护】

1. 预防

（1）重视预防，积极治疗和清除感染病灶，避免各种诱发因素，如吸烟、漆味、冰冷饮料、气候突变等。

（2）注意气候影响，做好防寒保暖工作，冬季外出防止受寒。尤其气候转变或换季时，要预防外感诱发哮喘。

（3）发病季节，避免活动过度和情绪激动，以防诱发哮喘。

（4）加强自我管理教育，将防治知识教给患儿及家属，调动他们的抗病积极性，鼓励患儿参加日常活动和体育锻炼以增强体质。

2. 调护

（1）居室宜空气流通，阳光充足。冬季要保暖，夏季要凉爽通风。避免接触特殊气味。

（2）饮食宜清淡而富有营养，忌进生冷油腻、辛辣酸甜以及海鲜鱼虾等可能引起过敏的食物。

（3）注意心率、脉象变化，防止哮喘大发作产生。

【案例分析】

李某，女，2 岁 8 个月。2014 年 1 月 19 日就诊。

患儿咳嗽、喘促半天。喘促声高息涌，咯痰稠黄，喉间哮吼痰鸣，胸膈满闷，身热，面赤，口干，咽红，尿黄便秘，舌质红，苔黄腻，指纹色紫。查体：精神欠佳，端坐位，不能平卧，体温38.2℃，咽部充血，扁桃体未见明显异常，两肺满布哮鸣音，呼气延长，余未见异常。舌红苔黄腻，指纹色紫。血常规：白细胞4.6×10^9/L，红细胞3.3×10^{12}/L，中性粒细胞0.57，淋巴细胞0.43，血红蛋白112g/L，血小板274×10^9/L。请写出：中西医诊断、辨证分析、治法、方药。

第六节　反复呼吸道感染

 学习目标

1. 了解反复呼吸道感染的发病特点与临床表现。
2. 熟悉反复呼吸道感染的病因病机与诊断要点。
3. 掌握反复呼吸道感染的辨证论治。

反复呼吸道感染（recurrent respiratory tract infection，RRTI）是指反复发生上、下呼吸道感染，小儿在一年内上、下呼吸道感染反复发作超过规定次数而言的一种临床综合征。反复呼吸道感染的患儿简称"复感儿"。

本病一年四季均可发生，以冬春气候变化剧烈时尤易反复不已，部分患儿夏天有自然缓解的趋势。发病率有逐年上升的趋势，我国儿科呼吸道感染占门诊患儿的60%左右，其中30%小儿为反复呼吸道感染。发病年龄常见于6个月~6岁，1~3岁的婴幼儿最为常见，一般到学龄期前后明显好转。本病若反复发作，容易发生咳喘、水肿、痹证等病证，严重者影响小儿的生长发育及身心健康。

古代医籍的虚人感冒、体虚感冒与本病相似。中医药在改善小儿体质，增强抗病能力，扶正祛邪方面有一定的优势，近年来中医药防治复感儿的研究取得了显著的成绩。

知识链接

2007年RRTI指南对本病最新的共识和建议

①RRTI不是一个独立的疾病，作为病名诊断不成立；②尽可能做出定型和定位的细化诊断；③应区分上呼吸道感染和下呼吸道感染，做出最终的疾病诊断；④新的《反复呼吸道感染的临床概念和处理原则》，希望进行基于循证医学要求的临床研究；⑤RRTI具长期性和复杂性，需全面深化对其的认识，任重道远。

【病因病机】

小儿反复呼吸道感染多因正气不足，卫外不固，造成屡感外邪，邪毒久恋，稍愈又作，呈反复不已之势。其发病机制有以下几个方面：

1. 禀赋不足，体质虚弱 父母体弱多病或在妊娠时罹患各种疾病，或小儿早产、多胎、胎气孱弱，生后肌骨嫩怯，腠理疏松，不耐自然界中不正之气的侵袭，易感而多病。

2. 喂养不当，调护失宜 人工喂养或因母乳不足，过早断乳，或偏食、厌食，营养不良，脾胃运化力弱，饮食精微摄取不足，脏腑功能失健，肺脾气虚，易遭外邪侵袭。

3. 少见风日，不耐风寒 户外运动过少，日照不足，肌肤柔弱，卫外不固，对寒冷的适应力强，一旦形寒饮冷，感冒随即发生，或他人感冒，一染即病。病后又易于发生传变。

4. 用药不当，损伤正气 感冒之后过服解表之剂，损伤卫阳，以致表卫气虚，营卫不和，营阴不能内守而汗多，卫阳不能外御而易感。药物损伤小儿正气，使抵抗力下降而反复感邪不已。

5. 正虚邪伏，遇感乃变 外邪侵袭之后，由于正气虚弱，邪毒往往不能廓清，留伏于里，一旦受凉或疲劳之后，新感易受，留邪内发；或虽无新感，旧病复燃，诸症又起。

总之，复感儿肺、脾、肾三脏亏虚，肌肤薄弱，藩篱疏松，御邪能力差，加上冷暖调护失宜，六淫之邪易从口鼻或皮毛而入，犯于肺卫。正与邪的消长变化，导致小儿的反复呼吸道感染。故其基本病机主要在于正虚邪伏。

【诊断与鉴别诊断】

1. 诊断要点 1987年中华医学儿科分会全国小儿呼吸道疾病学术会议上，拟定了小儿反复呼吸道感染的诊断标准；2007年中华医学会儿科学会呼吸学组、《中华儿科杂志》编辑委员会又做了修订，提出"反复呼吸道感染的临床概念和处理原则"，其中"判断条件"如表8-1：

表8-1 反复呼吸道感染的判断条件

年龄（岁）	反复上呼吸道感染（次/年）	反复下呼吸道感染（次/年）	
		反复气管支气管炎	反复肺炎
0~2	7	3	2
~5	6	2	2
~14	5	2	2

注：①两次感染间隔时间至少7天以上。②若上呼吸道感染次数不够，可以将上、下呼吸道感染次数相加，反之则不能。但若反复感染只以下呼吸道为主，则应定义为反复下呼吸道感染。③确定次数须连续观察1年。④反复肺炎指1年内反复患肺炎≥2次，肺炎须有肺部体征和影像学证实，两次肺炎诊断期间肺炎体征和影像学改变应完全消失

2. 鉴别诊断

（1）过敏性咳嗽 过敏性咳嗽为痰邪内蕴，接触发物而发病，表现为刺激性干咳，多为阵发性，白天或夜间咳嗽，常伴有咽喉发痒，遇油烟、灰尘、冷空气等容易诱发。通气功能正常，诱导痰细胞学检查嗜酸粒细胞比例不高。抗生素治疗无效。

（2）变应性鼻炎 变应性鼻炎多见于痰湿寒性体质的儿童。晨起鼻痒、鼻塞、流涕、打喷嚏，常因接触发物而发病。常诉咽喉部异物感、口腔黏液附着、频繁清喉、咽

痒不适等。有时声音嘶哑，讲话也会引发咳嗽。通常发病前有上呼吸道感染疾病史。抗组胺药治疗有效。

【辨证论治】

1. 辨证要点　小儿反复呼吸道感染的辨证重在辨识邪正消长变化及不同的病程特点。

（1）病程分期　反复呼吸道感染可以分为急性感染期、迁延期、感染间歇期。

急性感染期：有感冒、乳蛾、咳嗽、肺炎喘嗽等病证的不同临床表现。此期以邪实为主。

迁延期：此期感冒、乳蛾、咳嗽、肺炎喘嗽等病证的临床表现已经缓解，部分病证已经消失，但长残留咳嗽、低热、多汗、体倦、烦躁、纳呆等症。或肺部病理体征不消。此期以正虚邪恋为主。

感染间歇期：此期原有感冒、乳蛾、咳嗽、肺炎喘嗽等病证的症状消失，可表现多汗、纳呆、肌松、消瘦或虚胖、舌淡、苔剥、脉数无力诸症，若有调护不当，病情极易反复，或间隔一段时间后又接着下一次感染。此期以正虚为主。

（2）各期辨证要点　急性感染期应注意分辨表里寒热，如初起多有外感表证，当辨风寒、风热、外寒里热之不同，夹积、夹痰之差异，本虚标实之病机；迁延期邪毒渐平，虚象显露，应辨正邪消长之势，如根据痰、热、积未尽，肺、脾、肾虚显现的程度，适时辨用攻补方案；感染间歇期以正虚为主，当辨肺、脾、肾何脏虚损与气血阴阳的偏衰。

2. 治疗要点　在呼吸道感染发作期间，应按不同的疾病治疗，同时适当注意照顾到小儿正虚的体质特点。迁延期以扶正为主，兼以祛邪，正复邪自退。恢复期当固本为要，或补气固表，或调和营卫，或补肾壮骨。本节所述，以恢复期治疗为主，此时要抓住补益的时机，使"正气存内，邪不可干"，以达到减轻、减少发作的效果。

3. 分证论治

（1）肺脾气虚

证候　屡受外邪，咳喘迁延不已，或愈后又作，面黄少华，厌食，或恣食肥甘生冷，肌肉松弛，或大便溏稀，咳嗽多汗，唇口色淡。舌质淡红，脉数无力，指纹淡。

证候分析　本证多见于素体肺脾气虚，加之后天失调，喂养不当，乏乳早断之小儿。由于小儿肺脾气虚，日久生化乏源，宗气不足，卫外不固，终成此证。肺虚为主者以屡受外邪，常自汗出，咳喘迁延为证候要点；脾虚为主者以面黄少华，肌肉松弛，厌食便溏为证候要点。

治法　补肺固表，健脾益气。

方药　玉屏风散（《医方类聚》）合六君子汤（《世医得效方》）。药物组成：黄芪、白术、防风；陈皮、半夏、人参、白术、茯苓、甘草。

加减　多汗加浮小麦、五味子固表止汗；纳少厌食加鸡内金、炒谷芽、焦山楂开胃消食；便溏者加炒薏仁、芡实健脾化湿；便秘积滞者加莱菔子、瓜蒌仁、枳实导滞消积；余邪未清可加大青叶、黄芩、连翘清其余热。

（2）营卫失调

证候 反复感冒，恶寒怕热，不耐寒凉，汗出多而不温，肌肉松弛；或伴有低热，咽红不消退，扁桃体肿大；或肺炎喘嗽后久不康复。舌淡红，苔薄白，脉浮数无力，指纹紫滞。

证候分析 本证见于卫阳不足、营阴外泄之小儿，本证不在于邪多而在于正虚。其卫阳不足，表失固护，营阴外泄，汗出多且不温是本证证候要点。

治法 调和营卫，益气固表。

方药 黄芪桂枝五物汤（《金匮要略》）。药物组成：黄芪、桂枝、白芍、生姜、大枣。

加减 汗多可加煅龙骨、煅牡蛎、碧桃干固表止汗；兼有咳嗽者可加百部、杏仁、款冬花宣肺止咳；身热未清加青蒿、连翘、银柴胡清宣肺热；咽红扁桃体肿大未消者，加板蓝根、玄参、夏枯草、浙贝母利咽化痰消肿；咽肿便秘加瓜蒌仁、枳壳、生大黄化痰解毒通腑。

（3）脾肾两虚

证候 反复外感，面色萎黄或面白无华，形体消瘦，肌肉松弛，鸡胸龟背，腰膝酸软，形寒肢冷，四肢不温，发育落后，喘促乏力，气短，动则喘甚，少气懒言，多汗易汗，食少纳呆，大便溏泻，夜尿多。舌质淡，苔薄白，脉沉细无力。

证候分析 本证多因禀赋不足，或后天失调，固护失宜，日照不足，骨骼生长不良，肾虚骨弱，卫外不固，软脆不耐风寒。以生长发育迟缓为证候要点。

治法 温补肾阳，健脾益气。

方药 金匮肾气丸（《金匮要略》）合理中丸（《伤寒论》）。药物组成：熟地黄、山药、山茱萸、泽泻、茯苓、丹皮、附子、肉桂；人参、白术、干姜、甘草。

加减 五迟者可加鹿角霜、补骨脂、生牡蛎补肾壮骨；汗多者加黄芪、煅龙骨益气固表；低热者加鳖甲、地骨皮清其虚热；阳虚者加仙灵脾、肉苁蓉、鹿茸补肾助阳。

（4）肺脾阴虚

证候 反复外感，面白颧红少华，食少纳呆，口渴，盗汗自汗，手足心热，大便干结。舌质红，苔少或花剥，脉细数，指纹淡红。

证候分析 本证多见于素体阴虚，过食辛热之品，或过用温热之品，或发汗太过，气阴两虚，不荣肌肤，卫外不固，则面白颧红少华，形体消瘦，反复受邪感冒。以反复外感，多汗，手足心热，大便干结，舌红少苔或苔花剥，脉细数为证候要点。

治法 养阴润肺，益气健脾。

方药 生脉散（《医学启源》）合沙参麦冬汤（《温病条辨》）。药物组成：人参、麦冬、五味子；沙参、麦冬、玉竹、天花粉、白扁豆、桑叶、甘草。

加减 便秘加瓜蒌仁、枳壳润肠通腑；虚热加地骨皮、银柴胡清热除蒸。

【其他疗法】

1. 中成药

（1）玉屏风口服液 1次5～10mL，1日2次，口服。用于肺脾气虚证偏肺气虚者。

（2）参苓白术丸　1次3~6g，1日2次，口服。用于肺脾气虚证偏脾气虚者。

（3）百合固金口服液　1次5~10mL，1日2次，口服。用于肺脾阴虚者。

（4）槐杞黄颗粒　1~3周岁，1次半袋，1日2次；3~12岁，1次1袋，1日2次，温开水冲服。用于肺脾阴虚者。

（5）补肾地黄丸　1次3~6g，1日2次，口服。用于肾虚骨弱者。

2. 针灸疗法　取大椎、肺俞、足三里、肾俞、关元、脾俞。每次取3~4穴，轻刺加灸，隔日1次。在好发季节前做预防性治疗。

【预防与调护】

1. 预防

（1）注意环境卫生，避免污染，保持室内空气新鲜流通，适当进行户外活动，多晒太阳，按时预防接种。

（2）注意气候变化增减衣服。感冒流行期间不去公共场所。

（3）避免接触过敏物质，如尘螨、花粉、油漆等。

（4）避免被动吸烟。

2. 调护

（1）饮食多样而富于营养，不偏嗜冷饮。

（2）汗出较多时，用干毛巾擦干，勿吹风着凉，洗澡时尤应注意。

（3）经常用银花甘草水漱口，1日2~3次。

【案例分析】

张某，男，2岁10月。2011年11月10日就诊。

患儿10天前受凉后出现发热，体温最高38℃，鼻塞流涕，咳嗽，有痰，自服感冒类药物（具体不详）后症状好转，现已无发热，无鼻塞流涕，但仍有间断咳嗽，运动或受风后明显。患儿既往一年反复呼吸道感染，上呼吸道感染约每月1次，下呼吸道感染3次，其中1次支气管炎，2次肺炎。平素恶寒怕热，不耐寒凉，遇风极易感冒，汗多，汗出不温，肌肉松弛。查体：咽红，扁桃体Ⅱ度肿大，心肺未闻及异常。舌质红，苔淡红，苔薄白，指纹紫滞。请写出：中西医诊断、辨证分析、治法、方药。

第九章　脾胃病证

第一节　鹅口疮

学习目标

1. 了解鹅口疮的发病特点及临床表现。
2. 熟悉鹅口疮的病因病机和诊断要点。
3. 掌握鹅口疮的辨证论治。

鹅口疮是以口腔、舌上满布白屑，状如鹅口为主要临床特征的一种口腔疾病。因其色白如雪片，又称"雪口"。

本病一年四季均可发生，以新生儿、久病体弱的婴幼儿或长期使用抗生素的患儿多见。新生儿多由产时感染，或喂奶器具不洁、乳品污染所致。症状一般较轻，治疗得当及时，预后良好；若邪盛正虚，白屑堆积蔓延，则可影响吮乳、呼吸、消化等，严重者可危及生命。

本病在西医学上也称鹅口疮，现代研究表明，本病由白色念珠菌感染所致。

【病因病机】

鹅口疮的发病，有内因和外因之分。内因主要由胎热内蕴，婴幼儿口腔黏膜嫩薄，不耐邪热熏灼所致；外因多由患大病、久病，正气亏虚，或调护不当，口腔不洁，感受秽毒之邪所致。

1. 心脾积热　孕妇平素喜食辛热炙煿，热留脾胃，胎儿在胎中受母热毒，蕴积心脾，出生后伏邪上攻而发病；或产时孕母产道秽毒侵入儿口；或患儿喂养不当，乳食失节，过食肥甘厚味之品，湿热滋生，胃热脾火上熏；或口腔护理不当，秽毒之邪乘虚而入，内外合邪，热毒蕴积心脾。火热循经上炎，熏灼口舌，发为鹅口。

2. 虚火上炎　多由先天禀赋不足，素体阴虚；或热病之后灼伤阴津；或久泻伤阴，致肾阴亏虚，水不制火，虚火上浮，熏灼口舌，发为鹅口。

总之，本病病机为火热上炎，熏灼口舌。病性有虚实之分，病变部位主要在心脾。舌为心之苗，口为脾之窍，脾脉络于舌，若感受秽毒之邪，循经上扰，熏灼口舌则发为本病。

【诊断与鉴别诊断】

1. 诊断要点

（1）病史　多见于新生儿、久病体弱者，或长期使用抗生素或激素患者。

（2）临床表现　舌上、颊内、牙龈或上颚散布白屑，可融合成片。重者可向咽喉处蔓延，影响吸吮与呼吸，偶可累及气管、食管及肠道等。

（3）辅助检查　取白屑少许涂片，加10%氢氧化钠液，置显微镜下，可见白色念珠菌芽孢及菌丝。

2. 鉴别诊断

（1）白喉　由白喉杆菌引起的急性传染病。多见于2~6岁儿童，为咽、扁桃体甚则鼻腔、喉部形成灰白色的假膜，坚韧，不易剥离，强力擦除易致出血。多有发热及全身虚弱症状，病情严重；鹅口疮之白膜洁白，松浮较易剥离，而且发热及全身症状较轻。

（2）残留奶块　其外观与鹅口疮相似，但以棉棒沾温开水轻轻擦拭，即可除去，其下黏膜正常，易于鉴别。

【辨证论治】

1. 辨证要点

（1）辨虚实　实证多见于体壮儿，起病急，病程短，白屑较多较厚，甚或蔓延至咽喉、鼻腔，周围黏膜红赤，多伴发热、面赤、心烦口渴、尿赤、便秘等症；虚证多见于早产、久病、大病体弱儿，起病缓，病程长，常迁延反复，口腔白屑稀疏，周围黏膜色淡，常伴消瘦、神疲虚烦、面白颧红或低热等虚羸之象。

（2）辨病情轻重　凡白屑较少，全身症状轻微或无，饮食睡眠尚可为轻症；若白屑堆积，层层叠叠，甚或蔓延到鼻腔、咽喉、气道、胃肠，并伴高热、烦躁或虚衰，吐泻、呼吸及吮乳困难等为重症，极重者可危及生命。

2. 治疗要点　本病总由邪热熏灼口舌所致，治当清热泻火为要。实证者治以清泄心脾积热；虚证者治以滋阴潜阳，引火归元。轻症可以局部药物外治治疗，重症则应内治、外治兼施，方可提高疗效。对影响吮乳、呼吸或全身症状重者，应积极给予中西医结合救治。

3. 分证论治

（1）心脾积热

证候　口腔、舌面满布白屑，周围黏膜焮红较重，面赤唇红，烦躁不宁，吮乳多啼，或伴发热，口干或渴，小便黄赤，大便秘结。舌质红，苔黄厚（拭去舌上白屑后），指纹紫滞或脉滑数。

证候分析　积热内蕴或秽毒入侵，邪热熏灼口舌，故见本证。为鹅口疮实证，以口腔、舌面白屑较多，周围黏膜焮红较重，伴全身邪热炽盛症状为证候要点。偏于心经热盛者，烦躁多啼，小便短赤；偏于脾经热盛者，口臭涎多，大便秘结。

治法　清心泻脾。

方药　清热泻脾散（《医宗金鉴》）。药物组成：山栀、石膏、黄连、生地黄、黄芩、赤茯苓、灯心草。

加减　大便秘结，口气臭秽者，加大黄、玄明粉通腑泄热，或选用凉膈散加减治疗；口干喜饮者，加石斛、玉竹养阴生津；心烦叫扰啼哭者，可用导赤散加黄连、灯心草清心泻热；湿热重，舌红苔黄厚腻重者，加藿香、佩兰、滑石清热化湿；腹胀纳呆者，加焦山楂、麦芽、槟榔消食助运。

（2）虚火上炎

证候　口腔舌上白屑稀散，周围黏膜嫩红不重，形体怯弱，面白颧红，手足心热，口干不渴，可伴低热盗汗，虚烦不安。舌质红少苔，指纹淡紫或脉细数无力。

证候分析　久病伤阴，肾阴亏损，虚火上浮，故见本证。为鹅口疮虚火证，以白屑散在，周围嫩红不重，舌红苔少，伴阴虚内热症状为证候要点。

治法　滋阴降火。

方药　知柏地黄丸（《医宗金鉴》）。药物组成：知母、熟地黄、黄柏、山茱萸、山药、丹皮、茯苓、泽泻。

加减　阴虚口干舌燥者，加用沙参、麦冬、石斛滋阴养胃生津；低热者，加银柴胡、地骨皮清退虚热；食欲不振者，加乌梅、麦芽、佛手养胃助运；便秘者，加火麻仁、蜂蜜润肠通便；久病反复，虚火上浮者，少佐肉桂以引火归元。

【其他疗法】

1. 中成药

（1）黄栀花口服液　1次5~10mL，1日2~3次，口服。用于心脾积热证。

（2）导赤丹　1次1~3g，1日2~3次，口服。用于湿热熏蒸证。

（3）知柏地黄丸　1次3g，1日3次，口服。用于虚火上浮证。

2. 药物外治

（1）冰硼散、青黛散、紫金锭、珠黄散、西瓜霜喷剂。任选1种，每次适量，涂敷患处，1日3~4次。用于心脾积热证。

（2）锡类散、养肌生肌散。任选1种，每次适量，涂敷患处，1日3~4次。用于虚火上炎证。

（3）吴茱萸15g，胡黄连6g，大黄6g，生南星3g。共研细末。1岁以内每次用3g，1岁以上可增至5~10g，用醋调成糊状，晚上涂于患儿两足心，外加包扎，晨起除去。用于各种证型。

（4）鲜凤尾草20~40g，加入菜油中煎约1分钟，去渣，加适量蜂蜜搅匀。每次适量，涂于患处，每日3~4次。用于各种证型。

3. 针灸推拿

（1）体针

取穴：廉泉、少冲、曲池、合谷、阴陵泉。适用于心脾积热证。

取穴：廉泉、承浆、合谷、太溪、三阴交。适用于虚火上炎证。

治法：针刺每次取2~3穴，交替使用。中等刺激，不留针。

（2）耳穴疗法

取穴：口、心、胃、内分泌。

治法：用王不留行贴压。

（3）推拿疗法　清心，清胃，揉小天心，按揉小横纹，掐揉四横纹，清天河水，退六腑。用于心脾积热证。

揉二马，补肾经，推小横纹，清天河水，水底捞明月，揉涌泉。用于虚火上炎证。

知识链接

鹅口疮的西医治疗

1. 积极治疗原发病，长期应用抗生素或肾上腺皮质激素者，应尽可能暂停。注意营养，适量补充维生素B和维生素C。

2. 一般不需口服抗真菌药物。局部用2%～5%碳酸氢钠溶液或2%硼酸溶液，于哺乳前后清洗口腔。病变广泛者，涂擦新配制的制霉菌素甘油或制霉菌素混悬液（10万～20万单位/mL），每日2～3次。症状重时，可加服制霉菌素，每次5万～10万单位，1日3次。并同时加用维生素B2、维生素C制剂。

【预防与调护】

1. 预防

（1）加强孕期卫生保健，注意饮食卫生，食物宜新鲜、清洁，乳母不宜过食辛辣刺激之品。

（2）注意小儿口腔清洁，哺乳婴儿的奶瓶、奶嘴、乳母的乳头均应保持清洁，防止损伤口腔黏膜。禀赋不足、久病、久泻婴儿更应加强护理。

（3）避免过烫、过硬食物及不必要的口腔擦拭，防止损伤口腔黏膜。

（4）提倡母乳喂养，及时添加辅食，积极治疗原发病。避免长期使用广谱抗生素或肾上腺皮质激素。

2. 调护

（1）注意饮食调护，营养全面，富含维生素，勤喂水，避免过烫、过硬或刺激性食物。

（2）及时清洗患儿口腔，用消毒纱布或棉签蘸冷开水或前述清洗方法轻轻揉洗患儿口腔，每日2～3次。

（3）注意观察病情变化，如患儿白屑堆积，上下蔓延，影响吞咽或呼吸困难，应立即中西医结合处理。

【案例分析】

唐某，男，1岁。2011年12月2日就诊。

患儿近3个月来反复感冒，时有发热、大便稀水。5天前因发热、咳嗽又用抗生素及地塞米松治疗，现热退咳减，但患儿神疲颧红，手足心热，胃纳欠佳，口舌白屑散在，红晕不著，舌红，苔少。请写出：中西医诊断、辨证分析、治法、方药。

第二节 口 疮

📖 学习目标

1. 了解口疮的发病特点及临床表现。
2. 熟悉口疮的病因病机和诊断要点。
3. 掌握口疮的辨证论治。

口疮是指口舌黏膜上出现淡黄色或灰白色小溃疡，局部灼热疼痛，或伴发热流涎等症的一种口腔疾病。口疮的范围较广，凡口颊、唇舌、齿龈、上颚等处发生点状溃疡性损害的病变，均属本病范围。口疮又名口疡，若溃疡只发生于口唇两侧，称燕口疮；若满口糜烂，色红疼痛，则称为口糜。小儿口疮的发生如与疳病有关者，称为口疳。

口疮为小儿常见的口腔疾患，任何年龄小儿均可发病，以2～4岁婴幼儿多见。发病既可单独发生，亦可因其他疾患致机体抵抗力降低时伴发。无明显季节性，一年四季均可发病。小儿口疮一般预后良好，少数体质虚弱，或因失治、误治可导致重症或反复发作，耗气伤阴，转为疳病。

西医学中的疱疹性口炎、球菌感染性口炎、创伤性口腔黏膜溃疡、口腔黏膜结核性溃疡、白塞综合征等均属于中医"口疮"的范畴，多由细菌、病毒、螺旋体等感染所致。小儿临床以疱疹性口炎和球菌感染性口炎多见。

【病因病机】

口疮的病因，既有内因，也有外因。外因以外感风热之邪，或饮食不节，蕴积生热多见；内因责之于禀赋不足，气阴两虚。中医认为口腔通过经络与脏腑有密切联系，脾开窍于口，其华在唇，脾之大络布于舌下；心开窍于舌，心脉布于舌上；肾脉连咽系舌本；两颊与龈属胃与大肠；牙齿属肾。故无论外感、内伤，凡化热、化火者均可循经上炎，熏蒸口舌而发病。

1. 风热乘脾 小儿脏腑娇嫩，卫外未固，若调护失宜，则易感外邪。外感风、火（热）、湿、燥邪均可致口疮，最常见者为风热外感，引动心脾两经内热，火热循经上炎，熏灼口舌而为口疮。

2. 心火上炎 孕母过食厚味，积郁生热，热传胞胎；或小儿调护失宜、喂养不当、乳食不节，致心脾蕴热，火热上炎，熏灼口舌而致口疮。

3. 虚火上浮 小儿素体阴虚；或热病、久病致阴液亏耗，水不制火，虚火上浮，熏灼口舌发为口疮。亦有体虚而过食寒凉，或久病吐泻，脾胃虚寒，由于阳虚而致无根之火上浮，亦可发为口疮。

总之，口疮的病变部位主要在心、脾、胃、肾。其基本病机皆为火热循经上炎，熏蒸口舌发为口疮。

【诊断与鉴别诊断】

1. 诊断要点

（1）病史　多有喂养不当，过食炙煿，或有外感发热的病史。

（2）临床表现　初起口腔内黏膜发生红肿或散在黄白色小疱，继而糜烂，形成溃疡，疼痛流涎，可伴发热或颌下淋巴结肿大。

（3）辅助检查　血常规检查：白细胞总数及中性粒细胞偏高或正常。

2. 鉴别诊断

（1）鹅口疮　多发生于初生婴儿或体弱久病的婴幼儿。以口腔及舌上、齿龈等处满布白屑，周围红晕为特点。一般无疼痛流涎。

（2）手足口病　是由柯萨奇病毒或肠道 EV71 病毒感染引起的急性传染病，多见于4 岁以下小儿。除发热，口腔黏膜疱疹、溃疡外，伴手、足、臀部皮肤出现斑丘疹、疱疹。

【辨证论治】

1. 辨证要点　本病总由火热所致，有实火与虚火之分，辨证应以八纲辨证分清实火、虚火；结合脏腑辨证确定病变脏腑。

（1）辨虚实　实火口疮多有风热乘脾，心火上炎之别，起病急，病程短，常有外感或伤食史，口腔溃烂及疼痛较重，容易治愈；虚火口疮，常有素体阳虚，或久患他病造成体质虚弱病史，起病缓，病程长，易反复发作，口腔溃烂及疼痛较轻。

（2）辨病位　口疮是局部病变，是脏腑功能失调的局部表现，局部病变是辨证的重要依据。若口疮常发生于舌边、尖部，则病变部位在心，并伴烦躁叫扰啼哭，夜眠不安，尿赤等；若口疮以唇颊、上颚、齿龈处居多，则病变部位在脾胃，并伴口臭流涎，脘腹胀满，大便秘结等。

2. 治疗要点　治疗口疮，以清热降火为基本法则，内治外治相结合。内治是治其本而撤其源，外治是祛腐生肌，直接作用于溃疡病灶。实证应以清热解毒，泻心脾积热为主；虚证以滋阴降火，引火归元为要。

3. 分证论治

（1）风热乘脾

证候　口颊、上颚、齿龈、口角溃疡较多，甚则满口糜烂，周围红赤灼热，疼重拒食，烦躁多啼，口臭涎多，牙龈红肿，小便黄，大便干结，或伴有发热恶寒、咽红咳嗽。舌质红，苔黄或黄腻，指纹紫滞或脉滑数。

证候分析　外感风热，内乘心脾，火热上攻，发为本病。以口疮初起，溃疡周围黏膜红赤灼热，伴风热表证为证候要点。

治法　疏风散火，清热解毒。

方药　银翘散（《温病条辨》）。药物组成：连翘、金银花、桔梗、薄荷、竹叶、生甘草、荆芥穗、淡豆豉、牛蒡子、芦根。

加减　口渴烦躁者，加生石膏、知母清热生津；小便短赤者，加生地黄、木通清泻小肠，引热下行；溃烂不收口者，加五倍子生肌敛疮；大便不实者，可选用清热泻脾散清泄心脾积热。本证常有大便干结，但只要无大便泄泻者，均可用生大黄，取其解毒通腑泻热之功。生大黄一般用 3～6g，便秘者后下，大便正常者同煎，药后便泄次频者停用。

（2）心火上炎

证候　舌上、口腔溃疡或糜烂，舌尖边较多，色红疼痛，心烦不安，饮食困难，口干欲饮，小便短赤。舌尖红赤，苔薄黄，指纹紫滞或脉细数。

证候分析　心火炽盛，火热上炎，发为本病。以舌上溃疡，舌尖红，心烦不安，小便短赤等为本证证候要点。

治法　清心凉血，泻火解毒。

方药　泻心导赤散（《医宗金鉴》）。药物组成：生地黄、木通、黄连、甘草。

现代研究报道，木通有肾脏损害，小儿应慎用，一般用通草代替。黄连苦寒，剂量不宜大，亦可用 1～2g。

加减　热毒盛者，可加栀子、黄芩清热解毒泻火；口干欲饮，热伤津液者，可加芦根、天花粉清热生津。

（3）虚火上浮

证候　口腔溃疡或糜烂反复发作，稀疏色淡，周围色红不著，不甚疼痛，神疲颧红，口干不渴，盗汗，手足心热。舌质淡红，苔少，指纹淡紫或脉细数。

证候分析　素体虚弱或久病耗阴，肾阴亏虚，水不制火，虚火上浮，发为本病。以口舌溃疡反复发作，稀疏色淡，伴有阴虚内热，虚火上炎为证候要点。

治法　滋阴降火，引火归元。

方药　六味地黄丸加肉桂（《小儿药证直诀》）。药物组成：熟地黄、山茱萸、山药、茯苓、丹皮、泽泻、肉桂。

加减　热病后伤阴重者，可加玄参、麦冬滋阴生津；低热或五心烦热者，加地骨皮、白薇清退虚热；虚火盛者，加知母、黄柏滋阴降火；若吐泻之后，脾肾阳虚，无根之火上浮而见口舌生疮，神疲面白，小便清长，大便溏薄，舌淡苔白者，可用理中汤加肉桂以温补脾肾，引火归元。

【其他疗法】

1. 中成药

（1）牛黄解毒片　1 次 1～2 片，1 日 3 次，口服。用于风热乘脾证。

（2）小儿化毒散　1 次 0.6g，1 日 2 次，3 岁以内小儿酌量减少，口服。用于心火上炎证。

（3）六味地黄丸　1 次 3g，1 日 3 次，口服。用于虚火上浮证。

2. 药物外治

（1）冰硼散、青黛散、西瓜霜、珠黄散。任选 1 种，取适量涂敷患处，1 日 3 次。用于口疮实证。

（2）锡类散、养阴生肌散。任选 1 种，取适量涂敷患处，1 日 3 次。用于虚火上浮证。

（3）野菊花、金银花、薄荷、连翘，板蓝根各 10g，玄参 15g，加水 1000mL 煎沸，待温后含漱，每次至少含漱 3 分钟，每日 3~5 次。用于口疮实证。

（4）吴茱萸粉 2g，陈醋 2mL，蜂蜜 2g，调成糊剂，贴敷于两涌泉穴，外用纱布、胶布固定，每天调换糊剂 1 次。用于虚火证。

3. 针灸推拿

（1）体针　实证取穴：足三里、内庭、合谷；虚证取穴：肾俞、命门、三阴交、合谷。均留针 20 分钟，每日 1~2 次。

（2）耳穴贴压　常用穴：口、肺、肾上腺、肾；备用穴：心、神门。贴压王不留行，每日按压 2~3 次，每次每穴按压 1 分钟。隔日换贴 1 次。每次 1 侧耳，双耳交替。

（3）推拿　清脾胃，清天河水。清心经，清热泻火。用于实证；补肾，揉二马，分手阴阳，清天河水，推涌泉穴，用于虚证。

知识链接

口疮的西医治疗

1. 局部治疗　局部可选涂疱疹净、2.5%~5% 金霉素鱼肝油或 1∶5000 洗必泰溶液漱口。疼痛重者，可在食前用 2% 利多卡因或 0.5% 地卡因涂搽局部。有研究表明，用思密达粉末，或加维生素 E 油搅成糊状，涂抹溃疡表面，每日 5~6 次，较大儿童可用思密达 3g 加入生理盐水或凉开水 200mL 内摇匀，含漱，一日数次，可治疗口腔炎及口腔溃疡。

2. 全身治疗　伴有高热时可予退热剂。全身中毒症状严重者，考虑病毒感染可予阿昔洛韦或利巴韦林注射液静脉点滴，考虑细菌感染可用抗生素。此外，要酌情补充液体，供给多种维生素等。

【预防与调护】

1. 预防

（1）勤漱口　晨起、饭后、睡前要漱口，以去除食物碎屑和口腔污物，保持口腔的清洁。

（2）调节饮食　饮食有节，饥饱适宜，食物宜新鲜、清洁，宜多吃新鲜蔬菜、水果，勿暴饮暴食及过食辛辣煎炸之品。

（3）加强锻炼　注意身心健康，经常锻炼身体，增强体质，避免过劳及精神刺激。

2. 调护

（1）选用适当中药煎剂，如金银花、野菊花、板蓝根、大青叶、甘草煎汤频漱口。

（2）饮食宜清淡，忌辛辣刺激及过咸食品。避免粗硬食品，宜半流质饮食。

（3）多休息，避免过劳。

【案例分析】

凌某，男，7 个月。2010 年 5 月 20 日就诊。

患儿昨起发热，微恶风寒，伴哭闹不安，不欲进食。今晨发现口颊、齿龈有多个溃疡点，周围焮红，口臭流涎，大便 2 天未解，小便短黄。舌红，苔黄。请写出：中西医诊断、辨证分析、治法、方药。

第三节 泄 泻

 学习目标

1. 了解泄泻的发病特点及临床表现。
2. 熟悉泄泻的病因病机和诊断要点。
3. 掌握泄泻的辨证论治。

泄泻是一种由多病原、多因素引起的脾胃系统疾病，临床以大便次数增多、粪质稀薄或如水样为主要特征。

本病一年四季均可发生，夏秋季节尤其多见，6 个月 ~ 2 岁婴幼儿发病率高，1 岁以内约占 50%。轻者治疗得当，预后良好；重者下泄过度，易见气阴两伤，甚至阴竭阳脱；久泻迁延不愈者，则易转为疳证。

早在《内经》中就已有多种泄泻的记载，如"飧泄""濡泄""洞泄"等。在汉唐时代称为"下利"，宋代以后则统称为"泄泻"。

本病相当于西医学的小儿腹泻。

【病因病机】

泄泻发生的常见原因有感受外邪、伤于饮食、脾胃虚弱和脾肾阳虚。其主要病位在脾胃。胃主受纳腐熟水谷，脾主运化水湿和水谷精微。由于小儿"脾常不足"，受邪易困，若脾胃受病，则饮食入胃之后，水谷不化，精微不布，清浊不分，合污而下，致成泄泻。故《幼幼集成·泄泻证治》说："夫泄泻之本，无不由于脾胃。"

1. 感受外邪 小儿脏腑柔嫩，肌肤薄弱，冷暖不知自调，易为外邪侵袭而发病。外感风、寒、暑、热诸邪常与湿邪相合而致泻，盖因脾喜燥而恶湿，湿困脾阳，运化失职，湿盛则濡泄，故前人有"无湿不成泻""湿多成五泻"之说。由于时令气候不同，长夏多湿，湿热之邪，蕴结脾胃，困阻中焦，下注大肠，传化失常，发为泄泻，故外感泄泻以夏秋多见，其中又以湿热泻最常见，风寒致泻及伤食致泻则四季皆有。

2. 伤于饮食 小儿脾常不足，运化力弱，饮食不知自节。喂养不当，饮食失节或不洁，过食生冷瓜果、污染食品或难以消化之食物，损伤脾胃，不能腐熟水谷，清浊不分，并走大肠，发生泄泻。如《素问·痹论》所说："饮食自倍，肠胃乃伤。"小儿易为食伤，发生伤食泻，在其他各种泄泻证候中亦常兼见伤食证候。

3. 脾胃虚弱 小儿素体脾虚，或久病迁延不愈，或用药攻伐过度，皆能脾胃虚弱。胃弱则腐熟无能，脾虚则运化失职，因而水反为湿，谷反为滞，不能分清别浊，水湿水谷合污而下，而成脾虚泄泻。亦有暴泻实证，失治误治，迁延不愈，如风寒、湿热外邪虽解而脾胃损伤，转成脾虚泄泻者。

4. **脾肾阳虚** 久病久泻，脾虚及肾，造成脾肾阳虚。阳气不足，脾失温煦，阴寒内盛，水谷不化，并走肠间，便下澄清，完谷不化。《景岳全书·泄泻》："肾为胃关，开窍于二阴，所以二便之开闭，皆肾脏之所主，今肾中阳气不足，则命门火衰，而阴寒独盛……即令人洞泄不止也。"

综上所述，泄泻的基本病机为脾虚湿盛。由于小儿稚阳未充、稚阴未长，患泄泻后较成人更易于损阴伤阳发生变证。重症泄泻患儿，泻下过度，易于伤阴耗气，始则气阴两伤，甚则阴伤及阳，导致阴竭阳脱的危重变证。若久泻不止，脾气虚弱，肝旺而生内风，可成慢惊风；脾虚失运，生化乏源，气血不足以荣养脏腑肌肤，久则形成疳证。

【诊断与鉴别诊断】

1. **诊断要点**

（1）病史 有乳食不节、饮食不洁，或感受外邪病史。

（2）临床表现 大便次数较平时明显增多，重者达10次以上。粪呈淡黄色或清水样；或夹奶块、不消化物，如同蛋花汤；或黄绿稀溏，或色褐而臭，夹少量黏液。可伴有恶心、呕吐、腹痛、发热、口渴等症。

（3）辅助检查 ①大便镜检可有脂肪球或少量白细胞、红细胞；②大便病原学检查，可有轮状病毒等病毒检测阳性，或致病性大肠杆菌等细菌培养阳性。

2. **鉴别诊断**

（1）生理性腹泻 多见于6个月以内的婴儿，外观虚胖，常有湿疹，生后不久即出现腹泻，除大便次数增多外，无其他症状，食欲好，不影响生长发育。近年来发现此类腹泻可为乳糖不耐受的一种特殊类型，添加辅食后，大便即转为正常。

（2）痢疾（细菌性痢疾） 常有接触史，急性起病，便次频多，大便稀，有黏冻脓血，腹痛明显，里急后重。大便常规检查见脓细胞、红细胞，可找到吞噬细胞；大便培养有痢疾杆菌生长。

【辨证论治】

1. **辨证要点**

（1）辨常证 常证重在辨寒、热、虚、实，辨证时注意审查病因，大便性状是辨证的重要依据。常证按起病缓急、病程长短分为暴泻、久泻，其中暴泻多属实，久泻则多虚或虚中夹实。暴泻辨证，湿热泻发病率最高，便次多，便稀薄，便下急迫，色黄褐，气秽臭，或见少许黏液，舌苔黄腻；风寒泻大便清稀多泡沫，臭气轻，腹痛重，常伴外感风寒症状；伤食泻有伤食史，纳呆腹胀，大便稀溏夹不消化食物残渣或白色乳凝块，气味酸臭如败卵，泻后腹痛减。久泻辨证，脾虚泻病程迁延，大便稀溏或烂糊，色淡不臭，食后作泻，时轻时重，腹痛喜按，脾气虚弱征象明显；脾肾阳虚泻病程更长，大便澄澈清冷，完谷不化，阳虚内寒证象显著。

（2）辨变证 变证重在辨阴阳。变证起于泻下不止，精神萎靡、皮肤干燥，前囟、眼眶凹陷，为气阴两伤证，属重症；精神萎靡、尿少或无、四肢厥冷、面色苍白或青灰，脉微欲绝，为阴竭阳脱证，属危证。

2. **治疗要点** 泄泻治疗以运脾化湿为基本法则。实证以祛邪为主，湿热泻治以清肠化湿；风寒泻治以祛风散寒；伤食泻治以消食导滞。虚证以扶正为主，脾虚泻治以健脾益气；脾肾阳虚性泄泻治以温补脾肾。泄泻变证，总属正气大伤，分别治以益气养阴、酸甘敛阴，护阴回阳、救逆固脱。本病除内服药外，还常使用推拿、针灸、外治等治疗。

3. 分证论治

（1）常证

①湿热泻

证候 大便水样，或如蛋花汤样，泻下急迫，量多次频，气味秽臭，或见少许黏液，腹痛时作，食欲不振，或伴呕恶，神疲乏力；或发热烦闹，口渴，小便短黄。舌质红，苔黄腻，脉滑数，指纹紫。

证候分析 湿热之邪，蕴结脾胃，困阻中焦，下注大肠，传化失常，发为泄泻。以起病急，泻下急迫，量多次频，舌质红，苔黄腻为证候要点。偏热重者，气味秽臭，或见少许黏液，发热，舌红苔黄；偏湿重者，便如稀水，口渴尿短，苔腻。兼见伤食者，大便夹杂未消化食物，纳呆，苔垢腻。若泻下过度，本证易转为伤阴甚至发展为阴竭阳脱之变证。失治误治，迁延日久，则易转为脾虚泻。

治法 清肠解热，化湿止泻。

方药 葛根黄芩黄连汤（《伤寒论》）。药物组成：葛根、黄芩、黄连、甘草。

加减 热重泻频者，加白头翁、车前草清肠化湿解毒；湿重水泻者，加苍术、厚朴、藿香芳香化湿；腹痛甚者，加白芍、木香行气止痛；高热烦渴者，加石膏、芦根清热生津；呕吐频发者，加竹茹、姜半夏降逆止呕；纳差者，加焦山楂、焦神曲、炒谷芽消食和胃。

②风寒泻

证候 大便清稀，夹有泡沫，臭气不甚，肠鸣腹痛，或伴恶寒发热，鼻流清涕，咳嗽。舌质淡，苔薄白，脉浮紧，指纹淡红。

证候分析 风寒邪气客于脾胃，寒凝气滞，中阳被困，运化失职，故见本证。以大便清稀夹有泡沫，臭气不甚，肠鸣腹痛为证候要点。偏风象重者，便多泡沫，鼻流清涕；偏寒象重者，腹部切痛，恶寒。兼伤食者便夹不消化食物，纳呆。风寒化热则见便次增多，气味臭秽，发热加重。寒邪易伤阳气，若见大便不化，肢冷神萎，谨防伤阳变证。

治法 疏风散寒，化湿和中。

方药 藿香正气散（《太平惠民和剂局方》）。药物组成：藿香、苏叶、白芷、半夏曲、陈皮、厚朴、大腹皮、白术、茯苓、桔梗、甘草、生姜、大枣。

加减 大便质稀色淡，泡沫多者，加荆芥、防风疏风散寒；腹痛甚，里寒重者，加干姜、砂仁、木香以温中散寒理气；夹有食滞者，去甘草、大枣，加焦山楂、鸡内金消食导滞；小便短少者，加猪苓、泽泻渗湿利尿。

③伤食泻

证候 大便稀溏，夹有乳凝块或食物残渣，气味酸臭，或如败卵，脘腹胀满，便前腹痛，泻后痛减，腹部胀痛拒按，嗳气酸馊，或有呕吐，不思乳食，夜卧不安。舌苔厚腻，或微黄，脉滑实，指纹滞。

证候分析　乳食不节，损伤脾胃，健运失职，故见本证。以便稀夹不消化物，气味酸臭，脘腹胀痛，泻后痛减为证候要点。证可单独发生，更常为他证兼证。调治不当，病程迁延，积不化而脾气伤，易转为脾虚泻，或脾虚夹积，甚至形成疳证。

治法　运脾和胃，消食化滞。

方药　保和丸（《丹溪心法》）。药物组成：焦山楂、焦神曲、莱菔子、陈皮、半夏、茯苓、连翘。

加减　哺乳婴儿泄泻夹乳片者，加炒麦芽、炒谷芽消乳化积，或用消乳丸加减；腹痛加木香、槟榔理气止痛；腹胀加厚朴、大腹皮消积除胀；呕吐加藿香、生姜和胃降逆止呕。

④脾虚泻

证候　大便稀溏，色淡不臭，多于食后作泻，时轻时重，面色萎黄，形体消瘦，神疲倦怠。舌淡苔白，脉缓弱，指纹淡。

证候分析　常由暴泻失治迁延而成，脾胃虚弱，运化无权，故见本证。以病程较长，大便稀溏，多于食后作泻，以及全身脾虚征象为证候要点。偏脾气虚者，面色萎黄，形体消瘦，神疲倦怠；偏脾阳虚者，大便清稀无臭，神萎面白，肢体欠温。本证进一步发展，则由脾及肾，易转成脾肾阳虚泻，或久泻而成疳证。

治法　健脾益气，助运止泻。

方药　参苓白术散（《太平惠民和剂局方》）。药物组成：人参、白术、茯苓、甘草、山药、莲子、白扁豆、薏苡仁、砂仁、桔梗。

加减　胃纳呆滞，舌苔腻者，加藿香、苍术、陈皮、焦山楂以芳香化湿，消食助运；腹胀不适者，加木香、乌药理气消胀；腹冷舌淡，大便夹不消化物者，加炮姜以温中散寒，暖脾助运；久泻不止，内无积滞者，加煨益智仁、肉豆蔻、石榴皮以固涩止泻。脾胃久虚，津液内耗者，可用七味白术散加减。若肝郁脾虚，则用痛泻要方合四逆散加减。

⑤脾肾阳虚泻

证候　久泻不止，大便清稀，澄澈清冷，完谷不化，或见脱肛，形寒肢冷，面色㿠白，精神萎靡，睡时露睛。舌淡苔白，脉细弱，指纹色淡。

辨证　见于久泻，脾肾阳虚，水谷不化，故见本证。以大便澄澈清冷，完谷不化，形寒肢冷为证候要点。偏脾阳虚者，大便清稀，或见脱肛，面色㿠白；偏肾阳虚者，大便清冷，滑脱不禁，腹凉肢冷，精神萎靡。本证继续发展，则成重症疳泻，终则阳脱而亡。

治法　温补脾肾，固涩止泻。

方药　附子理中汤（《三因极一病证方论》）合四神丸（《内科摘要》）。药物组成：附子、人参、干姜、白术、甘草；补骨脂、肉豆蔻、吴茱萸、五味子、生姜、大枣。

加减　脱肛加炙黄芪、升麻升举中阳；久泻滑脱不禁加诃子、石榴皮、赤石脂收敛固涩止泻。

（2）变证

①气阴两伤

证候　泻下过度，质稀如水，精神萎靡或心烦不安，目眶及囟门凹陷，皮肤干燥或枯瘪，啼哭无泪，口渴引饮，小便短少，甚至无尿。唇红而干，舌红少津，苔少或无苔，脉细数。

证候分析　多起于湿热暴泻，耗伤气阴，故见本证。以精神萎靡，皮肤干燥，小便短少为证候要点。偏耗气者大便稀薄，神萎乏力，不思进食；偏伤阴者泻下如水，量多，目眶及前囟凹陷，啼哭无泪，小便短少甚至无尿。本证若不能及时救治，则可能很快发展为阴竭阳脱证。

治法　健脾益气，酸甘敛阴。

方药　人参乌梅汤（《温病条辨》）。药物组成：人参、炙甘草、乌梅、木瓜、莲子、山药。

加减　泻下不止加山楂炭、诃子、赤石脂涩肠止泻；口渴引饮加石斛、玉竹、天花粉、芦根养阴生津止渴；大便热臭加黄连、辣蓼清解内蕴之湿热。

②阴竭阳脱

证候　泻下不止，次频量多，精神萎靡，表情淡漠，面色青灰或苍白，哭声微弱，啼哭无泪，尿少或无，四肢厥冷。舌淡无津，脉沉细欲绝。

证候分析　常因气阴两伤证发展，或久泻不止，阴阳俱耗而成。以面色青灰或苍白，精神萎靡，哭声微弱，尿少或无，四肢厥冷，脉沉细欲绝为证候要点。阴竭证皮肤枯瘪，啼哭无泪，无尿；阳脱证神萎而悄无声息，四肢厥冷，脉细欲绝。本证为变证、危症，不及时救治则迅即夭亡。

治法　挽阴回阳，救逆固脱。

方药　生脉散（《内外伤辨惑论》）合参附龙牡救逆汤（《丹溪心法》）。药物组成：人参、麦冬、五味子；人参、附子、龙骨、牡蛎、芍药、甘草。

【其他疗法】

1. 中成药

（1）葛根芩连微丸　1次1~2g，1日3~4次，口服。用于湿热泻。

（2）藿香正气液　1次5~10mL，1日3次，口服。用于风寒泻。

（3）纯阳正气丸　每服2~3g，1日3~4次。用于中寒泄泻，腹冷呕吐。

（4）健脾八珍糕　每次2块，开水调成糊状吃，1日2~3次。用于脾虚泻。

（5）附子理中丸　每服2~3g，1日3~4次。用于脾肾阳虚泻。

2. 药物外治

（1）丁香2g，吴茱萸30g，胡椒30粒，共研细末。每次1~3g，醋调成糊状，敷贴脐部，每日1次。用于风寒泻、脾虚泻。

（2）鬼针草30g，加水适量。煎煮后倒入盆内，先熏蒸、后浸泡双足，每日2~4次，连用3~5日。用于小儿各种泄泻。

3. 推拿疗法

（1）清补脾土，清大肠，清小肠，退六腑，揉小天心。用于湿热泻。

（2）揉外劳宫，推三关，摩腹，揉脐，揉龟尾。用于风寒泻。

（3）推板门，清大肠，补脾土，摩腹，逆运内八卦，点揉天突。用于伤食泻。

（4）推三关，补脾土，补大肠，摩腹，推上七节骨，捏脊，重按肺俞、脾俞、胃俞、大肠俞。用于脾虚泻。

4. 针灸疗法

（1）针法　取足三里、中脘、天枢、脾俞。发热加曲池，呕吐加内关、上脘，腹胀加下脘，伤食加刺四缝，水样便多加水分。实证用泻法，虚证用补法，每日1~2次。

（2）灸法　取足三里、中脘、神阙。隔姜灸或艾条温和灸。每日1~2次。用于脾虚泻、脾肾阳虚泻。

5. 西医疗法

（1）饮食控制　一般可正常进食，禁忌生冷油腻食物，若在添加辅食期间暂停添加新的辅食。

（2）药物治疗　①黏液、脓血便者多为侵袭性细菌感染，根据病原选用抗菌药物，可选用氨苄西林、头孢菌素、呋喃唑酮等抗菌药物，再根据大便细菌培养和药敏进行调整。水样便腹泻患儿（约70%）多为病毒及非侵袭性细菌所致，一般不用抗生素，应合理使用液体疗法，可选用微生物制剂和肠道黏膜保护剂。②微生态疗法：有利于恢复肠道正常菌群，抑制病原菌的侵袭和定植，从而控制腹泻，常用双歧杆菌、嗜酸乳杆菌等。③肠黏膜保护剂：能够与肠道黏液糖蛋白相互作用增强其屏障功能，阻止病原微生物的侵袭，并且能够吸附病原菌和毒素，常用蒙脱石散。

（3）口服补液　适用于轻、中度脱水，能有效促进水和电解质的吸收，纠正及治疗腹泻。常用口服补液盐（ORS），配方为氯化钠3.5g，碳酸氢钠2.5g，枸橼酸钾1.5g，葡萄糖20g，加温开水1000mL。轻度脱水50~80mL/kg，中度脱水80~100mL/kg，少量频服，8~12小时将累积损失补足。

（4）静脉补液　适用于重度脱水。根据不同性质和程度的脱水决定输入的溶液成分、总量及滴注的时间。按照先快后慢、先浓后淡、先盐后糖、见尿补钾、纠酸补钙的原则进行。

知识链接

小儿腹泻的液体疗法

对于腹泻脱水的预防，及轻度、中度脱水，可用口服补液盐（ORS），配方为氯化钠3.5g，碳酸氢钠2.5g，枸橼酸钾1.5g，葡萄糖20g，加温开水1000mL。轻度脱水50~80mL/kg，中度脱水80~100mL/kg，少量频服，8~12小时将累积损失补足。脱水纠正后，维持补液，将口服补液盐加等量水稀释使用。

中度以上脱水或吐泻重或腹胀的患儿应当静脉补液。第 1 天补液总量：中度脱水者为 120～150mL/kg，重度脱水者为 150～180mL/kg。溶液中电解质与非电解质溶液的比例主要根据脱水性质而定，判断有困难时按等渗性脱水用 1/2 张含钠液。输液速度取决于脱水程度和大便量。纠正酸中毒和缺钾等电解质紊乱依病情需要处理。次日脱水和电解质紊乱基本纠正后，主要是补充生理需要量（每日60～80mL/kg）和异常的继续损失量，可选口服补液或静脉补液。

【预防与调护】

1. 预防

（1）注意饮食卫生，食品应新鲜、清洁，不吃变质食品，不要暴饮暴食。饭前、便后要洗手，餐具要卫生。

（2）提倡母乳喂养，不宜在夏季及小儿有病时断奶，遵守添加辅食的原则，注意科学喂养。

（3）加强户外活动，注意气候变化，防止感受外邪，避免腹部受凉。

2. 调护

（1）适当控制饮食，减轻脾胃负担。对吐泻严重及伤食泄泻患儿暂时禁食，以后随着病情好转，逐渐增加饮食量。忌食油腻、生冷及不易消化的食物。

（2）保持皮肤清洁干燥，勤换尿布。每次大便后，要用温水清洗臀部，并扑上爽身粉，防止发生红臀。

（3）密切观察病情变化，及早发现泄泻变证。

【案例分析】

吴某，男，14 个月。2013 年 8 月就诊。

患儿昨日无明显诱因下出现大便呈蛋花样，共 10 余次，气味臭秽，夹有少量白色乳凝块。呕吐 3 次，为胃内容物。小便短黄。舌红，苔黄腻，脉滑数，指纹紫。请写出：中西医诊断、辨证分析、治法、方药。

第四节　厌　食

学习目标

1. 了解厌食的发病特点及临床表现。
2. 熟悉厌食的病因病机和诊断要点。
3. 掌握厌食的辨证论治。

厌食是小儿时期的常见的脾胃系统病证，临床以较长时期厌恶进食，食量减少为特征。

本病可发生于任何季节，但夏季暑湿当令之时，可使症状加重。各年龄儿童均可发病，以 1~6 岁为多见。近年来发病率增高，尤以城市儿童多见。本病一般预后良好，但长期不愈者，可使气血生化乏源，抗病能力下降，而易罹患他症，甚或影响生长发育转化为疳证。

相当于西医学的厌食症。

知识链接

厌食的病因

西医学认为，引起厌食的原因主要有两类：一是由于局部或全身疾病影响消化功能，使胃肠平滑肌的张力下降，消化液的分泌减少，酶的活力减低所致；二是中枢神经系统受人体内外环境及各种刺激的影响，使对消化功能调节失去平衡所致。

现实生活中的不良习惯（如强迫进食、饮食习惯不良、环境影响等）、药物影响、疾病影响，以及其他病因，如劳累、恐惧、心情不畅、紧张等精神因素和气候过热等也可使食欲减退。现代研究表明，部分小儿厌食与锌、铜、锰、铁等微量元素缺乏及血铅水平增高有关，尤其是与锌缺乏有密切关系。

【病因病机】

本病多由喂养不当、他病伤脾、先天不足、情志失调引起，其病变脏腑主要在脾胃。盖胃司受纳，脾主运化，脾胃调和，则知饥纳谷食而知味，正如《灵枢·脉度》所说："脾气通于口，脾和则口能知五谷矣。"若先天禀赋不足，或后天调护失宜，致脾胃失健，纳化不和，则造成厌食。

1. **喂养不当** 小儿厌食最多见的病因。小儿脾常不足，乳食不知自节。家长缺乏育婴保健知识，婴儿期未按期添加辅食；或过于溺爱，纵其所好，恣意零食、偏食、冷食；或片面强调高营养饮食，如过食肥甘、煎炸炙煿之品，超越了小儿脾胃的正常纳化能力；或饥饱无度；或滥服滋补之品，均可损伤脾胃，产生厌食。如《素问·痹论》所说："饮食自倍，肠胃乃伤。"

2. **他病伤脾** 脾为阴土，喜燥恶湿，得阳则运；胃为阳土，喜润恶燥，得阴则和。罹患他病，若误用攻伐，或攻伐太过，或过用苦寒损脾伤阳；或过用温燥耗伤胃阴；或病后未能及时调理；或夏伤暑湿，脾为湿困，均可使受纳运化失常，而致厌恶进食。

3. **先天不足** 胎禀怯弱，元气不足，脾胃薄弱之儿，往往出生后即表现不欲吮乳。若后天失于调养，则脾胃怯弱，乳食长期难以增进。

综上所述，本病病位在脾胃，一般不涉及他脏，脾胃运化功能失健为其主要病机，以饮食不节、喂养不当引起者多见。

【诊断与鉴别诊断】

1. 诊断要点

（1）有喂养不当、病后失调、先天不足或情志失调史。

（2）长期食欲不振，厌恶进食，食量明显少于同龄正常儿童。

（3）面色少华，形体偏瘦，但精神尚好，活动如常。

（4）除外其他外感、内伤慢性疾病。

2. 鉴别诊断

（1）积滞　有伤乳伤食史，除不思乳食外，应有脘腹胀满、嗳吐酸腐、大便酸臭等症，其不思乳食由乳食停聚中焦不行而产生；而厌食患儿，不思进食，所进甚少，腹部坦然无苦，一般无食积征象，可与之鉴别。

（2）疳证　疳证患儿在饮食方面的表现除有食欲不振外，亦有食欲亢进、嗜食异物，形体明显消瘦，烦躁不安或萎靡不振，可涉及五脏，出现舌疳、眼疳、疳肿胀等。厌食患儿虽食欲不振，但形体正常或略瘦，但未至羸瘦程度，一般不涉及他脏。

（3）疰夏　为季节性疾病，有"春夏剧，秋冬瘥"的发病特点。临床表现除食欲不振外，可见精神倦怠，大便不调，或有发热等症。

【辨证论治】

1. 辨证要点　辨证时首先要与其他疾病所出现的食欲不振相区别。本病应以脏腑辨证为纲，主要从脾胃辨证区别，是以运化功能失健为主，还是以脾胃气阴亏虚为主。凡病程短，仅表现纳呆食少，食而乏味，饮食稍多即感腹胀，形体尚可，舌苔薄腻者为脾失健运；病程长，食而不化，大便溏薄，并伴面色少华，乏力多汗，形体偏瘦，舌质淡，苔薄白者为脾胃气虚；若食少饮多，口舌干燥，大便秘结，舌红少津，苔少或花剥者为脾胃阴虚。

2. 治疗要点　本病治疗宗"脾健不在补，贵在运"的原则，以运脾开胃为基本法则。宜以芳香之剂解脾胃之困，拨清灵脏气以恢复转运之机，俟脾胃调和，脾运复健，则胃纳自开。脾运失健者，当以运脾和胃为主；脾胃气虚者，治以健脾益气为先；脾胃阴虚者，施以养胃育阴之法。运脾之法，有燥湿助运、消食助运、理气助运、温运脾阳，在本病中须灵活应用。需要注意的是，消导不宜过峻，燥湿不宜过热，补益不宜呆滞，养阴不宜滋腻，以防损脾碍胃，影响纳化。在药物治疗的同时，应注意饮食调养，纠正不良的饮食习惯，方能取效。

3. 分证论治

（1）脾失健运

证候　食欲不振，厌恶进食，食而乏味，食量减少，或伴胸脘痞闷、嗳气泛恶，大便不调，偶尔多食后则脘腹饱胀，形体尚可，精神正常。舌淡红，苔薄白或薄腻，脉尚有力。

证候分析　本证为厌食初期表现，脾胃不和，纳运不配，故见本证。以厌恶进食，其他症状不著，精神、形体如常为证候要点。若失于调治，病情迁延，损伤脾气，则易转为脾胃气虚证。

治法 调和脾胃，运脾开胃。

方药 不换金正气散（《太平惠民和剂局方》）。药物组成：苍术、厚朴、陈皮、半夏、藿香、炙甘草。

加减 脘腹胀满者，加木香、厚朴、莱菔子理气宽中；暑湿困阻，舌苔白腻者，加荷叶、厚朴、扁豆花消暑化湿；大便偏干者加枳实、莱菔子导滞通便；大便偏稀者，加山药、薏苡仁健脾祛湿。

（2）脾胃气虚

证候 不思进食，食而不化，大便偏稀夹不消化食物，面色少华，形体偏瘦，肢倦乏力。舌质淡，苔薄白，脉缓无力。

证候分析 本证多见于脾胃素虚，或脾运失健迁延失治者，脾胃气虚，运化失职，故见本证。以不思乳食，面色少华，肢倦乏力，形体偏瘦为证候要点。若迁延不愈，气血耗损，形体消瘦，则应按疳证辨治。

治法 健脾益气，佐以助运。

方药 异功散（《小儿药证直诀》）或参苓白术散（《太平惠民和剂局方》）。药物组成：人参、白术、茯苓、甘草、陈皮；人参、白术、茯苓、桔梗、山药、白扁豆、莲子肉、砂仁、薏苡仁、甘草。

加减 苔腻便稀者，去白术，加苍术、薏苡仁燥湿运脾；便溏、面白肢冷者，加炮姜、肉豆蔻温运脾阳；饮食不化者，加焦山楂、炒谷芽、炒麦芽消食助运；腹胀者，加木香、槟榔理气除胀；汗多易感者，加黄芪、防风益气固表。

（3）脾胃阴虚

证候 不思进食，食少饮多，皮肤失润，大便偏干，小便短黄，甚或烦躁少寐，手足心热。舌红少津，苔少或花剥，脉细数。

证候分析 本证见于温热病后或素体阴虚，或嗜食辛辣伤阴者，脾胃阴虚，运化失常，故见本证。以食少饮多，大便偏干，舌红少苔为证候要点。

治法 滋脾养胃，佐以助运。

方药 养胃增液汤（经验方）或益胃汤（《温病条辨》）。药物组成：北沙参、玉竹、石斛、乌梅、白芍、甘草；沙参、麦冬、玉竹、生地黄、冰糖。

加减 口渴烦躁者，加天花粉、芦根、胡黄连清热生津除烦；大便干结者，加火麻仁、郁李仁、瓜蒌仁润肠通便；夜寐不宁，手足心热者，加丹皮、莲子心、酸枣仁清心安神；食少不化者，加炒谷芽、焦神曲生发胃气；兼脾气虚弱者，加山药、太子参补益气阴。

【其他疗法】

1. 中成药

（1）小儿香橘丸 1次1丸，1日2～3次，口服。周岁以内酌减。用于脾失健运证。

（2）小儿健脾丸 1次1丸，1日2次，口服。用于脾胃气虚证。

（3）启脾丸 1次1丸，1日2次，口服。用于脾胃气虚证。

2. 推拿疗法

（1）补脾土，运内八卦，清胃经，掐揉掌横纹，摩腹，揉足三里。用于脾失健运证。

（2）补脾土，运内八卦，揉足三里，摩腹，捏脊。用于脾胃气虚证。

（3）揉板门，补胃经，运八卦，分手阴阳，揉二马，揉中脘。用于脾胃阴虚证。

3. 针灸疗法

（1）体针　①取脾俞、足三里、阴陵泉、三阴交，用平补平泻法，用于脾失健运证。②取脾俞、胃俞、足三里、三阴交，用补法，用于脾胃气虚证。③取足三里、三阴交、阴陵泉、中脘、内关，用补法，用于脾胃阴虚证。以上各证型均用中等刺激不留针，每日1次，10次为1个疗程。

（2）耳穴　取脾、胃、肾、神门、皮质下。用胶布粘王不留行贴按于穴位上，隔日1次，双耳轮换，10次为1个疗程。每日按压3~5次，每次3~5分钟，以稍感疼痛为度。用于各证型。

【预防与调护】

1. 预防

（1）掌握正确的喂养方法，饮食起居按时、有度，饭前勿食糖果饮料，夏季勿贪凉饮冷。根据不同年龄给予富含营养、易于消化、品种多样的食品。母乳喂养的婴儿4个月后应逐步添加辅食。

（2）出现食欲不振症状时，要及时查明原因，采取针对性治疗措施。对病后胃气刚刚恢复者，要逐渐增加饮食，切勿暴饮暴食而致脾胃复伤。

（3）注意精神调护，培养良好的性格，教育孩子要循循善诱，切勿训斥打骂，变换生活环境要逐步适应，防止惊恐恼怒损伤。

2. 调护

（1）纠正不良饮食习惯，做到"乳贵有时，食贵有节"，不偏食、挑食，不强迫进食，饮食定时适量，荤素搭配，少食肥甘厚味、生冷坚硬等不易消化食物，鼓励多食蔬菜及粗粮。

（2）遵照"胃以喜为补"的原则，先从小儿喜欢的食物着手，来诱导开胃，暂时不要考虑营养价值，待其食欲增进后，再按营养的需要供给食物。

（3）注意生活起居，加强精神调护，保持良好情绪，饭菜多样化，讲究色香味，以促进食欲。

【案例分析】

夏某，女，3岁。2013年7月就诊。

患儿近2个月来过食肥甘、煎炸之品出现食欲不振，厌恶进食，食量明显减少，稍有多食则感觉腹胀，嗳气泛恶，精神正常，形体尚可。舌淡红，苔薄白腻，脉滑有力。请写出：中西医诊断、辨证分析、治法、方药。

第五节　积　滞

学习目标

1. 了解积滞的发病特点及临床表现。
2. 熟悉积滞的病因病机和诊断要点。
3. 掌握积滞的辨证论治。

积滞是指小儿由于内伤乳食，停聚中焦，积而不化，气滞不行所形成的一种脾胃疾患。以不思乳食，腹部胀满，食而不化，嗳腐呕吐，大便酸臭或便秘为特征。又名"食积""食滞""乳滞"等。

本病一年四季均可发生，夏秋季节，暑湿当令，易于困遏脾气，发病率略高。小儿各种年龄均可发病，但以婴幼儿较为多见。本病一般预后良好，个别患儿可因积滞日久，迁延失治，脾胃功能受损，致营养及生长发育障碍，可转化为疳证。

本病相当于西医学的消化功能紊乱。

【病因病机】

积滞的发病原因，主要为乳食不化，也可由脾虚夹积，食物积滞所致。平素体健，乳食不节，食滞脾胃者，多属实证；平素脾胃虚寒，消乳之力素弱，而致乳食停蓄中焦，日久形成积滞者，多为虚中夹实。

1. 乳食内积　小儿脾常不足，乳食不知自节，饥饱不均，或喂养不当，损伤脾胃，纳化不及，宿食停聚，积而不消，乃成积滞。其中伤于乳者，多因哺乳不节，过急过量，冷热不调，为乳积；伤于食者，多由饮食喂养不当，偏食嗜食或暴饮暴食，或贪食生冷坚硬难化之物，或添加辅食过多过快，为食积。

2. 脾虚夹积　小儿素体脾阳不足，或病后失调，脾气亏损，或过用寒凉攻伐之品，损伤脾胃，运化力弱，则乳食易于停蓄不消，形成积滞。正如《保婴撮要·食积寒热》云："小儿食积者，因脾胃虚寒，乳食不化，久而成积。"

总之，积滞的病变部位主要在脾胃。基本病机为乳食停聚中脘，积而不化，气滞不行。

【诊断与鉴别诊断】

1. 诊断要点

（1）病史　有伤乳食史。

（2）临床表现　以不思乳食，食而不化，腹部胀满，大便溏泄或臭如败卵或便秘为特征。可伴有烦躁不安、夜间哭闹或呕吐等症。

（3）辅助检查　大便常规检查可见不消化食物残渣及脂肪滴。

2. 鉴别诊断

（1）厌食　以长期食欲不振，厌恶进食为主症，而无脘腹胀满、大便酸臭、嗳吐酸腐等症状。

（2）疳证 由积滞日久，迁延失治转化而来。临床以形体消瘦，面色无华，毛发干枯，精神萎靡或烦躁，饮食异常为特征。

【辨证论治】

1. 辨证要点

（1）辨虚实 《证治准绳·幼科·腹痛》云："按之痛者为积滞，不痛者为里虚。"如腹胀拒按，按之疼痛，食入即吐，吐物酸腐，大便秘结或臭秽，便后胀减，舌红苔黄厚腻，脉数有力或指纹滞者为积滞实证。若腹胀而不痛，喜按，面色㿠白或萎黄，神疲乏力，不思乳食，朝食暮吐，或暮食朝吐，呕吐物酸腥，大便溏薄或夹有不消化食物，小便清长，舌淡胖，苔薄白，脉细弱或指纹淡，多为积滞脾虚重而积轻，为虚中夹实。

（2）辨寒热 《幼幼集成·伤食证治》云："凡小儿饮食伤脾之证，非可一例而论，有寒伤，有热伤，有暂病，有久病，有虚证，有实证。但热者、暂者、实者，人皆易知，而寒者、久者、虚者，人多不识。"凡素体阴虚，或喜食肥甘辛辣之品，致不思乳食，腹部胀满拒按，得热胀甚，得凉稍缓，大便秘结臭秽，舌红苔黄腻者多为热积。凡素体脾阳不足，嗜食生冷或病后寒凉药物攻伐，致不思乳食，腹部胀满喜温喜按，遇冷胀甚，大便清稀酸腥或完谷不化，面白肢凉，舌淡苔白者多为寒积。亦有寒热错杂之证。

（3）辨轻重 小儿积滞有轻重的区别，轻症仅表现为不思乳食，口中有乳酸味，大便中有乳块或呕吐酸馊食物，大便中有酸臭食物残渣。若脘腹胀满，胸胁苦闷，面黄恶食，手足心及腹部有灼热感，大便臭秽，时干时稀，为积滞日久湿热中阻的重症。若失治误治，迁延日久，常易转化为疳病。

2. 治疗要点 积滞的治疗以消食化积，理气行滞为基本法则。积滞轻者，只需节制饮食，或辅以食疗，病可自愈；积滞重者，宜用通导积滞法，中病即止，不可过用。积重而脾虚轻者，宜用消中兼补法；积轻而脾虚甚者，则用补中兼消法，消积为辅，扶正为主，"养正而积自除"。本病除内服药外，还常使用外敷及针灸推拿等法，简便易行，常可收到较好效果。

3. 分证论治

（1）乳食内积

证候 伤乳者则呕吐乳片，口中有乳酸味，不欲吮乳，腹满胀痛，大便酸臭；伤食者则呕吐酸馊食物残渣，腹部胀痛拒按，烦躁多啼，或伴低热，小便短黄或如米泔。舌红苔腻，指纹紫滞或脉弦滑。

证候分析 喂养不当，乳食停滞，故见本病。以病程短，有伤乳伤食的近期病史为特征，表现较为单纯，只见不思乳食，腹满胀痛、嗳腐酸臭等乳食不化的症状为证候要点。本证若调治不当，病情迁延，积不化而脾气伤，可转为脾虚夹积证。

治法 消乳化食，和中导滞。

方药 消乳丸（《婴童百问》）或保和丸（《丹溪心法》）。药物组成：香附、甘草、陈皮、砂仁、神曲、麦芽、谷芽；焦山楂、焦神曲、半夏、茯苓、陈皮、连翘、莱菔子、麦芽。

加减 腹痛腹胀甚加木香、厚朴、枳实行气导滞除胀；便结加大黄、槟榔、枳壳下积导滞；积久化热加胡黄连、黄芩清胃肠积热；大便稀溏加白术、扁豆、薏苡仁健脾渗湿，消中兼补。

(2) 脾虚夹积

证候 面色萎黄，形体瘦弱，困倦无力，夜寐不安，不思乳食，腹满喜伏卧，大便稀糊，夹有乳片或不消化食物残渣。唇舌淡红，苔白腻，指纹淡红或脉细而滑。

证候分析 素体脾阳不足，或过食寒凉攻伐之品，故见本证。以面黄、腹满喜按、大便稀溏等脾虚与积滞并见为证候要点。

治法 健脾助运，消食化滞。

方药 健脾丸（《医方集解》）。药物组成：人参、白术、陈皮、麦芽、山楂、枳实、神曲。

加减 兼呕吐者加半夏、生姜、丁香温中和胃，降逆止呕；寒凝腹痛加干姜、白芍、木香温中散寒，缓急止痛。

【其他疗法】

1. 中成药

(1) 枳实导滞丸 1次2~3g，1日2~3次，口服。用于积滞较重而化热者。

(2) 化积口服液 1次5~10mL，1日2~3次，口服。用于乳食内积证。

(3) 小儿香橘丸 1次2~3g，1日2~3次，口服。用于脾虚夹积证。

2. 药物外治

(1) 桃仁、杏仁、栀子各等分，研末，加冰片、樟脑少许混匀。每次用15~20g，鸡蛋清调拌成糊状，干湿适宜，敷双侧内关穴，用纱布包扎，24小时解去。用于积滞较轻者。

(2) 玄明粉3g，胡椒粉0.5g，研细末。放于脐中，外盖油布。胶布固定，每日换药1次，病愈大半停用。用于积滞较重者。

(3) 神曲、麦芽、山楂各30g，槟榔、生大黄各10g，芒硝20g。以麻油调上药敷于中脘、神阙穴，先热敷5分钟，后继续保持24小时，隔日1次，3次为1个疗程。用于食积腹胀痛者。

3. 针灸推拿疗法

(1) 体针 足三里、中脘、大肠俞、气海、脾俞，每日1次。用于脾虚积滞。

(2) 针刺四缝穴，取小号三棱针或26号1.5cm毫针，在四缝穴快速点刺，挤压出黄黏液或血数滴，每日1次。

(3) 推拿 乳食内积者，推板门、清大肠、揉板门、揉按中脘、揉脐、按揉足三里各50次，下推七节50次，配合捏脊。脾虚夹积者，补脾土、运水入土、下推七节、揉板门、揉中脘、揉外劳宫、揉足三里各50次，配合捏脊。

知识链接

力有所专的消导药

中医儿科临床中，可根据所积之物，有侧重地选用消导药，如奶积常用焦山楂、草果仁；面食积滞常用神曲、麦芽、莱菔子；谷食积滞常用神曲、谷芽；食生冷瓜果引起的积滞常用山楂、陈皮；肉类、鱼类引起的积滞常用焦山楂、鸡内金等。此外还可选用山楂化滞丸、保和丸、化积口服液、小儿消食颗粒等简、便、廉、效的中成药。

【预防与调护】

1. 预防

（1）提倡母乳喂养，"乳贵有时，食贵有节"，乳食宜定时定量，不宜过饥过饱，食物的选择易于消化和富有营养。

（2）随年龄及生长发育的需要，逐渐添加供应各种辅助食品，但要注意按由少到多、由稀到稠、由一种到多种，循序渐进的原则进行，务必使乳婴儿逐步适应。

2. 调护

（1）饮食、起居有时，不吃零食，纠正偏食，少进甘肥及黏腻食物，更勿乱服滋补之品。

（2）发现有积滞者，应及时查明原因，暂时控制饮食，积极给予药物调理，并配合推拿、药物外治等疗法。积滞好转后，饮食要逐步恢复。

【案例分析】

曹某，男，2岁4个月。2010年9月5日就诊。

患儿平素形体消瘦，面色萎黄，乏力食少，近日过食甜点后，进食更少，且稍食则饱胀，腹满喜按，大便溏、酸臭，夹有不消化食物。舌淡红，苔白腻，指纹淡滞。请写出：中西医诊断、辨证分析、治法、方药。

第六节　疳　证

学习目标

1. 了解疳证的发病特点及临床表现。
2. 熟悉疳证的病因病机和诊断要点。
3. 掌握疳证的辨证论治。

疳证是由喂养不当，或多种疾病影响，导致脾胃受损，气液耗伤，而形成的一种慢性病证。临床以形体消瘦，饮食异常，面色无华，毛发干枯，精神萎靡或烦躁不安为特征。

"疳"有两种含义：一是"疳者，甘也"，指小儿因恣食肥甘厚味，损伤脾胃，形成疳证；二是"疳者，干也"，指由于脾胃受损，气血津液干涸，而导致形体干瘪羸瘦。疳证的命名首见于隋代巢元方的《诸病源候论》。到了宋代，钱乙指出"疳皆裹脾胃病，亡津液之所作也"，进一步认识到疳证的病位及病机变化。分类方面，历代医家认识不一，有以五脏分，如肝疳、心疳、脾疳、肺疳、肾疳；有以病因分，如食疳、蛔疳、哺乳疳等；有以病位分，如眼疳、鼻疳、口疳等；有以病证分，如疳泻、疳嗽、疳肿胀等。目前临床一般是结合病程和病情，将疳证分为疳气、疳积、干疳三类证候及眼疳、口疳、疳肿胀等兼证。

本病无明显季节性，好发于5岁以下，尤以婴幼儿多见。本病经及时治疗、合理调护，多数预后良好，若病程迁延，易出现兼证，影响小儿生长发育，严重者可致阴竭阳脱等危证，预后较差。故本病古代被称为恶候，列为儿科四大要证之一。随着现代医疗卫生条件改善及生活水平提高，其发病率已明显下降。

本病相当于西医学的小儿中、重度营养不良及多种维生素缺乏症。

【病因病机】

本病的发生是因饮食失调、喂养不当、疾病影响或先天禀赋不足，导致脾胃受损，气液耗伤，气血生化无源，脏腑肌肉、四肢百骸失于濡养而成。

1. **喂养不当** 饮食失调、喂养不当是本病的最常见病因。包括乳食太过和乳食不及两方面。小儿时期"脾常不足"，乳食不能自节，若乳食无度，过食肥甘厚味、生冷坚硬难化之物，或妄投滋补食品，以致食积内停，损伤脾胃，积久不愈，影响气血化生而成疳证。若因母乳不足，或断乳过早，或未及时添加辅食，或偏食、挑食，则致气血生化乏源，不能濡养全身，日渐消瘦成疳。

2. **疾病影响** 小儿长期吐泻，或反复呼吸道感染，病后失调，或失治、误治，药物损伤，或肠道虫证，导致脾胃受损，津液耗伤，气血亏损，肌肉失养，形体消瘦，日久成疳。

3. **禀赋不足** 若因早产，或低出生体重、双胎、多胎，或孕母多病，或药物损伤胎元，胎禀失养，均可致先天禀赋不足，脾胃功能薄弱。若出生后喂养调护失宜，乳食摄入不足，水谷精微不能吸收转化，气血生化乏源，脏腑失养而形成疳证。

疳证日久，气血虚衰，必累及其他脏腑而出现诸多兼证。如脾病及肝，肝血不足，肝之精气不能上荣于目，可兼眼疳；脾病及心，心火内炽，循经上炎，可兼口疳；脾病及肺，土不生金，肺气受损，可兼肺疳；脾病及肾，肾精不足，骨失所养，可兼骨疳；脾病日久，中阳不振，水湿泛溢，可兼疳肿胀；脾虚气不摄血，血溢脉外，皮肤可见紫斑瘀点；甚则脾气衰败，元气耗竭，虚极致脱，可致阴阳离绝之危候。

总之，疳证病因虽有不同，但病位都在脾胃，病机为脾胃虚损，气液耗伤。临床表现因病程不同而有轻重之分。初起病情尚轻，形体消瘦不著，表现为脾胃失和之证，称为疳气；中期脾胃受损严重，积滞内停，生化乏源，表现为脾虚夹积之证，称为疳积；后期脾胃衰败，化源枯竭，气血津液干涸，称为干疳。

【诊断与鉴别诊断】

1. 诊断要点

（1）有先天禀赋不足，长期喂养不当或病后失调等病史。

（2）形体消瘦，面色不华，毛发稀疏枯黄，饮食异常，大便不调，或脘腹膨胀，烦躁易怒，或精神不振，或喜揉眉擦眼，或吮指磨牙。

（3）体重低于正常同龄儿平均值15%以上。

（4）实验室检查 血红蛋白及红细胞减少；疳肿胀者，血清总蛋白大多在45g/L以下，血清白蛋白常在20g/L以下。

（5）病情分级 轻度（即Ⅰ度营养不良），体重低于正常值15%～25%；中度（即Ⅱ度营养不良），体重低于正常值25%～40%；重度（即Ⅲ度营养不良），体重低于正常值40%以上。

2. 鉴别诊断

（1）厌食 本病由喂养不当，脾胃运化功能失调所致，以长期食欲不振，厌恶进食为主症，无明显消瘦，精神尚好，病在脾胃，不涉及他脏，一般预后良好。

（2）积滞 本病以不思乳食，食而不化，脘腹胀满，大便酸臭为特征。无形体消瘦。

【辨证论治】

1. 辨证要点

本病有主证、兼证之不同，主证重在辨别轻重，应以八纲辨证为主；兼证应分清所累及脏腑，宜以脏腑辨证为纲。同时还应注重辨别病因。

（1）辨轻重 主要根据病程长短及临床表现辨别。初期症见面黄发疏，食欲欠佳，形体略瘦，大便不调，易发脾气，此时病尚轻浅，未涉他脏，称为疳气；病情进展，形体明显消瘦，肚腹膨隆，烦躁多啼，夜卧不宁，此为脾胃虚弱，积滞内停，虚实夹杂之疳积；病情进一步发展，形体极度消瘦，貌似老人，杳不思食，腹凹如舟，精神萎靡，为脾胃衰败，津液消亡之干疳，此期极易发生脱证，危及生命。

（2）辨兼证 以脏腑辨证为主。若伴口舌生疮，五心烦热，或吐舌、弄舌等症者，称为心疳；伴目生云翳，干涩夜盲，畏光流泪，目赤多眵等症者，称为肝疳；伴潮热咳嗽，气喘痰鸣，久咳不愈等症者，称为肺疳；伴发育迟缓，鸡胸龟背，解颅肢软等症者，称为肾疳。

2. 治疗要点 本病以健运脾胃为基本治则，根据疳证的不同阶段，采取不同的治法。疳气以和为主，疳积以消为主，或消补兼施，干疳以补为主。出现兼证者，则应结合主证，随证治之。此外，合理补充营养，纠正不良饮食习惯，积极治疗各种原发疾病，对本病康复也至关重要。

3. 分证论治

（1）主证

①疳气

证候 形体略瘦，面色少华，毛发稀疏，食欲不振，精神欠佳，急躁易怒，大便或溏或秘。舌质淡，苔薄微腻，脉细，指纹淡紫。

证候分析　本证为疳证初起表现。由喂养不当，损伤脾胃，纳化失健所致。脾虚则不思食，水谷精微化生不足，形体失于濡养，则形体消瘦，面色少华，毛发稀疏，精神欠佳；脾胃升降失常，则大便或溏或秘；土虚木亢，则急躁易怒。以形体略瘦，食欲不振为证候要点。

治法　调脾健运。

方药　资生健脾丸（《先醒斋医学广笔记》）。药物组成：人参、白术、茯苓、扁豆、甘草、莲子肉、桔梗、橘红、泽泻、芡实、山药、薏苡仁、藿香、陈皮、砂仁、黄连、山楂、麦芽、豆蔻。

加减　腹胀明显加枳实、木香；性情急躁，夜卧不宁加莲子心、胡黄连；大便稀溏加炮姜、肉豆蔻；大便秘结加火麻仁、决明子。

②疳积

证候　形体明显消瘦，面色萎黄无华，四肢枯细，肚腹膨胀，甚则青筋暴露，毛发稀疏如穗，精神不振或易烦躁激动，夜卧不宁，或伴吮指磨牙，揉眉挖鼻，食欲不振或多食多便，大便酸臭。舌质淡红，苔腻，脉沉细，指纹紫滞。

证候分析　本证为疳证中期表现，多由疳气发展而成，因脾虚夹积而致。脾胃虚损，化源不足，肌肤失养，故形体明显消瘦，面色萎黄无华，发稀结穗，四肢枯细；脾虚不运，乳食停积，壅塞气机，阻滞脉络，故腹部膨隆，青筋显露；积久化热，胃有伏火，心肝火旺，则消食易饥，夜卧不宁，烦躁易怒，或动作异常。以形体明显消瘦，四肢枯细，肚腹膨胀，饮食异常为证候特点。

治法　消积理脾。

方药　肥儿丸（《医宗金鉴》）。药物组成：人参、白术、茯苓、神曲、山楂、麦芽、使君子、芦荟、槟榔、黄连、胡黄连、甘草。

加减　腹胀明显加枳实、木香；大便秘结加火麻仁、郁李仁；烦躁不安加莲子心、灯心草；多食易饥加连翘、黄芩；口渴喜饮加石斛、天花粉；嗜食异物，揉眉挖鼻，或吮指磨牙，或大便下虫，加苦楝皮、榧子；腹部青筋暴露，胁下痞块加丹参、穿山甲。

③干疳

证候　形体极度消瘦，面呈老人貌，皮肤干瘪起皱，面色无华，毛发干枯，精神萎靡，啼哭无力，腹凹如舟，杳不思食，大便稀溏或便秘。舌质淡嫩，苔少，脉细弱，指纹淡红。

证候分析　本证为疳证后期表现，皆由脾胃衰败，津液消亡，气血俱虚所致。脾胃衰败，气血精微化源欲绝，脏腑肌肉无以滋养，故形体极度消瘦，面呈老人貌，毛发干枯，腹凹如舟；脾虚气衰，故面色无华，精神萎靡，啼哭无力；胃气败竭，则杳不思食；脾虚气陷，则大便溏薄；津液耗竭，肠失濡养则便秘。以形体极度消瘦，精神萎靡，杳不思食为证候特点。

治法　补益气血。

方药　八珍汤（《正体类要》）。药物组成：当归、川芎、熟地黄、白芍、人参、白术、茯苓、甘草。

加减 面色㿠白，四肢欠温，大便溏薄者，去熟地黄、当归，加肉桂、炮姜；夜寐不安加五味子、首乌藤；舌干红，无苔加乌梅、石斛；杳不思食加陈皮、砂仁；面色苍白，呼吸微弱，四肢厥冷，脉微欲绝者，应急服参附龙牡救逆汤，并采取中西医结合抢救。

（2）兼证

①眼疳

证候 两目干涩，畏光羞明，眼角赤烂，目睛失泽，甚至黑睛混浊，白睛生翳，夜间视物不清。

证候分析 脾病及肝，肝阴不足，精血耗损，不能上荣于目，故两目干涩，畏光羞明，入夜视物不明，甚或白睛生翳；肝阴不足，肝火上炎，故眼角赤烂。以形体消瘦，两目干涩，畏光羞明为证候特点。

治法 养血柔肝，滋阴明目。

方药 石斛夜光丸（《原机启微》）。药物组成：石斛、人参、茯苓、麦冬、熟地黄、生地黄、枸杞子、菟丝子、菊花、决明子、天门冬、山药、牛膝、五味子、白蒺藜、肉苁蓉、川芎、炙甘草、枳壳、青葙子、防风、川黄连、水牛角、羚羊角、杏仁。

加减 夜盲者加服羊肝丸。

②口疳

证候 口舌生疮，甚或口腔糜烂，秽臭难闻，面赤唇红，烦躁哭闹，惊惕不安，夜卧不宁，小便短黄，或吐舌、弄舌。

证候分析 脾病及心，心失所养，心火上炎，熏蒸口舌，故口舌生疮，口腔糜烂，秽臭难闻；心火扰神，则烦躁哭闹，惊惕不安，夜卧不宁；心火下移小肠，则小便短黄；心经有热，可见吐舌、弄舌。以形体消瘦，虚烦不安，口舌生疮为证候特点。

治法 清心泻火，滋阴生津。

方药 泻心导赤散（《医宗金鉴》）。药物组成：黄连、木通、生地黄、甘草。

加减 小便黄，量少，加滑石；唇红干加玉竹、石斛养阴生津。

③疳肿胀

证候 足踝浮肿，甚则全身浮肿，按之凹陷难起，四肢欠温，小便不利。

证候分析 疳证日久，脾阳不振，脾病及肾，中阳不振，气不化水，水湿溢于肌表，故足踝或全身浮肿，按之凹陷；阳气虚衰，气化不利，故四肢欠温，小便不利。以形体消瘦，面色无华，肢体浮肿为证候特点。

治法 健脾温阳，利水消肿。

方药 防己黄芪汤（《金匮要略》）合五苓散（《伤寒论》）。药物组成：防己、炙甘草、白术、黄芪、生姜、大枣；桂枝、泽泻、茯苓、猪苓、白术。

加减 水肿明显可选用真武汤。

【其他疗法】

1. 中成药

（1）肥儿丸　1 次 1 粒，1 日 2 次，口服。用于疳气证及疳积轻症。

（2）小儿香橘丹　1 次 1 丸，1 日 3 次，口服。1 周岁以下酌减。用于疳积证。

（3）十全大补丸　1 次 2～4g，1 日 3 次，口服。用于干疳证。

（4）冰硼散　1 次少量，1 日数次，吹敷患处。用于口疳证。

（5）明目地黄丸　1 次 3～6g，1 日 2 次，口服。用于眼疳证。

2. 西医治疗

（1）祛除病因。

（2）营养治疗：调整饮食及补充营养物质。

（3）药物治疗：补充维生素、微量元素等。

（4）处理危及生命的并发症。

3. 外治疗法

（1）芒硝、大黄、栀子、苦杏仁、桃仁各 6g。共为细末，加面粉适量，用鸡蛋清、葱白汁、醋、白酒各少许，调成糊状，敷于脐部。1 日 1 次，连用 3～5 日。用于疳积证。

（2）莱菔子适量研末，用水调和，外敷于神阙，1 日 1 次，7 日为 1 个疗程。用于疳积证。

4. 推拿疗法

（1）补脾经，补肾经，运八卦，揉板门、足三里、胃俞，摩腹。用于疳气证。

（2）补脾经，清胃经、心经、肝经，捣小天心，揉中脘，分推手阴阳。用于疳积证。

（3）补脾经、肾经，揉板门，推四横纹，揉中脘，摩腹，揉二马，按揉足三里。用于干疳证。

上述方法，每日 1 次，每次 20～30 分钟，7～10 天为 1 个疗程。

5. 捏脊疗法　患儿俯卧，裸露背部。捏脊部位为脊柱及其两侧，医者用两拇指桡侧面置尾骶部皮肤，食、中指前与拇指相对用力捏起皮肤，双手分别捻动向前推移到大椎穴止。重复 3 遍后，再每捏 3 把，将皮肤提起 1 次，直至大椎穴，如此反复 3 遍。每日 1 次。可用于疳气、疳积证。

6. 针灸疗法　主穴取中脘、足三里、四缝；配穴取脾俞、胃俞。脘腹胀满，加刺四缝；烦躁不安，夜眠不宁，加神门、内关。中等刺激，不留针。每日 1 次，7 日为 1 疗程。用于疳气证、疳积轻症。

7. 刺四缝疗法　四缝穴位于食、中、无名及小指四指中节。局部消毒后，用三棱针或粗毫针针刺四缝穴约 1 分深，刺后用手挤出黄白色黏液。如果挤出的黄水较多，过半个月后或 2 个月后再扎第 2 次，直到针刺后不再有黄白色黏液挤出为止。用于疳气、疳积证。

知识链接

含铁食物排行榜

①动物性食物：含铁量最高的是猪肝，其次为鱼、瘦猪肉、牛肉、羊肉等。②植物性食物：大豆的含量最高。③新鲜蔬菜：含铁量较高的依次是韭菜、荠菜、芹菜等，果类中桃子、香蕉、核桃、红枣含铁量也较多。④其他食物：黑木耳含铁量也相当高，海带、紫菜、香菇等也不少。

【预防与调护】

1. 预防

（1）提倡母乳喂养，合理添加辅食。

（2）纠正不良饮食习惯，注意营养平衡及饮食卫生，避免贪凉冷饮、过食肥甘厚味。

（3）合理安排小儿生活起居，保证充足睡眠，坚持户外活动，多晒太阳，增强体质。

（4）积极治疗各种肠道传染病、寄生虫和其他慢性病。病后注意调护脾胃，用药不宜过于苦寒。

（5）如发现体重增长缓慢、不增或减轻，应尽快查明原因，及时予以治疗。

2. 调护

（1）加强饮食调护，以富有营养、易于消化为原则，给予高蛋白、高热量、高维生素、低脂饮食。少食多餐，由少到多。

（2）定期测量体重、身高，每周测体重 1~2 次，每月测身高 1 次，以了解病情变化。

（3）加强口、眼等护理，防止口疳、眼疳。病情较重的患儿要加强全身护理，防止褥疮。重症疳证患儿要注意观察面色、精神、饮食、二便、哭声等情况，防止发生危症。

（4）恢复期及症状较轻的患儿应适当户外活动，多晒太阳。

【案例分析】

王某，男，2 岁。2012 年 2 月 13 日就诊。

患儿食少、消瘦 1 年余。1 年以来不思进食，形体偏瘦，喂食困难，强喂哭闹，无腹胀，食后即便，大便时稀时干，性急易怒。患儿系孕 35 周早产出生，出生体重 2.3kg，出生后母乳喂养，但母乳不足，于 2 个半月即开始添加米糊喂养。查体：体温 36.5℃，心率 105 次/分，呼吸 28 次/分，体重 8.6kg。神志清，精神稍欠佳，头发稀疏发黄，面色萎黄，心肺听诊未见异常，全腹软，不胀，未扪及包块，肝脾肋下未及肿大，四肢偏瘦，肌力正常。舌质淡，苔薄白，指纹淡红显于风关。请写出：中西医诊断、辨证分析、治法、方药。

第七节 营养性缺铁性贫血

1. 了解营养性缺铁性贫血的发病特点及临床特征。
2. 熟悉营养性缺铁性贫血的病因病机、诊断与鉴别诊断。
3. 掌握营养性缺铁性贫血的辨证论治。

营养性缺铁性贫血，是由于体内铁元素缺乏，致使血红蛋白合成减少而引起的一种小细胞低色素性贫血。属于中医学"血虚""虚劳"范畴。

本病多见于婴幼儿，尤以 6 个月～2 岁最常见。临床表现因贫血程度不同而异，轻者可无自觉症状，中度以上者可出现头晕乏力、纳呆、烦躁等症，并有不同程度的面色苍白、指甲口唇和睑结膜苍白。轻、中度一般预后较好，但重度或长期贫血，脏腑失养，影响小儿生长发育，而且抗病力弱，易生他疾。

【病因病机】

本病病因主要与先天禀赋不足、后天喂养不当及他病影响有关。基本病机为脾肾虚弱，精血生化不足。

1. 禀赋不足　孕母体弱，气血不足，或孕期调护不当，摄入不足，或早产、多胎，胎元受损等，均可致孕母气血化生不足，影响胎儿生长发育，导致先天肾精不足、气血匮乏而发生本病。

2. 喂养不当　小儿生长发育迅速，所需营养物质较为迫切，若母乳不足，或未及时添加辅食，或偏食少食，则致精微乏源，无以化生气血，而成贫血。

3. 他病所伤　大病久病之后，气血耗损；或病后失调，脾胃虚弱；或饮食不洁，感染诸虫，劫夺精微，耗伤气血；或外伤失血过多或长期小量失血，皆致精血津液无以化生，而成本病。

总之，本病为血虚之证，病位主要在脾、肾，可涉心、肝、肾，脾虚不能化生气血，肾虚不能填精生血，血虚不荣为其主要病理基础。

【诊断与鉴别诊断】

1. 诊断要点

（1）有铁供给不足、吸收障碍或慢性失血等病史。

（2）发病缓慢，皮肤黏膜逐渐苍白或苍黄，以口唇、口腔黏膜及甲床最为明显，神疲乏力，食欲减退。年长儿有头晕等症状。部分患儿可有肝脾肿大。

（3）实验室检查　①外周血常规：血红蛋白＜110g/L，平均血红蛋白浓度（MCHC）＜0.31%，红细胞平均体积（MCV）＜80fl，平均血红蛋白（MCH）＜27pg。网织红细胞数正常或轻度减少。②骨髓象：红细胞系增生活跃，以中、晚幼红细胞为主，各期红细胞体积均较小，胞质少，染色偏蓝；粒细胞系及巨核细胞系一般正常。③铁代谢：血清铁蛋白 <12μg/L，红细胞游离原卟啉 >0.9μmol/L，血清铁 <10.7μmol/L，总铁结合力 >62.7μmol/L，转铁蛋白饱和度 <15%。

（4）铁剂治疗有效。

知识链接

血红蛋白正常值及贫血病情分度

血红蛋白正常值为：新生儿 ≥145g/L；1～4 个月 ≥90g/L；4～6 个月 ≥100g/L；6 个月～6 岁 ≥110g/L；6～14 岁 ≥120g/L。海拔每升高 1000m，Hb 上升4%。贫血病情分度为：①轻度：血红蛋白 6 个月～6 岁，90～110g/L；6 岁以上 90～120g/L。红细胞 $(3～4)×10^{12}/L$。②中度：血红蛋白 60～90g/L；红细胞 $(2～3)×10^{12}/L$。③重度：血红蛋白 30～60g/L；红细胞 $(1～2)×10^{12}/L$。④极重度：血红蛋白 <30g/L；红细胞 $<1×10^{12}/L$。

2. 鉴别诊断

（1）婴儿生理性贫血 胎儿出生后至 2～3 个月红细胞数和血红蛋白量逐渐降低，出现的轻度贫血，多为正细胞、正色素性贫血。一般无临床症状，为自限性经过，3 个月后红细胞数和血红蛋白含量缓慢增加，逐渐正常。

（2）营养性巨幼细胞贫血 是由于缺乏维生素 B12 或（和）叶酸所致的一种大细胞性贫血。主要临床特点是贫血、神经精神症状、红细胞的胞体变大、骨髓中出现巨幼红细胞，用维生素 B12 或（和）叶酸治疗有效。

（3）再生障碍性贫血 是由多种原因引起的骨髓造血功能低下或衰竭导致的一种全血细胞减少综合征，临床以贫血、出血、感染等为特征。外周血常规检查呈全血细胞减少，网织红细胞数减少。骨髓象三系造血细胞明显减少，非造血细胞增多。

（4）海洋性贫血 有家族史，有溶血表现，脾肿大，黄疸。血片可见多量靶形红细胞，珠蛋白肽链合成数量异常：抗碱血红蛋白（HbF）增高、血红蛋白 A2 增高，血清铁蛋白、骨髓可染铁、血清铁和铁饱和度常增高。

【辨证论治】

1. 辨证要点 本病的辨证主要以气血阴阳辨证及脏腑辨证为主，应首分轻重，继辨脏腑。

（1）辨轻重 主要根据临床表现及实验室检查判断病情轻重。

（2）辨脏腑 食少纳呆，体倦乏力，大便不调，病位在脾；腰腿酸软，畏寒肢冷，发育迟缓，病位在肾；心悸心慌，夜寐欠安，语声不振，病及于心；头晕目涩，潮热盗汗，爪甲枯脆，病及于肝。

2. 治疗要点 由于本病以虚证为主，因此，补其不足，培其脾肾，化生气血是治疗本病的基本治则。脾胃为气血生化之源，故脾胃虚弱证当以健脾生血为主；其他各证处方遣药时也要注意顾护脾胃，补而不滞，不可一味滋补。同时，要纠正不良饮食习惯，合理安排饮食，积极消除病因，才能收到明显的治疗效果。

3. 分证论治

(1) 脾胃虚弱

证候 面色苍黄，唇淡甲白，神疲乏力，食欲不振，肌肉松弛，大便不调。舌质淡，苔白，脉细无力，指纹淡红。

证候分析 本证多见于轻、中度贫血。由脾胃虚弱，气血生化不足，肌肤失养所致。气血不足，肌肤失养，则面色苍黄，唇甲淡白，神疲乏力，肌肉松弛；脾胃虚弱，受纳运化失常，则食欲不振，大便不调。舌质淡，苔薄白，脉细无力均为脾胃虚弱，气血不足之证。以面色苍黄，唇甲淡白，乏力纳差等脾虚表现为证候要点。

治法 健运脾胃，益气养血。

方药 六君子汤（《世医得效方》）。药物组成：人参、白术、茯苓、陈皮、半夏、甘草。

加减 纳呆加山楂、谷芽、鸡内金；便秘加当归、柏子仁、火麻仁；便溏、食物不化，加干姜、吴茱萸、山药；腹胀加槟榔、木香；反复外感合玉屏风散。

(2) 心脾两虚

证候 面色萎黄或苍白，唇淡甲白，发黄稀疏，时有头晕，心悸，夜寐不安，气短懒言，体倦乏力，食欲不振，注意力涣散。舌质淡红，脉细弱，指纹淡红。

证候分析 本证多见于中度贫血。由脾胃虚弱，气血亏虚，血不养心，心脾两虚所致。临床除见气血不足、脾胃虚弱证候外，兼见头晕心悸，夜寐不安，气短懒言，注意力涣散等心神失养证候。以面色萎黄或苍白，唇淡甲白，心气虚、脾虚表现为证候要点。

治法 补脾养心，益气生血。

方药 归脾汤（《正体类要》）。药物组成：白术、当归、茯苓、黄芪、龙眼肉、远志、酸枣仁、木香、甘草、人参。

加减 血虚明显加鸡血藤、白芍；纳呆便溏去当归，加苍术、陈皮、焦山楂；心悸、夜寐不安加柏子仁、酸枣仁；活动后多汗加浮小麦、煅牡蛎。

(3) 肝肾阴虚

证候 面色苍白，爪甲色白易脆，毛发枯黄，发育迟缓，头晕目涩，盗汗，烦躁失眠，四肢震颤。舌质淡，苔少或光剥，脉细数，指纹淡紫。

证候分析 本证多见于中、重度贫血，由血虚日久，累及肝肾，精血亏乏，肌肤失养所致。肝阴不足，筋失所养，则爪甲色白易脆，四肢震颤；目失所养则干涩；肾精不足，则发育迟缓；水不济火则烦躁失眠。以面色苍白，毛发枯黄等血虚证候及肝肾阴虚之证为证候要点。

治法 滋养肝肾，益精生血。

方药 左归丸（《景岳全书》）。药物组成：熟地黄、山药、枸杞子、山茱萸、牛膝、菟丝子、鹿角胶、龟甲胶。

加减 潮热盗汗加地骨皮、鳖甲、白薇；发育迟缓加紫河车、益智仁；眼目干涩加石斛、夜明砂；四肢震颤加白芍、钩藤、地龙。

（4）脾肾阳虚

证候　面色㿠白，爪甲苍白，发黄稀少，精神萎靡，畏寒肢冷，气少懒动，纳呆便溏，或完谷不化，形体消瘦或浮肿，发育迟缓。舌质淡，苔白，舌体胖嫩，脉沉细无力，指纹淡。

证候分析　本证见于重度贫血。由久病耗伤，精血亏虚，阴损及阳，脾肾阳虚所致。偏于脾阳虚者，畏寒懒动，纳呆便溏；偏于肾阳虚者，形寒肢冷，发育迟缓。以面色㿠白，爪甲苍白，发黄稀少等血虚重候及脾肾阳虚之证为证候特点。若病情进一步发展，则可出现肾阳虚衰，阳气欲脱之危象。

治法　温补脾肾，益精养血。

方药　右归丸（《景岳全书》）。药物组成：熟地黄、山药、山茱萸、枸杞子、鹿角胶、菟丝子、杜仲、当归、肉桂、附子。

加减　大便溏泄去熟地黄，加白术、炮姜、肉豆蔻；下肢浮肿加薏苡仁、茯苓、猪苓。若冷汗肢厥脉微，阳气欲脱则急予参附龙牡救逆汤。

【其他疗法】

1. 中成药

（1）小儿生血糖浆　1次5~10mL，每日3次，口服。适用于贫血各证。

（2）健脾生血颗粒　<1岁2.5g/次，1~3岁5g/次，3~5岁7.5g/次，5~12岁10g/次，1日3次，口服。用于脾胃虚弱证、心脾两虚证。

（3）小儿升血灵　1次5~10g，1日3次，口服。用于脾胃虚弱证、心脾两虚证。

（4）复方阿胶浆　1次5~10mL，1日2次，口服。用于心脾两虚证。

（5）归脾丸　1次3g，1日3次，口服。用于心脾两虚证。

2. 西医治疗　铁剂治疗。铁剂是治疗缺铁性贫血的有效制剂，若无特殊原因，应采用口服法给药。二价铁盐容易吸收，为首选。血红蛋白恢复正常后再继续服用6~8周以增加铁储存。常用药：硫酸亚铁，每日10~30mg/kg，分2~3次服。同时服用维生素C促进铁吸收。右旋糖酐铁，每天5mg/kg，分2~3次，饭后服。

3. 推拿疗法　推补脾经，推三关，补心经，分手阴阳，运内八卦，揉足三里，摩腹，揉血海，捏脊。每日1次，10天为1个疗程，每个疗程后休息3~5天继续治疗。

4. 针灸疗法　取膈俞、足三里、隐白、三阴交为主穴，配气海、命门。采用补法，每日针1次，针后加灸。10天为1个疗程。亦可单用灸法。

【预防与调护】

1. 预防

（1）加强孕期、哺乳期母亲的营养和疾病防治，合理膳食，保证婴儿健康。

（2）提倡母乳喂养，及时添加营养丰富、富含铁剂的辅食；早产儿、低出生体重儿宜于1~2个月即给予铁剂预防。

（3）养成良好的饮食习惯，注意膳食合理搭配。纠正偏食、挑食等不良习惯。

（4）及时治疗各种原发病，如消化道疾病、出血性疾病、寄生虫病等。

（5）谨慎用药。

2. 调护

（1）加强患儿生活调理，讲究卫生，注意休息，随气候变化及时增减衣服，避免各种感染。

（2）饮食宜富含营养，易于消化，多食含铁丰富的食品。

（3）重度贫血患儿要加强护理，卧床休息，减少活动，密切观察病情变化，早期发现虚脱、出血等危症，以及时抢救。

【案例分析】

患儿，男，10月，2013年6月8日就诊。

患儿面色苍黄3月余。患儿系足月低出生体重儿，从未补充铁剂，自添加辅食以来食欲不佳，近3个月来发现其面色苍黄，口唇色淡，发黄稀疏，夜寐不安，活动后汗多，大便溏，酸臭。查体：体温36.8℃，心率115次/分，呼吸30次/分，面色及全身皮肤苍黄，口唇较苍白，头发色黄稀疏，可见枕秃，心肺听诊未见异常，全腹稍胀，未扪及包块，肝脾不大，肠鸣音正常。四肢肌肉稍松弛，肌张力正常，甲床苍白。舌质淡，苔薄白，指纹淡红显于风关。辅助检查：腹部B超检查：肝、胆、脾、胰未见异常。血常规：白细胞9.8×10^9/L，红细胞3.4×10^{12}/L，血红蛋白89g/L，血小板215×10^9/L。请写出：中西医诊断、辨证分析、治法、方药。

第十章　心肝病证

第一节　惊　风

学习目标

1. 了解惊风的概念、发病特点。
2. 熟悉惊风的病因病机。
3. 掌握惊风的诊断、鉴别诊断和辨证论治。
4. 掌握惊厥的西医治疗。

惊风是小儿常见的一种急重病证，临床以抽搐、神昏为主要症状。惊风是一个证候，可发生于多种疾病之中。古代医家将惊风的证候概括为"四证八候"，四证即痰、热、惊、风；八候指搐、搦、掣、颤、反、引、窜、视。惊风发作时，痰、热、惊、风四证混同出现，难以截然分开；八候的出现表示惊风已在发作，但惊风发作时，八候不一定同时出现。

惊风可分为急惊风、慢惊风两类。凡起病急暴，病性属热证、实证、阳证，称急惊风；凡病久中虚，病势徐缓，病性属虚证、阴证，称慢惊风；慢惊风中若出现纯阴无阳的危重证候，称为慢脾风。

惊风多见于1~5岁小儿，一年四季均可发生。年龄越小，发病率越高，来势多凶猛，病情常危急，为古代儿科四大要证之一。惊风发病因素不同，病情轻重有别，凡发作次数少，持续时间短，搐停易醒者，预后尚好；若惊搐反复，持续时间长，并伴有神昏者，预后较差。

本病相当于西医的小儿惊厥。

知识链接

惊风的范畴

惊风是一种证候，往往发生在许多疾病的过程中，因此它所涉及的范围较广泛，包括了西医学的感染性疾病引起的惊厥，如高热惊厥，急性中毒性脑病，中毒性细菌性痢疾，各种颅内感染如流行性乙型脑炎、脑膜炎引起的惊厥；也包括了非感染性疾病引起的惊厥，如颅脑创伤、颅内出血、颅内肿瘤、中枢神经遗传性疾病、药物中毒、各种脑缺氧、代谢性脑病等。

一、急惊风

急惊风来势急骤，以高热、抽搐、神昏为临床特征，痰、热、惊、风四证俱备。

【病因病机】

急惊风病因以外感六淫、疫毒之邪为主，偶有暴受惊恐所致。

1. 外感邪气　包括六淫之邪和疫疠之气。小儿肌肤薄弱，腠理不密，卫外不固，极易感受风邪，化热化火，热极生风，火盛生痰。若暑邪侵袭，暑为阳邪，化火最速，逆传心包，内陷心营，引动肝风；暑多夹湿，湿蕴成痰，蒙蔽心窍。疫疠邪气，毒热炽盛，传变迅速，毒热内闭，邪陷心肝，内闭心窍，引动肝风。

2. 内蕴湿热　小儿脾常不足，饮食秽毒，湿热疫毒郁结肠胃，化火生痰，痰火湿浊，内陷心肝，扰乱神明，而致痢下秽浊，高热昏厥，抽风不止。

3. 暴受惊恐　小儿元气未充，神气怯弱，不耐意外刺激，若乍见异物，乍闻异声；或不慎跌仆，暴受惊恐，致气机逆乱，神明受扰，痰升风动，出现惊叫惊跳，抽搐神昏。

总之，急惊风的病位主要在心、肝，病性属阳证、热证、实证，病机演变热、痰、惊、风四证相互影响。

【诊断与鉴别诊断】

1. 诊断要点

（1）**病史**　有明显的原发疾病史，如感冒、肺炎喘嗽、痄腮、暑温、疫毒痢等。有接触疫疠之邪，或暴受惊恐史。以3岁以下婴幼儿为多，5岁以上则逐渐减少。

（2）**临床表现**　以四肢抽搐、颈项强直、角弓反张、神志昏迷为主要临床表现，多有发热。中枢神经系统感染者，神经系统检查病理反射阳性。

（3）**辅助检查**　必要时可做大便常规、大便细菌培养、血培养、脑脊液等相关检查协助诊断。

2. 鉴别诊断

（1）**癫痫**　发作时突然仆倒，不省人事，四肢抽搐，常有异常叫声，抽搐停止后神情如常。发作时一般不发热，有突发突止，醒后如常，反复发作的特点。脑电图可见癫痫波，可有家族史。

（2）**厥证**　以突然昏倒、不省人事、四肢逆冷为主要表现的病证。以四肢厥冷为主症，一般无四肢抽搐的表现。

【辨证论治】

1. 辨证要点

（1）**辨病邪**　根据发病年龄、季节、病史及原发病的表现予以辨别。外感风热，常见于3岁以下，症见高热惊厥，热退痉止，并伴有风热表证。暑热疫毒，好发于盛夏，表现为高热、抽搐、昏迷。湿热疫毒多见于夏秋，饮食秽毒，症见大便异常。温热疫毒多发于冬春，有疫疠毒邪接触史，惊风为病中变证。

（2）**辨轻重**　抽搐发作次数少，持续时间短，热退痉止，发作后神清者病轻；若持续高热不退，抽搐反复发作，持续时间较长，发作后神志不清者病重。

2. 治疗要点　急惊风主证为热、痰、惊、风，治疗以清热、豁痰、镇惊、息风为原则，在治则中重视息风镇惊的应用，又当适时选择解肌透表、苦寒解毒，芳香开窍、清心涤痰，平肝镇惊、养心安神，祛除外风、平肝息风的治法，分清主次，辨证结合辨病施治。

3. 分证论治

(1) 风热动风

证候　起病急骤，发热，鼻塞，流涕，咳嗽，咽痛，随即出现烦躁、惊惕、抽搐。舌红苔薄白或薄黄，脉浮数。

证候分析　风热之邪，首犯肺卫，郁于肌表，正邪交争，故发热；肺失宣肃，则鼻塞流涕、咳嗽；邪郁化热，小儿肝常有余，热扰肝经，热极生风，则烦躁、惊惕、抽搐；舌红苔薄白或薄黄，脉浮数为风热之象。本证以发热，抽搐，咽红肿痛，舌红，脉浮数为证候要点。

治法　疏风清热，息风定惊。

方药　银翘散（《温病条辨》）。药物组成：金银花、连翘、竹叶、荆芥、牛蒡子、薄荷、豆豉、甘草、桔梗、芦根。

加减　常加钩藤、僵蚕、蝉蜕祛风定惊；高热不退者加生石膏、羚羊角粉清热息风；咽喉肿痛，大便秘结者，加生大黄、黄芩清热泻火。

(2) 邪陷心肝

证候　起病急骤，高热不退，烦躁口渴，谵语，神志昏迷，反复抽搐，两目上视。舌质红，苔黄腻，脉数。

证候分析　温热毒邪，或疫疠邪气，毒热炽盛，传变迅速，内陷心肝所致，陷心者谵语，神昏；陷肝者反复抽风；毒热内闭则高热不退，烦躁；舌红苔黄腻，脉数，为邪毒炽盛之象。本证以急性温热病过程中出现变证，症见高热不退、抽搐、昏迷、舌红苔黄、脉数为证候要点。

治法　清心开窍，平肝息风。

方药　羚角钩藤汤（《通俗伤寒论》）。药物组成：羚羊角片、钩藤、茯神、滁菊花、霜桑叶、川贝母、竹茹、白芍、鲜生地黄、甘草。

加减　抽搐频繁者，加石决明、全蝎、地龙息风解痉；痰盛者加天竺黄、胆南星清心涤痰；便秘者加大黄、芦荟通腑泄热；头痛剧烈者加石决明、龙胆草平肝降火。神昏抽搐较甚者加服安宫牛黄丸清心开窍。

(3) 气营两燔

证候　常于盛夏之季，起病急骤，壮热多汗，反复抽搐，神昏谵语，头痛项强，恶心呕吐，或烦躁嗜睡，或皮肤发斑，舌红苔黄腻，脉弦数。

证候分析　暑温时邪，来势凶猛，传变迅速，热灼气营，热毒充斥气分则壮热不退，烦躁；毒热内陷心营，蒙闭心窍，引动肝风，故神昏谵语、反复抽搐；暑多夹湿，湿浊蒙蔽，热盛蒸迫胃气，胃失和降，故恶心呕吐；邪入营血，热迫血行，则皮肤发斑；舌红苔黄腻，脉数为暑热炽盛之象。本证常见于暑温，以持续高热，反复抽搐，神昏谵语，头痛项强，呕吐为证候要点。

治法　清气凉营，息风开窍。

方药　清瘟败毒饮（《疫疹一得》）。药物组成：生石膏、生地黄、犀角（用水牛角代）、黄连、栀子、桔梗、黄芩、知母、赤芍、玄参、连翘、甘草、丹皮、鲜竹叶。

加减　常加羚羊角粉、钩藤、僵蚕息风止惊；大便秘结加大黄、玄明粉通腑泄热；呕吐加半夏、玉枢丹降逆止呕；皮肤发斑加紫草、丹参凉血止血。昏迷较深者，可选用牛黄清心丸或紫雪丹息风开窍。

（4）湿热疫毒

证候　持续高热，频繁抽风，神志昏迷，谵语，腹痛呕吐，大便黏腻或夹脓血。舌质红，苔黄腻，脉滑数。

证候分析　常于夏秋之季，湿热疫毒，发病急骤，传变迅速，内迫营血，直犯心肝，出现昏迷、抽风。湿热疫毒，塞阻肠腑，则大便脓血；舌红苔黄腻，脉滑数为湿热疫毒炽盛之象。本证以急起高热，反复抽搐，后见下痢赤白脓血为证候要点。

治法　清热化湿，解毒息风。

方药　黄连解毒汤（《肘后方》）合白头翁汤（《伤寒论》）。药物组成：黄连、黄柏、黄芩、栀子；白头翁、秦皮、黄连、黄柏。

加减　抽搐频繁者，加羚羊角粉、钩藤、全蝎息风止痉；大便脓血较重者，可用生大黄水煎灌肠，清肠泄毒；呕吐腹痛明显者，加用玉枢丹辟秽解毒止吐。

（5）惊恐惊风

证候　暴受惊恐后惊惕不安，身体战栗，喜投母怀，夜间惊啼，甚至惊厥、抽风，神志不清，大便色青。脉律不整，指纹紫滞。

证候分析　小儿元气未充，神气怯弱，卒受惊恐，惊则气乱，恐则气下，气机逆乱，神无所归，故抽痉，惊惕不安，大便色青，脉乱不齐。指纹紫滞为肝气郁滞之象。本证患儿常有惊吓史，以惊惕战栗，喜投母怀，夜间惊啼为证候要点。

治法　镇惊安神，平肝息风。

方药　琥珀抱龙丸（《活幼心书》）。药物组成：琥珀、天竺黄、檀香、人参、茯苓、粉草、枳壳、枳实、朱砂、山药、南星、金箔。

加减　常加全蝎、钩藤、石决明平肝息风；呕吐者加竹茹、姜半夏降逆止呕；气虚血少者，加黄芪、当归、炒枣仁益气养血安神。

【其他疗法】

1. 针灸疗法　急惊风中的外感惊风，取人中、合谷、太冲、十宣、大椎穴。施行捻转泻法，强刺激。湿热惊风，取人中、中脘、丰隆、合谷、内关、神门、太冲、曲池穴。施以提插捻转泻法，留针20~30分钟，留针期间3~5分钟实施1次。

2. 西医治疗　尽快控制惊厥发作，同时积极寻找原发疾病，确定发热原因，退热和抗感染同时进行。

（1）退热　高热者积极退热，可选择药物降温，口服对乙酰氨基酚或布洛芬等退热药；或物理降温，予温水擦浴或头枕冰袋等。

（2）抗惊厥 首选地西泮（安定），每次 0.3～0.5mg/kg，最大剂量不超过 10mg，静脉缓慢注射，惊厥止则停用，注射过程中注意防止呼吸抑制。5% 水合氯醛 1mL/kg，保留灌肠。苯巴比妥钠，每次 8～10mg/kg，肌内注射。

（3）预防脑损伤，减轻脑水肿 惊厥持续 30 分钟以上者，给予吸氧，并用高张葡萄糖 1g/kg，静脉注射；或用 20% 甘露醇 1～2g/kg，于 20～30 分钟内快速静脉滴注，必要时 6～8 小时重复 1 次。

3. 中成药

（1）清开灵口服液 1 次 5～10mL，1 日 2 次，口服。用于急惊风各证。

（2）安宫牛黄丸 3 岁以内 1 次 1/4 丸，4～6 岁 1 次 1/2 丸，6 岁以上 1 次 1/2～1 丸，1 日 1 次，口服。用于邪陷心肝证。

（3）羚羊角粉 1 次 0.3～0.6g，1 日 1 次，口服。用于急惊风各证。

【预防与调护】

1. 预防

（1）加强锻炼，增强体质。避免时邪感染，注意饮食卫生。

（2）按时预防接种，预防各种传染病的发生。

（3）积极治疗原发疾病。有高热惊厥史患儿，在发热初起时，要及时降温，必要时加服抗惊厥药物。

2. 调护

（1）抽搐时，切勿用力强制，以免扭伤骨折。将患儿平放，头侧位，将纱布包裹压舌板，放在上下牙齿之间，防止咬伤舌体。

（2）保持呼吸道通畅，清除呼吸道分泌物，同时注意给氧。

（3）密切注意病情变化。

二、慢惊风

慢惊风来势缓慢，抽搐无力，时作时止，反复难愈，常伴昏迷、瘫痪等症。

【病因病机】

慢惊风多见于大病久病之后，气血阴阳俱伤；或因急惊未愈，正虚邪恋，虚风内动；或先天不足，后天失调，脾肾两虚，筋脉失养，风邪入络。

1. 脾胃虚弱 由于暴吐暴泻，久吐久泻，或因急惊反复发作，过用峻利之品，以及他病误汗误下，以致脾胃虚损。脾胃虚弱，土虚木亢，木旺生风。

2. 脾肾阳虚 禀赋不足，脾肾两虚，复因久泻久病，或误服攻伐之品，损伤脾阳，日久及肾，脾肾阳虚，阴寒内盛，不能温煦筋脉，而致时时搐动之慢脾风。

3. 肝肾阴虚 急惊风及温热病后，迁延未愈，耗伤阴津，阴液亏损，肝肾精血不足，筋脉失于濡养，水不涵木，阴虚风动。

总之，慢惊风的病位在肝、脾、肾，病性以虚为主。多系脾胃受损，土虚木亢；或脾肾阳虚，虚极生风；或肝肾阴虚，水不涵木。

【诊断要点】

（1）具有反复呕吐、长期泄泻、急惊风、佝偻病、解颅、初生不啼等病史。

（2）起病缓慢，病程较长。症见面色苍白，嗜睡无神，抽搐无力，时作时止，或两手颤动，筋惕肉瞤，脉细无力。

（3）根据患儿临床表现，结合血液生化、脑电图、脑脊液、头颅 CT 等检查，以明确诊断原发疾病。

【辨证论治】

1. 辨证要点　慢惊风病程较长，起病缓慢，以虚为主，主要辨脾、肝、肾及阴、阳。脾胃虚弱者，症见精神萎靡，嗜睡露睛，不欲饮食，大便稀溏，抽搐无力，时作时止；脾肾阳衰者，症见神萎昏睡，面白无华，四肢厥冷，手足震颤；肝肾阴虚者，症见低热虚烦，手足心热，肢体拘挛或强直，抽搐时轻时重，舌绛少津。

2. 治疗要点　以补虚治本为主，分别治以温中健脾、温补脾肾、育阴潜阳之法。

3. 分证论治

（1）脾虚肝亢

证候　精神萎靡，嗜睡露睛，面色萎黄，纳呆，便溏，色带青绿，时有肠鸣，四肢不温，抽搐无力，时作时止。舌淡苔白，脉沉弱。

证候分析　脾胃虚弱，生化乏源，气血不足，则面黄神疲；脾失健运，中阳不振，故便溏，四肢不温；脾不制肝而动风，则抽搐，嗜睡露睛；舌淡苔白，脉弱皆为脾胃虚弱之象。本证常见于婴幼儿，以抽搐无力，时作时止，神萎面黄，舌淡，脉弱为证候要点。

治法　温中健脾，缓肝理脾。

方药　缓肝理脾汤（《医宗金鉴》）。药物组成：桂枝、人参、茯苓、白术、白芍、陈皮、山药、扁豆、炙甘草、煨姜、大枣。

加减　抽搐频发者，加天麻、蜈蚣息风止痉；腹泻日久，将干姜改为煨姜，并加山楂炭温中止泻；纳呆食少者，加焦神曲、焦山楂、砂仁开胃消食。

（2）脾肾阳虚

证候　神萎昏睡，面白无华或灰滞，口鼻气冷，额汗不温，四肢厥冷，溲清便溏，手足蠕动震颤。舌质淡，苔薄白，脉沉微。

证候分析　脾肾阳衰，阴寒内盛，不能濡养心肝，不能温煦筋脉，则昏睡，四肢厥冷，手足震颤。本证多发生在暴泻、久泻之后，以四肢逆冷，嗜睡昏沉，手足蠕动震颤，脉沉微为证候要点。

治法　温补脾肾，回阳救逆。

方药　固真汤（《证治准绳》）合逐寒荡惊汤（《福幼编》）。药物组成：人参、白术、茯苓、炙甘草、黄芪、附子、肉桂、山药、胡椒、炮姜、肉桂、丁香、灶心土。

加减　汗多者，加龙骨、牡蛎、五味子收敛止汗；恶心呕吐者，加吴茱萸、胡椒、半夏温中降逆止呕。

（3）阴虚风动

证候 精神疲惫，形容憔悴，虚烦低热，手足心热，肢体拘挛或强直，抽搐时轻时重，大便干结。舌绛少津，苔少或无苔，脉细数。

证候分析 热久伤阴，肝肾阴亏，水不涵木，筋脉失养，故肢体拘挛或强直；阴虚则虚烦低热；津枯肠燥，则大便干结；舌红少津，少苔，脉细数为阴虚之象。本证以抽搐反复发作，肢体拘挛，舌红少苔，脉细数为证候要点。

治法 育阴潜阳，滋肾养肝。

方药 大定风珠（《温病条辨》）。药物组成：白芍、阿胶、龟甲、地黄、麻仁、五味子、牡蛎、麦冬、炙甘草、鳖甲、鸡子黄。

加减 日晡潮热者，加地骨皮、银柴胡、青蒿清热除蒸；肢体麻木，活动障碍者，加赤芍、川芎、地龙活血通络；筋脉拘急，屈伸不利者，加黄芪、党参、鸡血藤、桑枝益气养血通络。

【其他疗法】

1. 针灸疗法

（1）体针 基本处方：百会、印堂、气海、足三里。脾虚肝亢加脾俞、太冲；脾肾阳虚加脾俞、肾俞、关元；阴虚风动加太溪、太冲、风池。诸穴均用补法。

（2）艾灸 取大椎、脾俞、命门、关元、气海、百会、足三里穴。用于脾虚肝亢、脾肾阳衰证。

2. 推拿疗法 运五经，推脾土，揉脾土，揉五指节，运内八卦，分阴阳，推上三关，揉涌泉，揉足三里。

【预防与调护】

1. 预防 积极治疗原发疾病，采取针对性治疗措施，控制病情。

2. 调护

（1）抽搐时，切勿用力强制，以免扭伤骨折。调护同急惊风。

（2）保持呼吸道通畅，清除呼吸道分泌物。

（3）长期卧床患儿，经常变换体位，防止褥疮发生。

（4）保证营养，不能吞咽者给予鼻饲。

【案例分析】

患儿，男，3 岁。2014 年 12 月 5 日就诊。

患儿发热 1 天，抽搐 1 次。患儿昨日开始发热（体温 38.3℃），流涕，咳嗽，有痰不易咯出，大便干燥，三日未行，曾自服双黄连口服液等药物治疗，体温未降。今日午后患儿烦躁不安，体温 40℃，突发神志昏迷，四肢抽搐，牙关紧闭，口唇色青，舌红苔黄，脉浮数。请写出：中西医诊断、辨证分析、治法、方药。

第二节 病毒性心肌炎

学习目标

1. 了解病毒性心肌炎的概念、发病特点及调护要点。
2. 熟悉病毒性心肌炎的病因病机、鉴别诊断。
3. 掌握病毒性心肌炎的诊断要点和辨证论治。
4. 掌握病毒性心肌炎的西医治疗。

病毒性心肌炎是由病毒感染引起的以局限性或弥漫性心肌炎性病变为主的疾病。以神疲乏力、面色苍白、心悸、气短、肢冷、多汗为临床特征。

本病多见于3~10岁的儿童，一年四季均可发病，常继发于感冒、泄泻、麻疹、疟腮等病毒感染性疾病之后。近年来，本病的发病率有增加趋势。因其临床表现轻重不一，故病情轻重不等，如能及早诊断和治疗，预后大多良好，若治疗不及时或病后调养失宜，可迁延不愈而致顽固性心律失常。

本病为西医学病名，据其症状，可归属于中医学"风温""心悸""怔忡""胸痹"等范畴。

【病因病机】

病因责之于正气不足，外感邪毒。

小儿稚阴稚阳之体，素体正气不足，外感风热邪毒，先犯于肺卫；或湿热邪毒，蕴郁肠胃。若邪毒留滞不去，内舍于心，痹阻心脉，致心脉气血运行痹阻。邪滞心脉，耗伤心气，灼伤营阴，可致心之气阴亏虚，心脉失养，则心悸不宁。心气不足，心血运行不畅，气血瘀滞；邪毒化火，炼液成痰，或病情迁延，脏腑功能失调，脾虚水津不布，肺虚失于清肃，致痰浊内生；痰瘀互结，阻滞脉络，则心悸胸闷。若素体阳虚，或病邪深陷，正气不支，心气衰弱，心阳受损，则怔忡不安，进一步发展致心阳虚脱，可见四肢厥冷，脉微欲绝。

总之，本病以外感风热、湿热邪毒为发病主因，以心脉痹阻，气阴耗伤为主要病理变化。瘀血、痰浊为病变过程中的病理产物。

【诊断与鉴别诊断】

1. 诊断要点

（1）病史 发病前曾患感冒、泄泻、疟腮等疾病。

（2）症状 可有心悸气短，神疲乏力，面色苍白，心前区疼痛，胸闷，肢冷多汗，脉结代等表现。

（3）体征 心脏听诊可有心音低钝，心率加快，奔马律，心律不齐等。

（4）辅助检查 ①心电图：Ⅰ、Ⅱ、avF、V_5导联中2个或2个以上ST-T改变持续4天以上，及其他严重心律失常；②实验室检查：心肌肌钙蛋白（cTnI或cTnT）阳性，血清肌酸磷酸激酶的同工酶（CK－MB）升高；③X线或超声心动图：可见心脏扩大。

知识链接

病毒性心肌炎的分期

病毒性心肌炎的分期：①急性期：新发病，症状及检查阳性发现明显且多变，一般病程在半年以内；②迁延期：临床症状反复出现，客观检查指标迁延不愈，病程多在半年以上；③慢性期：进行性心脏增大，反复心力衰竭或心律失常，病情时轻时重，病程在1年以上。

2. 鉴别诊断

风湿性心肌炎 可见发热、心悸、头晕、心律失常等表现。但病前多有链球菌感染病史，风湿活动期表现明显，如发热、关节炎、环形红斑、皮下结节及病理性心脏杂音、血沉增快、抗链球菌溶血素"O"增高，心电图等检测有助鉴别。

【辨证论治】

1. 辨证要点

（1）辨虚实 凡病程短暂，见胸闷胸痛、气短多痰，或腹痛腹泻，舌红，苔黄，脉数者，属实证。病程长达数月，见心悸气短，神疲乏力，面白多汗，舌淡或偏红，舌光少苔，属虚证。然病程中常邪实正虚，虚实夹杂，一般急性期以实证为主，迁延期和慢性期多虚证为主。

（2）辨轻重 神志清楚，神态自如，面色红润，脉实有力者，病情轻；若面白气促，四肢厥冷，口唇青紫，脉微欲绝或频繁结代者，病情危重。

2. 治疗要点 以扶正祛邪、宁心复脉为治疗原则，根据不同阶段，分别以清热解毒、益气养阴、活血化瘀，温振心阳、养心固本为治法。危重症采用中西医结合治疗。

3. 分证论治

（1）风热犯心

证候 发热，或低热缠绵，鼻塞流涕，咽红肿痛，咳嗽有痰，肌痛肢楚，心悸气短，胸闷胸痛。舌质红苔薄，脉浮数或促。

证候分析 风热犯表，肺失宣肃，风热上扰，则发热、咳嗽、流涕、咽痛；邪毒留滞而犯心，心神不宁，气机不畅，则心悸、胸闷；舌红苔薄，脉浮数为外感风热之象。本证以心悸气短、胸闷胸痛并伴发热、咽红肿痛为证候要点。

治法 清热解毒，宁心复脉。

方药 银翘散（《温病条辨》）。药物组成：金银花、连翘、竹叶、荆芥、牛蒡子、薄荷、豆豉、甘草、桔梗、芦根。

加减 常加板蓝根、贯众、玄参清热解毒；邪毒炽盛加黄芩、生石膏、栀子清热泻火；心悸、脉促，加五味子、柏子仁养心安神；胸闷加木香、枳壳理气宽胸，胸痛加丹参、红花、郁金活血散瘀。

（2）湿热侵心

证候 寒热起伏，全身酸痛，肢体困重，恶心呕吐，腹痛泄泻，倦怠乏力，胸部憋闷，心悸气短。舌质红，苔黄腻，脉濡数或结代。

证候分析 湿热伤于肌表，蕴于中焦，气机升降失调，大肠传导失司，故寒热起伏，全身酸痛，恶心呕吐，腹痛腹泻；湿热邪毒内侵于心，心神不宁，气机不畅，则心悸胸闷；舌红苔黄腻，脉濡数为湿热之象。本证以心悸胸闷，寒热起伏，呕吐腹泻，舌红苔黄腻，脉濡数或结代为证候要点。

治法 清热化湿，宁心复脉。

方药 葛根黄芩黄连汤（《伤寒论》）。药物组成：葛根、黄芩、黄连、甘草。

加减 常加陈皮、石菖蒲、茯苓、郁金行气化湿安神。胸闷气憋加瓜蒌、薤白理气宽胸；心悸、脉结代加丹参、龙骨宁心安神。

（3）气阴亏虚

证候 心悸不宁，动后尤甚，少气懒言，神疲倦怠，头晕目眩，烦热口渴，夜寐不安。舌光红少苔，脉细数或促或结代。

证候分析 热毒犯心，日久耗气伤阴，心失所养，则心悸，动则尤甚；气虚，则少气懒言，神疲倦怠；阴虚，烦热口渴，头晕目眩，舌光红少苔。本证以心悸胸闷，神疲乏力，烦热口渴，舌红少津，脉细结代为证候要点。

治法 益气养阴，宁心复脉。

方药 炙甘草汤（《伤寒论》）合生脉散（《医学启源》）加减。药物组成：炙甘草、大枣、阿胶、生姜、人参、生地黄、桂枝、麦冬、麻仁；麦冬、五味子、人参。

加减 气虚明显者，加黄芪、太子参益气；阴虚明显者，加熟地黄、玉竹养阴；心悸不安，加柏子仁、夜交藤宁心安神；胸闷明显者，加郁金、枳壳宽中行气；大便干，重用麻仁，加瓜蒌仁养血润肠。

（4）心阳虚弱

证候 心悸怔忡，胸闷不舒，面色苍白，气短多汗，四肢不温，甚则肢体浮肿，呼吸急促。舌质淡胖或淡紫，脉沉无力或结代。

证候分析 病久气伤及阳，心阳虚弱，鼓动无力，则心悸怔忡；胸阳不振，气血不畅，则胸闷气短；阳气虚衰，则面白肢冷；若心阳暴脱，卫外不固，气血不畅，则心悸、大汗、四肢厥冷，唇紫息微。本证以心悸怔忡，面白肢冷，自汗，脉沉无力为证候特点。

治法 温振心阳，宁心复脉。

方药 桂枝甘草龙骨牡蛎汤（《伤寒论》）。药物组成：桂枝、龙骨、牡蛎、甘草。

加减 形寒肢冷者，加熟附子、干姜温阳散寒；阳气暴脱者，加人参、熟附子、干姜、麦冬、五味子回阳救逆，益气敛阴。

（5）痰瘀阻络

证候 心悸不宁，胸闷心痛，脘闷呕恶，面色晦暗，唇甲青紫。舌体胖，舌质紫暗，或舌边尖见有瘀点，舌苔腻，脉滑或结代。

证候分析 痰饮内停，瘀血内阻，阻滞心络，气机不利，故心悸不宁，胸闷、心痛如针刺；痰湿阻滞，则脘闷呕恶；瘀血内停，脉络不畅，则面色晦暗，唇甲青紫。舌质紫暗苔腻，脉结代为痰瘀阻滞之象。本证以胸闷憋气、心前区痛如针刺，舌质紫暗为证候要点。

治法 豁痰化瘀，宁心通络。

方药 瓜蒌薤白半夏汤（《金匮要略》）合失笑散（《太平惠民和剂局方》）。药物组成：瓜蒌实、薤白、半夏、白酒；五灵脂、蒲黄。

加减 心前区痛甚加丹参、降香、红花、川芎理气散瘀止痛；夜寐不宁者加远志、酸枣仁、柏子仁宁心安神。

【其他疗法】

1. 西医治疗

（1）重症患儿应卧床休息，以减轻心脏负担及减少耗氧量。心脏扩大及并发心力衰竭者，应延长卧床时间，至少 3~6 个月。

（2）针对心肌治疗：①大剂量维生素 C，100mg/kg，加入 10% 葡萄糖注射液 100~150mL 静脉点滴，1 日 1 次。辅酶 Q10，1 日 1mg/kg，分 2 次口服。1,6 - 二磷酸果糖，每次 100~250mg/kg，静脉点滴，1 日 1 次。②免疫抑制剂，重症患儿可用地塞米松或氢化可的松静脉滴注。

（3）出现心力衰竭，可用强心剂，如地高辛或毛花苷 C（西地兰），剂量为常规量的 1/3~2/3，注意防止洋地黄中毒。

（4）严重心律失常，选用心律平、美西律等抗心律失常药。

2. 中成药

（1）生脉饮 1 次 5~10mL，1 日 2~3 次，口服。用于气阴两虚证。

（2）丹参注射液 1 次 10~20mL（用 5% 葡萄糖注射液 100~500mL 稀释后使用），1 日 1 次，静脉滴注。用于痰瘀阻络证。

（3）参附注射液 1 次 20~100mL（用 5%~10% 葡萄糖注射液 250~500mL 稀释后使用），1 日 1 次，静脉滴注。用于心阳虚衰，阳气欲脱者。

【预防与调护】

1. 预防

（1）增强体质，积极预防呼吸道或肠道病毒感染。

（2）避免过度劳累，防止精神刺激。

2. 调护

（1）急性期应卧床休息，一般热退后休息 3~6 周，重者卧床 6 个月~1 年。待体温稳定 3~4 周，心衰控制，心律失常好转，心电图改变好转时，患儿可逐渐增加活动量。

（2）患儿烦躁不安时，给予镇静剂，尽量保持安静，以减轻心肌负担。

（3）密切观察患儿病情变化，一旦发现患儿心率明显增快或减慢、严重心律失常、呼吸急促、面色青紫，应立即采取各种抢救措施。

（4）饮食宜营养丰富而易消化。

【案例分析】

患儿，女，7岁。2014年11月5日就诊。

患儿感冒后自觉胸闷、乏力2周，间断出现憋气，心悸，心前区不适，活动后诸症加重。轻咳，咽部不适，纳可，便调。查体：咽充血，双扁桃体Ⅰ°肿大，心音尚有力，偶发早搏，心率115次/分。舌质红，苔薄黄，脉数。心电图：偶发早搏，Ⅱ、avF、V_5导联T波倒置已持续4天。血心肌酶：CPK、CK-MB均显著升高。血cTnI阳性。请写出：中西医诊断、辨证分析、治法、方药。

第三节 注意力缺陷多动障碍

 学习目标

1. 了解注意力缺陷多动障碍的概念、发病特点。
2. 熟悉注意力缺陷多动障碍的病因病机、诊断与鉴别诊断。
3. 掌握注意力缺陷多动障碍的辨证论治。

注意力缺陷多动障碍，是一种儿童时期行为障碍性疾病。临床以注意力不集中，自我控制差，动作过多，情绪不稳，冲动任性，伴有学习困难，但智力正常或基本正常为主要特征。

本病多见于6~14岁的儿童，男孩多于女孩。发病与遗传、环境、产伤等有一定关系。近年发病有增多趋势，影响儿童身心健康成长。

古代医籍中无本病的专章记载，根据其证候可归属于中医"脏躁""躁动""健忘""失聪"等范畴。

知识链接

铅中毒与多动症

铅中毒被视为当今儿童智能发育的第一杀手，铅超标会使儿童出现多动、注意力不集中、行为冲动、语言功能发育迟缓等异常。铅主要通过消化道、呼吸道、皮肤三种途径进入人体。汽车尾气是铅污染的最大元凶。其次，家庭装修中颜料、油漆含铅量很大。另外，涂覆油漆的儿童玩具中含铅量也很高。多食含钙、铁、锌、硒丰富的食物、鱼肉蛋禽及富含维生素的蔬菜、水果可以促进排铅。

【病因病机】

小儿先天禀赋不足，或后天护养不当，产伤、外伤、病后失养、情志失调等因素，致脏腑功能失调，阴阳失衡，阴静不足而阳动有余。

1. 肝肾阴虚 小儿先天禀赋不足，肾精不足，髓海不充则脑失精明而不聪；肾阴不足，水不涵木，肝阳上亢；肝肾亏虚，精血不充，脑髓失养，元神失藏。

2. 心脾两虚 病后失养，脏腑损伤，气血亏虚，可致心脾不足，心神失养，阴阳失调，而出现心神不宁、精神不专。脾虚失养，脾意不藏则静谧不足，躁动不安，兴趣多变，言语冒失，健忘。产伤以及其他外伤，可致患儿气血瘀滞，经脉流行不畅，心肝失养而神魂不宁。

3. 痰火扰心 后天护养不当，过食辛热炙煿，则心肝火炽；过食肥甘厚味，则酿生湿热痰浊；痰火内盛，神明受扰亦可发为本病。

总之，本病是脏腑阴阳失调，阴失内守，阳躁于外的病变。病位主要在心、肝、脾、肾。多以脾肾不足为本，心肝火盛为标，多是本虚标实的证候。

【诊断与鉴别诊断】

1. 诊断要点

（1）病史 出生时有产伤或早产多胎、低体重儿，发病年龄多见于学龄前期或学龄期儿童，男孩多于女孩。病程持续 6 个月以上。

（2）临床表现 注意力涣散，上课思想不集中，坐立不安，常做小动作；多动不安，活动过度；情绪不稳，冲动任性，学习成绩差。动作不协调，翻手试验、指鼻试验、对指试验阳性。

（3）辅助检查 注意力划消实验阳性等。

2. 鉴别诊断

（1）正常顽皮儿童 虽有时出现注意力不集中，但大部分时间仍能正常学习，对于自己感兴趣的事物能全神贯注。有一定的自控能力。

（2）多发性抽动症 是一种以慢性、波动性、多发性、运动肌快速抽搐，并伴有不自主发声和语言障碍为临床特征的神经精神疾病。

【辨证论治】

1. 辨证要点

（1）辨脏腑 在心者，注意力不集中，情绪不稳定，多梦烦躁；在肝者，易于冲动，好动难静，容易发怒，常不能自控；在脾者，兴趣多变，做事有头无尾，记忆力差；在肾者，脑失精明，学习成绩低下，记忆力欠佳，或有遗尿、腰酸乏力等。

（2）辨阴阳 阴静不足，注意力不集中，自我控制差，情绪不稳，神思涣散；阳亢躁动，动作过多，冲动任性，急躁易怒。

2. 治疗要点 以调和阴阳为治疗原则。肝肾阴虚者，治以滋肾平肝；心脾气虚者，治以补益心脾；痰热内扰者，治以泻火豁痰。

3. 分证论治

（1）肝肾阴虚

证候 多动难静，急躁易怒，冲动任性，注意力不集中，难以静坐，或有学习困难，或有五心烦热、盗汗。舌红，舌苔薄或少津，脉弦细数。

证候分析 肾阴亏虚，水不涵木，肝阳亢盛，急躁易怒，冲动任性；肾精亏虚，髓海不充，脑失聪明，学习困难。本证以注意力不集中，记忆力差，多动难静，五心烦热，舌红少津，脉弦细数为证候要点。

治法 滋养肝肾，平肝潜阳。

方药 杞菊地黄丸（《医级》）。药物组成：生地黄、山茱萸、茯苓、山药、丹皮、泽泻、枸杞子、菊花。

加减 夜寐不安者，加酸枣仁、五味子养心安神；盗汗者，加浮小麦、龙骨、牡蛎敛汗固涩；易怒急躁者，加石决明、钩藤平肝潜阳。

（2）心脾两虚

证候 神思涣散，注意力不能集中，多动而不暴躁，记忆力差，面色少华，神疲乏力，偏食纳呆。舌淡胖，苔薄白，脉虚弱。

证候分析 心血不足，神明失主，脾气亏虚，不能藏意，故神思涣散，兴趣多变，健忘多动。本证以神思涣散，记忆力差，神疲乏力，舌淡胖苔薄白，脉虚弱为证候要点。

治法 养心安神，健脾益气。

方药 归脾汤（《正体类要》）合甘麦大枣汤（《金匮要略》）。药物组成：人参、白术、当归、白茯苓、黄芪、龙眼肉、远志、木通、酸枣仁、木香、甘草；甘草、小麦、大枣。

加减 神思涣散者，加益智仁、龙骨养心宁神；睡眠不熟者，加五味子、夜交藤养血安神；记忆力差，苔厚腻者，加半夏、陈皮、石菖蒲化痰开窍。

（3）痰火内扰

证候 多动多语，烦躁易怒，冲动任性，难于制约，注意力不集中，痰多口苦，便秘尿赤。舌质红，苔黄腻，脉滑数。

证候分析 湿热阻滞，凝而成痰，痰火交结，神明受扰，则多动多语，烦躁易怒，冲动难以制约。舌红苔黄腻，脉滑数皆为痰火内蕴之象。本证以多动多语，烦躁不宁，舌质红，苔黄腻，脉滑数为证候特点。

治法 清热泻火，化痰宁心。

方药 黄连温胆汤（《六因条辨》）。药物组成：半夏、陈皮、竹茹、枳实、茯苓、炙甘草、大枣、黄连。

加减 常加石菖蒲化痰开窍，茯苓、珍珠母宁心安神；烦躁易怒者，加钩藤、龙胆草平肝泻火；大便秘结者，加大黄通腑泻火。

【其他疗法】

1. 中成药

（1）静灵口服液 1次10mL，1日2次，口服。用于肝肾阴虚证。

（2）地牡宁神口服液 3～5岁1次5mL，6～14岁1次10mL，15岁以上1次15mL，1日3次，口服。用于肝肾阴虚证。

（3）知柏地黄丸 1次3～5g，1日2～3次，口服。用于肝肾阴虚证兼虚火上炎。

2. 针灸疗法　主穴取内关、太冲、大椎、曲池，配穴取百会、四神聪、隐白、神庭、心俞。捻转进针，用泻法，不留针。1 日 1 次。

【预防与调护】

1. 预防

（1）孕妇注意养胎、护胎与胎教，避免新生儿的各种高危因素。

（2）注意防止小儿脑外伤、中毒及中枢神经系统感染。

（3）培养良好的生活习惯，注意小儿心理卫生。

2. 调护

（1）关心体谅患儿，给予耐心的帮助与训练。

（2）训练患儿有规律地生活。加强管理，及时疏导。

【案例分析】

患儿，男，8 岁。2014 年 8 月 5 日就诊。

患儿多动、注意力不集中 2 年余。患儿体胖，学习成绩低下，平素嗜食肥甘厚味，动作过多，冲动任性，难于制约，注意力不集中，时有咽中不利，舌质红，苔黄厚，脉滑数。查脑电图未见异常。请写出：中医西医诊断、辨证分析、治法、方药。

第四节　多发性抽动症

 学习目标

1. 了解多发性抽动症的概念及发病特点。

2. 熟悉多发性抽动症的病因病机、诊断与鉴别诊断。

3. 掌握多发性抽动症的辨证论治。

多发性抽动症，是以慢性、波动性、多发性运动肌快速抽搐，并伴有不自主发声和（或）语言障碍为临床特征的神经精神疾病。

本病多见于儿童，常起病于 2 ~ 12 岁，学龄前和学龄期儿童为高发人群，男女之比约 3 ∶ 1。一般经积极适当的治疗，大部分患儿的抽动症状可以减轻或被控制，一般不影响学习和生活。但是少数症状重，持续时间长，学习困难，影响身心发育。

古医籍中无本病记载，根据其症状，可归属于中医学"惊风""瘛疭""痉病""目连劄"等范畴。

【病因病机】

多发性抽动症的病因是多方面的，与先天禀赋不足，感受外邪，情志失调等因素有关。

1. 气郁化火　肝主疏泄，性喜条达，若情志失调，五脏失和，则气机不畅；郁久化火，肝阳上亢，引动肝风，则见挤眉眨眼，摇头耸肩。

2. 脾虚痰聚 禀赋不足或病后失调，损伤脾胃，脾失健运，痰湿内生，痰阻经络，引动肝风则肌肉抽动，风痰上扰则喉发怪声，上扰神窍则秽语不休。

3. 脾虚肝亢 小儿禀赋不足或病后失调，或饮食不节，损伤脾胃，脾胃虚弱，脾虚则肝旺，肝亢风动，虚风内动，则抽动时发时止，时轻时重。

4. 阴虚风动 先天禀赋不足，或热病伤阴，或肝病及肾，肾阴虚亏，水不涵木，虚风内动，故头摇肢搐。

本病病位在五脏，主要责之于肝，肝体阴而用阳，为风木之脏，喜条达而主疏泄，其声为呼，其变动为握。病性有虚有实，病初多实，日久易虚，病机以脏腑功能失调，肝亢风动，风痰鼓动为主。

【诊断与鉴别诊断】

1. 诊断要点

（1）病史 多见于2～15岁儿童。可有病后或情志失调的诱因。

（2）临床表现 不自主的面肌、眼肌、颈肌、肩肌、腹肌及上下肢肌群快速收缩，以固定方式重复出现，无节律性，入睡后消失。在抽动时，可出现异常的发音，如咳声、吭吭，或粗言秽语。可每天发作或间歇发作，间歇时间不超过3个月，抽动病程在1年以上。

（3）辅助检查 脑电图正常或轻度异常。智力测试基本正常。

知识链接

抽动障碍与多发性抽动症

抽动障碍（tic disorders，TD）是起病于儿童期，以抽动为主要临床表现的神经精神疾病。根据临床特点和病程长短，本病可分为短暂性TD、慢性TD和Tourette综合征（Tourette syndrome，TS）三种类型。短暂性TD是最多见的一种类型，病情最轻，表现为1种或多种运动性抽动和（或）发声性抽动，病程在1年之内。慢性TD是指仅表现有运动性抽动或发声性抽动（二者不兼有），病程在1年以上。TS又称多发性抽动症，是病情相对较重的一型，既表现有运动性抽动，又兼有发声性抽动，但二者不一定同时出现，病程在1年以上。

2. 鉴别诊断

（1）肌阵挛 肌阵挛是癫痫中的一个类型，往往是一组肌群突然抽动，患儿可表现突然地前倾和后倒，肢体或屈或伸。脑电图异常。

（2）注意力缺陷多动障碍 以注意力不集中，自我控制差，动作过多，情绪不稳，冲动任性，伴有学习困难，但智力正常或基本正常为临床特征。两病兼见亦为临床常见。

【辨证论治】

1. 辨证要点

（1）辨虚实 实证起病较急，病程较短，抽动强劲有力，频频发作。虚证起病缓慢，或由实证转来，抽动无力，时发时止。

（2）**辨脏腑**　气郁化火者，病初多为肝阳上亢，属实证，其面红目赤，急躁易怒，抽动频繁有力；脾虚痰聚，为本虚标实，面黄体瘦，口出异声，胸闷作咳；脾虚肝亢，形瘦面黄，抽动无常；阴虚风动者，多肝肾不足，属虚证，形体偏瘦，两颧潮红，抽动无力，舌红少苔。

2. 治疗要点　以平肝息风为原则。气郁化火者，宜清肝泻火，息风镇惊；脾虚痰聚者，健脾柔肝，行气化痰；脾虚肝亢者，缓肝理脾，息风止痉；阴虚风动者，滋阴潜阳，柔肝息风。

3. 分证论治

（1）气郁化火

证候　面红目赤，烦躁易怒，皱眉眨眼，张口歪嘴，摇头耸肩，发作频繁，抽动有力，口出异声，大便秘结，小便短赤。舌红苔黄，脉弦数。

证候分析　情志失调，肝失疏泄，肝阳上亢，化火生风，风胜则动。故肌肉抽动，面赤烦躁；肝其声为呼，与畅其通达之性，则口出异声。本证以面红目赤，烦躁易怒，抽动有力，舌红苔黄，脉弦数为证候要点。

治法　清肝泻火，息风镇惊。

方药　清肝达郁汤（《重订通俗伤寒论》）。药物组成：焦山栀、白芍、归须、柴胡、丹皮、炙甘草、橘白、薄荷、菊花、鲜青橘叶。

加减　抽动明显者，加天麻、钩藤、蝉蜕平肝息风；急躁易怒者，加夏枯草、郁金、白芍清肝解郁；大便干结者，加决明子、大黄清热通便；喉中怪声者，加浙贝母、桔梗清化痰热。

（2）脾虚痰聚

证候　精神不振，胸闷作咳，喉中声响，皱眉眨眼，肢体动摇，发作无常，脾气乖戾，夜寐不安，纳少厌食。舌淡，苔白或腻，脉沉滑或沉缓。

证候分析　久病体虚或素体脾虚，脾胃虚弱，脾失健运，痰湿内生，阻滞经络，故喉中作声，胸闷不适；脾虚肝亢，痰鼓风动，风阳上扰，故肌肉抽动。本证以面色不华，喉中声响，皱眉眨眼，舌淡苔白或腻，脉滑为证候要点。

治法　健脾化痰，平肝息风。

方药　十味温胆汤（《世医得效方》）。药物组成：人参、熟地黄、枣仁、远志、五味子、茯苓、半夏、枳实、陈皮、甘草。

加减　抽动频作者，加钩藤、白芍、石决明平肝息风；痰热甚者，去半夏，加黄连、瓜蒌皮清化痰热；纳少厌食者，加神曲、麦芽调脾开胃。

（3）脾虚肝亢

证候　眨眼皱眉，肢体动摇，抽动无力，时发时止，精神倦怠，面色萎黄，纳呆形瘦，大便不调。舌淡苔白，脉细弦。

证候分析　平素体弱或病后失调，脾气虚弱，土虚木亢，肝亢风动。本证以抽动无力，时发时止，面色萎黄，纳呆，舌淡苔白，脉细弦为证候要点。

治法　缓肝理脾，息风止痉。

方药　异功散《小儿药证直诀》合天麻钩藤饮《中医内科学杂病证治新义》。方药组成：人参、白术、茯苓、陈皮、甘草；天麻、钩藤、石决明、黄芩、栀子、牛膝、杜仲、益母草、桑寄生、首乌藤、茯苓。

加减　抽动频繁者，加葛根、白芍缓肝止痉；搐鼻者，加辛夷、苍耳子通窍；频繁眨眼者，加菊花、谷精草清肝平肝；纳呆者，加焦三仙、鸡内金消食健脾。

（4）阴虚风动

证候　形体消瘦，两颧潮红，五心烦热，性情急躁，睡眠不安，口出秽语，挤眉眨眼，耸肩摇头，大便干结。舌质红，苔光剥，脉细数无力。

证候分析　素体肝肾阴亏，阴血亏虚，水不涵木，阴虚风动，故挤眉眨眼，耸肩摇头。本证以肢体抖动，时作抽动，形瘦，五心烦热，舌红绛，苔光剥，脉细数为证候要点。

治法　滋阴潜阳，柔肝息风。

方药　大定风珠（《温病条辨》）。药物组成：白芍、阿胶、龟甲、地黄、麻仁、五味子、牡蛎、麦冬、炙甘草、鳖甲、鸡子黄。

加减　抽搐明显者，加全蝎、蜈蚣息风止痉；心神不定、惊悸不安者，加茯神、钩藤、炒枣仁养心安神；血虚失养，注意力不集中者，加益智仁、酸枣仁益智安神。

【其他疗法】

1. 中成药

（1）当归龙荟丸　1 次 2～3g，1 日 2～3 次，口服。用于气郁化火证。

（2）杞菊地黄丸　1 次 3～6g，1 日 2～3 次，口服。用于阴虚风动证。

2. 针灸推拿疗法

（1）针刺　取太冲、风池、百会、印堂、迎香、四白、地仓、内关、丰隆、神门穴。

（2）推拿　推脾土，揉脾土，揉五指节，运内八卦，分阴阳，推上三关，揉涌泉、足三里。

【预防与调护】

1. 预防

（1）注意围产期保健，避免造成胎儿发育异常的可能因素。

（2）培养儿童良好的生活习惯，重视儿童的心理状态。

2. 调护

（1）关爱患儿，多给予安慰和鼓励，不在精神上施加压力。

（2）饮食宜清淡，注意休息。

【案例分析】

患儿，男，6 岁。2013 年 4 月 23 日就诊。

患儿反复耸肩、眨眼 1 年余，加重 2 个月，时伴张口咧嘴，口出异声，甚则腹肌抽动，长时间玩游戏或学习紧张后症状加重，形体肥胖，面色红润，急躁易怒，大便干结，舌质红，苔薄黄，脉弦数。查脑电图未见异常。请写出：中西医诊断、辨证分析、治法、方药。

第十一章　肾系病证

第一节　急性肾小球肾炎

学习目标

1. 了解急性肾小球肾炎的发病特点。
2. 熟悉急性肾小球肾炎的病因病机及临床表现。
3. 掌握急性肾小球肾炎的诊断与鉴别诊断及辨证论治。

急性肾小球肾炎简称急性肾炎，临床以急性起病，浮肿、少尿、血尿、高血压为主要特征。本病多由溶血性链球菌感染引起，少数可由其他细菌、病毒等引发，本节主要讨论链球菌感染后肾小球肾炎。

本病是小儿时期常见的一种肾脏疾病。多发生于 3~12 岁儿童，学龄期儿童多见，男性多于女性。发病前多有前驱感染史。发病后病情轻重悬殊，轻者除实验室检查异常外，临床无明显症状；重者可出现并发症（高血压脑病、急性循环充血及急性肾衰竭）。多数患儿于发病 2~4 周内消肿，肉眼血尿消失，血压恢复正常，残余镜下血尿多于 3~6 个月内消失。中西医结合治疗措施的开展，使本病严重并发症明显减少，预后良好。

本病为西医学命名，中医古代文献中无肾炎病名记载，但据其主要临床表现，多属"水肿""尿血"范畴。

知识链接

血　尿

血尿是指尿中红细胞排泄异常增多。可分为肉眼血尿和镜下血尿两种。肉眼所见尿液呈血样或洗肉水样或带有血凝块者称为肉眼血尿，通常每 1000mL 尿液中有 1mL 血液时即肉眼可见，镜检时每高倍视野红细胞的数目平均≥50 个。尿液外观变化不明显，须经显微镜检查才能明确的血尿，称为镜下血尿，诊断标准：①离心尿（10mL 中段新鲜尿，1500r/min，离心沉淀 5 分钟，取沉渣一滴置载玻片上于高倍镜下观察），RBC≥3 个/HP；②尿沉渣红细胞计数 >8×10⁶/L；③12 小时尿细胞计数 RBC >50 万个。符合以上标准之一者即可确诊镜下血尿。

血尿来源的诊断：肾小球性血尿是指血尿来源于肾小球，病变部位在肾小球。而来源于肾盏、肾盂、输尿管、膀胱或尿道等病变部位的血尿，称非肾小球性血尿。相差显微镜下尿红细胞形态检查是目前鉴别肾小球性或非肾小球性血尿的最常用的方法。据资料表明，尿红细胞畸形率检查的敏感性为 89%，特异性为 96%。

【病因病机】

急性肾炎的主要病因为外感风邪、湿热、疮毒，导致肺、脾、肾三脏功能失调，其中以肺脾功能失调为主。风、热、毒与水湿互结，通调、运化、开阖失司，水液代谢障碍而为肿；热伤下焦血络而致尿血。重证水邪泛滥可致邪陷心肝、水凌心肺、水毒内闭之证。若湿热久恋，伤阴耗气，可致阴虚邪恋或气虚邪恋，使病程迁延；病久入络，致脉络阻滞，尚可出现尿血不止、面色晦滞、舌质紫等瘀血之证。

1. 感受风邪　风热或风寒客于肺卫，阻于肌表，导致肺气失宣，肃降无权，水液不能下行，以致风遏水阻，风水相搏，流溢肌肤而发为水肿，称之为"风水"。

2. 疮毒内侵　皮肤疮疖，邪毒内侵，湿热郁遏肌表，内犯肺脾，致使肺失通调，脾失健运，肾失开阖，水无所主，流溢肌肤，发为水肿。又湿热下注，灼伤膀胱血络而产生尿血。

在疾病发展过程中，若水湿、热毒炽盛，正气受损，以致正不胜邪，可出现一系列危重变证：①邪陷心肝：湿热邪毒，郁阻脾胃，内陷厥阴，致使肝阳上亢，肝风内动，心窍闭阻，而出现头痛、眩晕，甚则神昏、抽搐。②水凌心肺：水邪泛滥，上凌心肺，损及心阳，闭阻肺气，心失所养，肺失肃降，而出现喘促、心悸，甚则紫绀。③水毒内闭：湿浊内盛，脾肾衰竭，三焦壅塞，气机升降失司，水湿失运，浊毒不得通泄，致使水毒内闭，而发生少尿或无尿。此证亦称"癃闭""关格"。

急性期湿热水毒伤及肺、脾、肾，致恢复期肺、脾、肾三脏气阴不足，湿热留恋，而见血尿日久不消，并伴阴虚、气虚之证。

【诊断与鉴别诊断】

1. 诊断要点

（1）**病史**　本病发病前 1~4 周多有呼吸道或皮肤感染等链球菌感染或其他急性感染史。多急性起病，急性期一般为 2~4 周。

（2）**临床表现**　①浮肿及尿量减少：70% 的病例有浮肿，浮肿为紧张性，浮肿轻重与尿量有关。②血尿：起病即有血尿，50%~70% 为肉眼血尿，持续 1~2 周转为显微镜下血尿。③高血压：30%~80% 患儿病初有高血压，常为 120~150/80~110mmHg。

（3）**并发症**　重症早期可出现以下并发症：①高血压脑病：血压急剧增高，常见剧烈头痛及呕吐，继之出现视力障碍，嗜睡、烦躁，或阵发性惊厥，渐入昏迷，少数可见暂时偏瘫失语，严重时发生脑疝。具有高血压伴视力障碍、惊厥、昏迷三项之一即可诊断。②严重循环充血：可见气急咳嗽，胸闷，不能平卧，肺底部湿啰音，肺水肿，肝大压痛，心率快，奔马律等。③急性肾衰竭：严重少尿或无尿患儿可出现血尿素氮及肌酐升高、电解质紊乱和代谢性酸中毒。一般持续 3～5 日，在尿量逐渐增多后，病情好转。若持续数周仍不恢复，则预后严重，可能为急进性肾炎。

（4）辅助检查　尿常规：均有红细胞增多。尿蛋白一般为（＋）～（＋＋），也可见透明、颗粒管型。血清检查：总补体及 C3 可一过性明显下降，6～8 周恢复正常。抗链球菌溶血素"O"抗体（ASO）可增高，抗脱氧核糖核酸酶 B 或抗透明质酸酶升高，纤维蛋白降解产物（FDP）增多。

（5）非典型病例　可无水肿、高血压及肉眼血尿，仅发现镜下血尿。非链球菌感染后肾小球肾炎（如病毒或其他细菌性肾炎）补体 C3 可不低。

2. 鉴别诊断

（1）肾病综合征　急性肾小球肾炎与肾病综合征均以浮肿及尿改变为主要特征。但肾病综合征以大量蛋白尿为主，伴低蛋白血症及高胆固醇血症，其浮肿多为指凹性。急性肾小球肾炎则以血尿为主，不伴低蛋白血症及高胆固醇血症，其浮肿多为紧张性。

（2）IgA 肾病　多于急性上呼吸道感染后 1～2 天内即发生血尿，有时伴蛋白尿，除 20% 患者可呈急性肾炎综合征外，多不伴水肿及高血压。但其病情常反复发作，与急性肾小球肾炎不同。部分病例鉴别困难时，需要进行肾活检。

（3）原发性急进性肾炎　起病与典型的急性肾小球肾炎很相似，但表现为进行性少尿、无尿及迅速发展的肾衰竭，终至尿毒症。急性肾炎综合征表现持续 1 个月以上不缓解时，应及时进行肾活检与本病相鉴别。

（4）过敏性紫癜性肾炎　过敏性紫癜性肾炎也可以急性肾炎综合征起病。但其多伴对称性皮肤紫癜、关节肿痛、腹痛、便血等全身及其他系统的典型症状或前驱病史。

（5）急性泌尿系感染　约 10% 患者可有肉眼血尿，但多无浮肿及血压增高，有明显发热及全身感染症状，尿检有大量的白细胞及尿细胞培养阳性为确诊的条件。

【辨证论治】

1. 辨证要点

（1）辨急性期、恢复期　急性肾炎的急性期为正盛邪实阶段，起病急，变化快，浮肿及血尿多较明显。恢复期的共有特点为浮肿已退，尿量增加，肉眼血尿消失，但镜下血尿或蛋白尿未恢复，且多有湿热留恋，并有阴虚及气虚之不同。

（2）辨轻症、重症　本病的证候轻重悬殊较大。轻症一般以风水相搏证、湿热内侵证等证候表现为主，其水肿、尿量减少及血压增高多为一过性；重症则为全身严重浮肿，持续尿少、尿闭，并可在短期内出现邪陷心肝、水凌心肺、水毒内闭的危急证候。在辨证中应密切注意尿量变化。因尿量越少，持续时间越长，浮肿越明显，出现变证的可能性越大。

（3）辨阳水、阴水　本病的急性期因病程较短，多属正盛邪实，为阳水范畴。但若因邪气过盛，出现变证，或因病情迁延不愈，则可由实转虚，由阳水转为阴水，表现为正虚邪恋、虚实夹杂的证候。

2. 治疗要点 本病的治疗应紧扣急性期以邪实为患，恢复期以正虚邪恋为主的病机。急性期以祛邪为旨，宜宣肺利水，清热凉血，解毒利湿；恢复期则以扶正兼祛邪为要，并应根据正虚与余邪孰多孰少，确定补虚及祛邪的比重。如在恢复期之早期，以湿热未尽为主，治宜祛除湿热余邪，佐以养阴或益气；后期则湿热已渐尽，应以扶正为主，佐以清热、化湿；若纯属正气未复，则宜以补益为法。但应注意，本病不宜过早温补，以免留邪而迁延不愈。应掌握补益不助邪、祛邪不伤正的治疗原则。对于变证，应根据证候分别以平肝息风、清心利水，泻肺逐水、温补心阳，通腑泄浊为主法。积极配合西医疗法，综合抢救治疗。

3. 分证论治

（1）急性期

1）常证

①风水相搏

证候 水肿自眼睑开始迅速波及全身，以头面部肿势为著，皮色光亮，按之凹陷随手而起，尿少色赤，微恶风寒或伴发热，咽红咽痛，骨节酸痛，鼻塞咳嗽。舌质淡，苔薄白或薄黄，脉浮紧或浮数。

证候分析 本证多见于病程早期，多由外感风邪而诱发。以起病急，水肿发展迅速，全身浮肿，但以头面部为甚，伴风热或风寒表证为证候要点，临床以风热多见。

治法 疏风宣肺，利水消肿。

方药 麻黄连翘赤小豆汤（《伤寒论》）。药物组成：麻黄、连翘、赤小豆、杏仁、生梓白皮、生姜、大枣、炙甘草。

加减 咳嗽气喘，加葶苈子、苏子、射干、桑白皮等泻肺平喘；偏风寒，症见骨节酸楚疼痛，加羌活、防己疏风散寒；偏风热，症见发热，汗出，口干或渴，苔薄黄者，加金银花、黄芩疏风清热；血压升高明显，去麻黄，加浮萍、钩藤、牛膝、夏枯草利水平肝泻火；血尿严重，加大蓟、小蓟、茜草、仙鹤草凉血止血。本证风热蕴结于咽喉者，可用银翘散合五苓散加减以疏风清热、利咽解毒、利水消肿。

②湿热内侵

证候 头面肢体浮肿或轻或重，小便黄赤而少，尿血，烦热口渴，头身困重，常有近期疮毒史。舌质红，苔黄腻，脉滑数。

证候分析 本证常见于皮肤疮毒内归患儿，或于病程中、后期，水肿减轻或消退之后也可见。以血尿，烦热口渴，头身困重，舌红，苔黄腻为证候要点。

治法 清热利湿，凉血止血。

方药 五味消毒饮（《医宗金鉴》）合五皮饮（《中藏经》）。药物组成：野菊花、金银花、蒲公英、紫花地丁、紫背天葵子；生姜皮、桑白皮、大腹皮、陈橘皮、茯苓皮。

加减 小便赤涩者，加白花蛇舌草、石韦、金钱草清热利湿；口苦口黏者，加茵陈、郁金清热化湿；皮肤湿疹者，加苦参、白鲜皮、地肤子燥湿解毒，除风止痒；大便秘结者，加大黄泻火降浊；口苦心烦者，加淡竹叶、黄芩泻火除烦。

2）变证

①邪陷心肝

证候 肢体面部浮肿，头痛眩晕，烦躁不安，视物模糊，口苦，恶心呕吐，甚至抽搐，昏迷，尿短赤。舌质红，苔黄糙，脉弦数。

证候分析 本证多见于病程早期，血压明显增高者尤易出现。以头痛眩晕，烦躁，呕吐，甚至抽搐、昏迷为证候要点，故在本病早期一旦出现上述症状即应特别注意，时刻关注血压情况，并及时采取相应的治疗措施。

治法 平肝息风，泻火利水。

方药 龙胆泻肝汤（《太平惠民和剂局方》）合羚角钩藤汤（《通俗伤寒论》）。药物组成：龙胆草、黄芩、栀子、泽泻、木通、车前子、当归、地黄、柴胡、甘草；羚羊角片、霜桑叶、川贝母、鲜生地黄、钩藤、滁菊花、茯神、白芍、甘草、竹茹。

加减 大便秘结者，加大黄、芒硝通便泻火；头痛眩晕较重者，加夏枯草、石决明清肝火，潜肝阳；恶心呕吐者，加竹茹、胆南星化浊降逆止呕；昏迷抽搐者，可加服牛黄清心丸或安宫牛黄丸解毒息风开窍。

②水凌心肺

证候 全身明显浮肿，频咳气急，胸闷心悸，不能平卧，烦躁不宁，面色苍白，甚则唇指青紫。舌质暗红，舌苔白腻，脉沉细无力。

证候分析 本证多见于病程早期，水肿严重患儿。以全身严重浮肿，频咳气急，胸闷心悸，不能平卧为证候要点。本证因正虚或邪盛致心阳不振，水液运行无力，郁于心脉，故临证当时刻关注小便通利为要。

治法 温阳逐水，泻肺宁心。

方药 己椒苈黄丸（《金匮要略》）合参附汤（《圣济总录》）。药物组成：防己、椒目、葶苈子、大黄；人参、附子。

加减 若见面色灰白，四肢厥冷，汗出脉微，是心阳虚衰之危象，应急用独参汤或参附龙牡救逆汤回阳救逆固脱。本证之轻症，也可用三子养亲汤加减，以理肺降气，利水消肿。常用苏子、葶苈子、白芥子、香橼皮、大腹皮、葫芦、炙麻黄、杏仁、甘草。

③水毒内闭

证候 全身浮肿，尿少或尿闭，色如浓茶，头晕头痛，恶心呕吐，腹痛频频，嗜睡，甚则昏迷。舌质淡胖，苔垢腻，脉象滑数或沉细数。

证候分析 本证多见于病程早期，常因持续少尿或无尿引起，故尿少、尿闭为其证候要点，同时伴头晕头痛、恶心呕吐、嗜睡或昏迷等危重征象。本证在本病发展过程中最易出现，临床轻重不一，变化很快，而利尿也为第一要务。

治法 辛开苦降，辟秽解毒。

方药 温胆汤（《三因极一病证方论》）合附子泻心汤（《伤寒论》）。药物组成：半夏、竹茹、枳实、陈皮、人参、茯苓、炙甘草；大黄、黄芩、黄连、附子。

加减　呕吐频繁者，先服玉枢丹辟秽止呕。不能进药者，可以上方浓煎成 100 ~ 200mL，待温，保留灌肠，每日 1~2 次；也可用解毒保肾液以降浊除湿解毒，药用大黄 30g，六月雪 30g，蒲公英 30g，益母草 20g，川芎 10g，浓煎 200mL，每日分 2 次保留灌肠。昏迷惊厥者，加用安宫牛黄丸或紫雪丹，水溶化后鼻饲。

（2）恢复期　若浮肿消退、尿量增加、血压下降、血尿及蛋白尿减轻，即标志病程进入了恢复期。此期为正虚邪恋阶段，早期常以湿热留恋为主，后期以正虚为主，临床多以阴虚或气阴两虚证多见。

①阴虚邪恋

证候　乏力头晕，手足心热，腰酸盗汗，或有反复咽红。舌质红，舌苔少，脉细数。

证候分析　本证为恢复期最常见的证型，可见于素体阴虚，或急性期增热毒炽盛者。临床以手足心热，腰酸，盗汗，舌红苔少等肾阴不足表现为证候要点。

治法　滋阴补肾，兼清余热。

方药　知柏地黄丸（《景岳全书》）合二至丸（《摄生众妙方》）。药物组成：知母、黄柏、熟地黄、山茱萸、丹皮、山药、茯苓、泽泻；旱莲草、女贞子。

加减　血尿日久不愈者，加仙鹤草、茜草凉血止血；舌质暗红者，加参三七、琥珀化瘀止血；反复咽红者，加玄参、土牛膝、板蓝根清热利咽。

②气虚邪恋

证候　身倦乏力，面色萎黄，纳少便溏，自汗出，易于感冒。舌淡红，苔白，脉缓弱。

证候分析　本证多见于素体肺脾气虚患儿。临床以乏力纳少，便溏或大便不实，自汗，易于感冒为证候要点。

治法　健脾益气，兼化湿浊。

方药　参苓白术散（《太平惠民和剂局方》）。药物组成：人参、茯苓、白术、桔梗、山药、甘草、白扁豆、莲肉、砂仁、薏苡仁。

加减　血尿持续不消，可加参三七、当归养血化瘀止血；舌质淡暗或有瘀点，加丹参、红花、泽兰活血化瘀。

【其他疗法】

1. 中成药

（1）银黄口服液　<3 岁，1 次 5mL，1 日 3 次；3 ~ 6 岁，1 次 10mL，1 日 2 次；>6 岁，1 次 10mL，1 日 3 次，口服。用于急性期风水相搏证、湿热内侵证。

（2）肾炎清热片　1 次 3g，1 日 2 ~ 3 次，温开水送服。用于急性期风水相搏证、湿热内侵证。

（3）肾炎消肿片　1 次 2 片，1 日 2 ~ 3 次，温开水送服。用于急性期寒湿证，也可用于恢复期气虚邪恋证。

（4）知柏地黄丸　1 次 3g，1 日 2 ~ 3 次，温开水送服。用于恢复期阴虚邪恋证。

（5）清开灵注射液　1 次 10 ~ 20mL，加入 5% 葡萄糖注射液 100 ~ 250mL 中，1 日 1

次，静脉滴注。用于急性期热毒证或邪陷心肝证。

2. 西医疗法

（1）常规治疗

①抗感染：使用对溶血性链球菌敏感的抗生素，以清除病灶。有感染灶时，用青霉素类抗生素 10 ~ 14 天。

②对症处理：水肿显著者，可用呋塞米（速尿），每次 1 ~ 2mg/kg，1 日 2 ~ 3 次口服；尿量显著减少伴氮质血症者，可肌注或静脉注射，每 6 ~ 8 小时 1 次。高血压者，可选用硝苯地平，每次 0.2 ~ 0.3mg/kg，1 日 3 ~ 4 次，口服。

（2）并发症治疗

①高血压脑病：应快速降压，可选用硝普钠 5 ~ 20mg 加入 5% 葡萄糖注射液 100mL 中，以每分钟 1μg/kg 速度静脉点滴，用药时严密监测血压，随时调节滴速，但最大不超过每分钟 8μg/kg。也可用利血平肌注降压，每次 0.07mg/kg，最大量不超过 1.5mg/次。还可选用卡托普利，初始剂量 0.3 ~ 0.5mg/（kg·d），最大量 5 ~ 6mg/（kg·d），分 3 次口服。快速利尿，可用呋塞米，每次 1 ~ 2mg/kg，加入 5% 葡萄糖注射液 20mL 中稀释后缓慢静脉推注。同时保持呼吸道通畅，及时给氧。

②急性循环充血：严格限制钠水摄入、快速利尿、降压，以减轻心脏前后负荷。仍不能控制心力衰竭症状时，需采用血液透析，以迅速缓解循环过度负荷。

③急性肾衰竭：应记录 24 小时出入量，严格控制入量，坚持"量出为入"原则。每日补液量 = 尿量 + 不显性失水 + 显性失水（呕吐、大便、引流量等）－ 内生水。无发热患儿每日不显性失水为 300mL/（m²·d），体温每升高 1℃，不显性失水增加 75mL/m²，内生水为 250 ~ 350mL/（m²·d）。宜选用低蛋白、低盐、低钾和低磷饮食。少尿和尿闭者应快速利尿。同时应纠正水电解质紊乱及酸中毒，必要时应做血液透析。

【预防与调护】

1. 预防

（1）平时加强锻炼，增强体质，以增加抵抗力。

（2）积极预防各种感染。已患感染性疾病者及时治疗。

2. 调护

（1）彻底治疗呼吸道、皮肤、口腔、中耳等各部位感染。

（2）病初应注意休息，尤其水肿、尿少、高血压明显者应卧床休息。待血压恢复，水肿消退，尿量正常后逐渐增加活动。

（3）水肿期应每日准确记录尿量、入水量和体重，以掌握水肿的增减情况，限制盐和水的摄入。急性期血压增高者，应每日测 2 次血压（必要时可随时测），以了解病情，预防高血压脑病发生。高度水肿和明显高血压时，应忌盐，严格限制水入量。尿少尿闭时，应限制高钾食物。

（4）急性期，尤其有水肿、尿量减少、氮质血症者，应限制蛋白质摄入，以减轻肾脏排泄负担。

（5）水肿期应保持皮肤，尤其是皱褶处的清洁。

【案例分析】

患儿，男，8岁。2014年9月12日入院。

患儿水肿、尿少5天伴肉眼血尿。今晨起眼睑水肿明显，后渐渐波及整个颜面部，下午渐波及双下肢，午后颜面部水肿减轻。尿量比平时减少，每日为300～400mL，尿色呈棕色，较混浊，入院前一天下午排洗肉水样尿1次，量约100mL。发病以来，患儿诉全身无力，偶有头晕、食欲下降、恶心。无咳嗽、头痛、呕吐、腹痛、意识障碍、抽搐等症状。发病前2周曾有发热、咽痛于门诊就诊，诊断为"急性化脓性扁桃体炎"，予口服阿奇霉素3天，对乙酰氨基酚（扑热息痛）等，约3天热退。既往史、家族史及个人史无特殊。入院体检：体温36.5℃，心率90次/分，血压150/106mmHg，颜面明显水肿，双下肢水肿，压之无凹陷。未见皮疹。颈部可触及黄豆大小的淋巴结3个，质地软，无压痛，易活动。口腔黏膜光滑，未见龋齿，咽部无充血，双侧扁桃体Ⅱ°肿大，未见充血、渗出。颈部无抵抗。心音有力，律齐。双肺未见异常。腹部平软，肝脾未触及肿大。肾区叩击痛阳性。脊柱四肢未见异常。神经系统检查未见异常。辅助检查：血常规示 WBC10.8×10⁹/L，N 0.55，L 0.45，Hb110g/L，PLT300×10⁹/L；尿常规示尿比重1.013，pH值5.6，尿蛋白（++），红细胞满视野，白细胞12个/HP，可见红细胞管型、颗粒管型、透明管型；血沉33mm/h，抗链球菌溶血素"O"400IU，补体C3 0.66g/L；生化全套示总蛋白60g/L，白蛋白35g/L，胆固醇4.3mmol/L，甘油三酯1.34mmol/L，尿素氮11.5mmol/L，肌酐88μmol/L。请写出：中西医诊断、辨证分析、治法、方药。

第二节　肾病综合征

 学习目标

1. 了解肾病综合征的发病特点及病因病机。
2. 熟悉肾病综合征的诊断与鉴别诊断。
3. 掌握肾病综合征的辨证论治。

肾病综合征（简称肾病）是一组由多种病因引起的肾小球基底膜通透性增加，导致血浆内大量白蛋白从尿中丢失的临床综合征。临床以大量蛋白尿、低白蛋白血症、高脂血症及明显水肿为主要特征。本病按病因可分为原发性、继发性和先天性三种类型。本节主要讲述原发性肾病综合征。

肾病综合征是儿童时期肾系疾病的常见病，发病多为学龄前儿童，其中尤以2～5岁为发病高峰。男女比例为（1.5～3.7）：1。

本病以肺、脾、肾三脏虚弱为本，尤以脾、肾亏虚为主。属中医学"水肿"范畴，且多为"阴水"。随着肾组织病理、免疫病因病理研究的不断进展，中医辨证分型及中西药结合治疗规律的研究日益丰富，使小儿肾病的预后转归有了显著好转。

知识链接

免疫抑制剂

免疫抑制剂是一种抑制或减低免疫反应的化学药物和生物制剂，广泛用于治疗多种自身免疫性疾病、变态反应性疾病。

第一代免疫抑制剂以肾上腺皮质激素为代表，糖皮质激素是治疗肾小球疾病的基本药物。药品有强的松和甲基强的松龙、雷公藤多苷片、硫唑嘌呤、抗淋巴细胞球蛋白等，主要作用为溶解免疫活性细胞，阻断细胞的分化，其特点为非特异性，为广泛的免疫抑制剂。主要副作用是可以引起代谢紊乱，出现高血糖、高血脂、高血压、骨质疏松等。

第二代免疫抑制剂以环孢素为代表，主要有环孢菌素、环孢菌素 A、山地明、赛斯平、环孢多肽 A、环孢灵（Cy－A、Cs－A）等。为细胞因子合成抑制剂，主要作用是阻断免疫活性细胞的白细胞介素 2（IL－2）的效应环节，干扰细胞活化，其以淋巴细胞为主而具有相对特异性。主要的副作用是具有肾毒性。

目前，免疫抑制剂已进入第四代。临床常用的免疫抑制剂仍以第一、二代为主。

免疫抑制剂主要用于原发性肾病综合征频繁复发，糖皮质激素依赖、耐药或出现严重副作用者。在小剂量糖皮质激素隔日使用的同时可选用免疫抑制药物。

【病因病机】

小儿先天禀赋不足、久病体虚，导致肺、脾、肾三脏亏虚是本病发生的内在因素；感受外邪，入里内侵肺、脾、肾三脏是小儿肾病发作或复发的最常见诱因。其中以外感风邪（风寒或风热）、湿、热、热毒最多见。肺、脾、肾三脏虚弱，气化、运化功能失常，封藏失职，精微外泄，水液停聚是本病的主要发病机理。肾病的病因病机涉及内伤、外感，关系脏腑、气血、阴阳，均以正气虚弱为本，邪实蕴郁为标，多属本虚标实、虚实夹杂的病证。

1. 肺脾肾脏亏虚，水精输布失常　人体水液的正常代谢，水谷精微输布、封藏，均依赖肺的通调、脾的转输、肾的开阖及三焦、膀胱的气化来完成，若肺、脾、肾三脏虚弱，功能失常，必然导致"水精四布"失调。水液输布失常，泛溢肌肤则发为水肿；精微不能输布、封藏而下泄则出现蛋白尿。正如《景岳全书·肿胀》说："凡水肿等证，乃脾、肺、肾三脏相干之病。盖水为至阴，故其本在肾；水化于气，故其标在肺；水惟畏土，故其制在脾。今肺虚则气不化精而化水，脾虚则土不制水而反克，肾虚则水无所主而妄行。"可见本病其标在肺，其制在脾，其本在肾。

2. **外感水湿热瘀，标证病变多样** 外感、水湿、湿热、瘀血及湿浊是肾病发生发展过程中的病理环节，与肺、脾、肾三脏虚弱之间互为因果。若肺、脾、肾三脏气虚，卫外不固则易感受外邪，外邪进一步伤及肺、脾、肾，从而导致水液代谢障碍加重，病情反复。水湿是贯穿于病程始终的病理产物，可以阻碍气机运行，又可伤阳、化热，使瘀血形成。水湿内停，郁久化热可成湿热；或长期过量用扶阳辛热之品而助火生热，并易招致外邪热毒入侵，致邪热与水湿互结，酿成湿热。湿热久结，难解难分，从而使病情反复迁延难愈。肾病精不化气而化水，水停则气滞，气滞则血瘀，血瘀又加重气滞，气化不利而加重水肿。水肿日久不愈，气机壅塞，水道不利，而致湿浊不化，水毒潴留。

3. **阴阳平衡失调，本虚标实错杂** 肾病的病情演变，多以肺肾气虚、脾肾阳虚为主，病久不愈或反复发作或长期使用激素者，可阳损及阴，肝失滋养，出现肝肾阴虚或气阴两虚之证。

【诊断与鉴别诊断】

1. **诊断要点** 本病分为单纯型肾病和肾炎型肾病。

（1）单纯型肾病 具备四大特征：①大量蛋白尿［尿蛋白定性常在（＋＋＋）以上，24小时尿蛋白定量≥50mg/kg］；②低蛋白血症（血浆白蛋白：儿童＜30g/L，婴儿＜25g/L）；③高脂血症（血浆胆固醇：儿童＞5.7mmol/L，婴儿＞5.2mmol/L）；④明显水肿。其中以大量蛋白尿和低蛋白血症为必备条件。

（2）肾炎型肾病 除单纯型肾病四大特征外，还具有以下四项中之一项或多项。①明显血尿：尿中红细胞＞10个/HP（见于2周内3次以上离心尿标本）；②反复或持续高血压［学龄儿童血压＞130/90mmHg（17.3/12kPa），学龄前儿童血压＞120/80mmHg（16.0/10.7kPa）］，并排除激素所致者；③持续性氮质血症（血尿素氮＞10.7mmol/L），并排除血容量不足所致者；④血总补体量（CH50）或血C3反复降低。

2. **鉴别诊断**

（1）急性肾小球肾炎 急性肾小球肾炎与肾病均以浮肿及尿改变为主要特征。但肾病以大量蛋白尿为主，伴低蛋白血症及高胆固醇血症，其浮肿多为指凹性。急性肾炎则以血尿为主，不伴低蛋白血症及高胆固醇血症，其浮肿多为紧张性。

（2）营养性水肿 严重的营养不良与肾病均可见指凹性浮肿，小便短少，低蛋白血症。但肾病有大量蛋白尿，而营养性水肿无尿检异常，且有形体逐渐消瘦等营养不良病史。

（3）心源性水肿 严重的心脏病也可出现浮肿，以下垂部位明显，但呈上行性加重，有心脏病史及心衰症状和体征而无大量蛋白尿。

（4）肝性腹水 肾病水肿严重时可出现腹水，此时应与肝性腹水相鉴别。肝性腹水以腹部胀满有水，腹壁青筋暴露为特征，其他部位无或仅有轻度浮肿，有肝病史而无大量蛋白尿，病变部位主要在肝。

【辨证论治】

1. **辨证要点** 首先辨标本虚实，区别本证与标证。肾病的本证以正虚为主，有肺脾气虚、脾肾阳虚、肝肾阴虚及气阴两虚。肾病的初期、水肿期及恢复期多以阳虚、气虚为主；难治病例，病久不愈或反复发作或长期使用激素者，可由阳虚转化为阴虚或气阴两虚。而阳虚乃病理演变之本始。肾病的标证以邪实为患，有外感、水湿、湿热、血瘀及湿浊。临床以外感、湿热、瘀血多见，水湿主要见于明显水肿期，湿浊则多见于病情较重或病程晚期。在肾病的发病与发展过程中，本虚与标实之间是相互影响、相互作用的，正虚易感受外邪、生湿、化热致瘀而使邪实，所谓"因虚致实"；邪实反过来又进一步损伤脏腑功能，使正气更虚，从而表现出虚实寒热错杂、病情反复、迁延不愈的临床特点，尤其难治性病例更为突出。在肾病的不同阶段，标本虚实主次不一，或重在正虚，或重在标实，或虚实并重。一般在水肿期，多本虚标实兼夹，在水肿消退后，则以本虚为主。

2. 治疗要点 肾病的治疗以扶正培本为主，重在益气健脾补肾、调理阴阳，同时注意配合宣肺、利水、清热、化瘀、化湿、降浊等祛邪之法以治其标。在具体治疗时应掌握各个不同阶段，解决主要矛盾。如水肿严重或外邪湿热等邪实突出时，应先祛邪以急则治其标；在水肿、外邪等减缓或消失后，则扶正祛邪，标本兼治或继以补虚扶正为重。总之，应根据虚实及标本缓急，确定扶正与祛邪孰多孰少。单纯中药治疗效果欠佳者，应配合必要的西药利尿剂、糖皮质激素、免疫抑制剂等综合治疗。对肾病之重症，出现水凌心肺、邪侵心肝或湿浊毒邪内闭之证，应配合西药抗凝、溶栓、透析等抢救治疗。

3. 分证论治

（1）本证

①肺脾气虚

证候 全身浮肿，面目为著，尿量减少，面白身重，气短乏力，纳呆便溏，自汗出，易感冒，或有上气喘息，咳嗽。舌质淡胖，苔薄白，脉虚弱。

证候分析 本证多见于病程的早期或激素维持治疗阶段。以头面肿甚，自汗出，易感冒，纳呆便溏，自汗气短乏力为证候要点。轻症可无浮肿，但有自汗、易感冒的特点。

治法 益气健脾，利水消肿。

方药 参苓白术散（《太平惠民和剂局方》）合玉屏风散（《医方类聚》）。药物组成：人参、白术、茯苓、甘草、山药、莲子、白扁豆、薏苡仁、砂仁、桔梗；防风、黄芪、白术。

加减 浮肿明显者，加生姜皮、陈皮、大腹皮以利水行气；伴上气喘息、咳嗽者，加麻黄、杏仁、桔梗宣肺止咳；常自汗出而易感冒者，重用黄芪，加防风、煅牡蛎，取玉屏风散之意，益气固表；若同时伴有腰脊酸痛者，多为肾气虚之证，加用五味子、菟丝子、肉苁蓉滋养肾气。

②脾肾阳虚

证候 全身明显浮肿，按之深陷难起，下肢尤甚，面白无华，畏寒肢冷，神疲倦卧，小便短少不利，可伴有胸水、腹水，纳少便溏，恶心呕吐。舌质淡胖或有齿印，苔白滑，脉沉细无力。

证候分析　本证多见于大量蛋白尿持续不消，病情加剧者。临床以高度浮肿，面白无华，畏寒肢冷，小便短少不利为证候要点。若肾阳虚偏重者，则形寒肢冷，面白无华，神疲蜷卧；若脾阳虚偏重者，则腹胀满，纳差，大便溏泄。

治法　温肾健脾，利水消肿。

方药　真武汤（《伤寒论》）。药物组成：茯苓、芍药、白术、生姜、附子。

加减　腹部胀满，纳差者，加草果、厚朴、木香、大腹皮行气导滞；肢冷畏寒者，加淫羊藿、仙茅、巴戟天、杜仲温补肾阳；兼有咳嗽胸满气促，不能平卧者，加用防己、椒目、葶苈子泻肺利水。兼有腹水者，加牵牛子、带皮槟榔行气逐水。

③肝肾阴虚

证候　浮肿或重或轻，头痛头晕，心烦躁扰，口干咽燥，手足心热，或有面色潮红，目睛干涩或视物不清，痤疮，失眠多汗。舌红苔少，脉弦细数。

证候分析　本证多见于素体阴虚，过用温燥或利尿过度，尤多见于大量使用激素者，水肿或轻或无。临床以头痛头晕、心烦易怒、手足心热、口干咽燥、舌红少苔为证候要点。偏于肝阴虚者，则头痛头晕，心烦躁扰，目睛干涩明显；偏于肾阴虚者，口干咽燥、手足心热、面色潮红突出；阴虚火旺则见痤疮、失眠、多汗等。

治法　滋阴补肾，平肝潜阳。

方药　知柏地黄丸（《医宗金鉴》）。药物组成：知母、黄柏、熟地黄、山茱萸、丹皮、山药、茯苓、泽泻。

加减　肝阴虚突出者，加用沙参、沙苑子、菊花、夏枯草养肝平肝；肾阴虚突出者，加枸杞子、五味子、天门冬滋阴补肾；阴虚火旺者，重用地黄、知母、黄柏滋阴降火；有水肿者，加车前子等以利水。

④气阴两虚

证候　面色无华，神疲乏力，汗出，易感冒或有浮肿，头晕耳鸣，口干咽燥或长期咽痛，手足心热。舌质稍红，舌苔少，脉细弱。

证候分析　本证多见于病程较久，或反复发作，或长期、反复使用激素后，其水肿时有反复者。本证的气虚是指脾气虚，阴虚是指肾阴虚。其中以汗出、反复感冒、神疲乏力、头晕耳鸣、口干咽燥、长期咽痛、咽部暗红、手足心热为证候要点。此外，在激素减撤过程中，患儿由阴虚转向阳虚，而见神疲乏力，面色苍白，少气懒言，口干咽燥，头晕耳鸣，舌质由红转淡，此乃阴阳两虚之证，临床应注意辨别。

治法　益气养阴，化湿清热。

方药　六味地黄丸（《小儿药证直诀》）加黄芪。药物组成：熟地黄、山茱萸、山药、茯苓、泽泻、丹皮。

加减　气虚证突出者，重用黄芪，加党参、白术增强益气健脾之功；阴虚偏重者，加玄参、怀牛膝、麦冬、枸杞子以养阴；阴阳两虚者，应加益气温肾之品，如淫羊藿、肉苁蓉、菟丝子、巴戟天等以阴阳并补。

（2）标证

①外感风邪

证候 发热，恶风，无汗或有汗，头身疼痛，流涕，咳嗽，或喘咳气急，或咽痛乳蛾肿痛。舌苔薄，脉浮。

证候分析 本证可见于肾病的各个阶段，尤多见于肾病的急性发作之始，或缓解期复发之初。此乃气虚卫表不固，加之长期使用激素或细胞毒药物，使免疫功能低下，卫外功能更差，易于感受风邪而致。临床应区别风寒或风热之不同。外感风寒以发热恶风寒、无汗、头身痛、流清涕、咳痰稀白、舌淡苔薄白、脉浮紧为证候要点；外感风热则以发热、有汗、口渴、咽红、流浊或黄涕、舌红、脉浮数为证候要点。如见喘咳气急，肺部细湿啰音者，则属风邪郁肺之证。

治法 外感风寒治以辛温宣肺祛风，外感风热治以辛凉宣肺祛风。

方药 麻黄汤（《伤寒论》）或银翘散（《温病条辨》）。药物组成：麻黄、桂枝、杏仁、甘草；金银花、连翘、竹叶、荆芥、牛蒡子、薄荷、豆豉、甘草、桔梗、芦根。

加减 无论风寒、风热，如同时伴有水肿者，均可加茯苓、猪苓、泽泻、车前子宣肺利水；若有乳蛾肿痛者，可加板蓝根、蒲公英、冬凌草清热利咽。若出现风邪郁肺者，属风寒郁肺，用小青龙汤加减以散寒宣肺；属风热郁肺，用麻杏石甘汤加减以清热宣肺。

②水湿

证候 全身广泛浮肿，肿甚者可见皮肤光亮，可伴有腹胀水臌，水聚肠间，辘辘有声，或见胸闷气短，心下痞满，甚有喘咳，小便短少。舌淡，脉沉。

证候分析 本证以中度以上水肿，伴水臌（腹水）、悬饮（胸水）为证候要点。此外，尚可结合触诊、叩诊，腹胸部 B 超、X 线等检查，不难确诊。水臌责之于脾、肾、肝；悬饮责之于肺、脾。

治法 补气健脾，逐水消肿。

方药 防己黄芪汤（《金匮要略》）合己椒苈黄丸（《金匮要略》）。药物组成：防己、甘草、白术、黄芪、生姜、大枣；防己、椒目、葶苈、大黄。

加减 脘腹胀满者，加大腹皮、厚朴、莱菔子、槟榔以行气除胀；胸闷气短，喘咳者，加麻黄、杏仁、苏子、生姜皮、桑白皮宣肺降气利水；若水臌、悬饮，胸闷腹胀，大小便不利，体气尚实者，可短期应用甘遂、牵牛子攻逐水饮。当单纯中药不能奏效时，可配合输注血浆或白蛋白及西药利尿剂短期应用。

③湿热

证候 皮肤脓疱疮、疖肿、疮疡、丹毒等；或口黏口苦，口干不欲饮，脘闷纳差；或小便频数不爽、量少、有灼热或刺痛感、色黄赤混浊，小腹坠胀不适，或有腰痛、恶寒发热、口苦便秘。舌质红，苔黄腻，脉滑数。

证候分析 湿热为肾病患儿最常见的兼夹证，可出现于病程各阶段，尤多见于足量长期使用激素或大量用温阳药之后。临证应区分上、中、下三焦湿热之不同。以皮肤疮毒、口黏口苦、脘闷纳差、苔黄腻、小便频数不爽、量少、尿痛、小腹坠胀为证候要点。此外，下焦湿热之轻证可无明显症状，但尿检有白细胞、脓细胞，尿细菌培养阳性。

治法　上焦湿热，清热解毒燥湿。中焦湿热，清热化浊利湿。下焦湿热，清热利水渗湿。

方药　上焦湿热，用五味消毒饮（《医宗金鉴》）。中焦湿热，用甘露消毒丹（《温热经纬》）。下焦湿热，用八正散（《太平惠民和剂局方》）。药物组成：野菊花、金银花、蒲公英、紫花地丁、紫背天葵子；滑石、淡芩、茵陈、藿香、连翘、石菖蒲、白蔻、薄荷、木通、射干、川贝母；车前子、瞿麦、萹蓄、滑石、栀子、甘草、木通、大黄。

加减　高热口渴，加生石膏、知母、芦根清热生津；皮肤疮毒，加土茯苓、白鲜皮清热解毒。

④血瘀

证候　面色紫暗或晦暗，眼睑下青黯，皮肤不泽或肌肤甲错，有紫纹或血缕，常伴有腰痛或胁下有癥瘕积聚。唇舌紫暗，舌有瘀点或瘀斑，舌苔少，脉弦涩。

证候分析　血瘀也是肾病综合征常见的标证，可见于病程的各个阶段，尤多见于难治病例或长期足量用激素之后，临床以面色晦暗，唇暗舌紫，有瘀点瘀斑为证候要点。也有以上证候不明显，但长期伴有血尿或血液流变学检测提示有高凝情况，亦可辨为本证。

治法　活血化瘀。

方药　桃红四物汤（《医宗金鉴》）。药物组成：当归、川芎、桃仁、红花、芍药、地黄。

加减　尿血者，选加仙鹤草、蒲黄炭、旱莲草、茜草、参三七以止血；瘀血重者，加水蛭、三棱、莪术活血破血；血胆固醇过高，多从痰瘀论治，常选用泽泻、瓜蒌、半夏、胆南星、生山楂以化痰活血；若兼有郁郁不乐，胸胁胀满，腹胀腹痛，嗳气呃逆等气滞血瘀症状，可选加郁金、陈皮、大腹皮、木香、厚朴以行气活血。本证之高黏滞血症，可用水蛭粉装胶囊冲服，每日1.5～3g为宜。本证也可用丹参注射液或脉络宁注射液静脉滴注。

⑤湿浊

证候　纳呆，恶心或呕吐，身重困倦或精神萎靡，水肿加重。舌苔厚腻。

证候分析　本证多见于水肿日久不愈，水湿浸渍，脾肾衰竭，水毒潴留，使湿浊水毒之邪上逆而致。临床以恶心呕吐、纳差、身重困倦或精神萎靡，结合检查血尿素氮、肌酐增高为证候要点。

治法　利湿降浊。

方药　温胆汤（《三因极一病证方论》）。药物组成：半夏、竹茹、枳实、陈皮、人参、茯苓、炙甘草。

加减　若呕吐频繁者，加代赭石、旋覆花降逆止呕；若舌苔黄腻，口苦口臭之湿浊化热者，可选加黄连、黄芩、大黄解毒燥湿泻浊；若肢冷倦怠、舌质淡胖之湿浊偏寒者，可选加党参、淡附片、吴茱萸、姜汁黄连、砂仁等以寒温并用，温中清热；若湿邪偏重，舌苔白腻者，选加苍术、厚朴、生薏苡仁燥湿平胃。

【其他疗法】

1. 中成药

（1）雷公藤多苷片　1~1.5mg/（kg·d），分2~3次，口服，3个月为1个疗程。用于各证。

（2）肾康宁片　每片0.33g。<3岁，1次2片；3~6岁，1次3片；>6岁，1次4片，1日2~3次，口服。用于脾肾阳虚证。

（3）济生肾气丸　水蜜丸每袋6g，小蜜丸每袋9g。水蜜丸：<3岁，1次2g，1日2次；3~6岁，1次4g；>6岁，1次6g，1日2~3次。小蜜丸：<3岁，1次3g；3~6岁，1次6g，1日2~3次；>6岁，1次9g，1日2次，口服。用于脾肾阳虚证。

（4）强肾片　每片0.63g。<3岁，1次2片；3~6岁，1次3片；>6岁，1次4片，1日3次，口服。用于肾病之阴阳两虚兼血瘀者。

（5）肾炎消肿片　每片0.34g。<3岁，1次1片；3~6岁，1次2片；>6岁，1次3片，1日2~3次，口服。用于脾虚湿困证。

2. 西医疗法

（1）对症治疗

①利尿：水肿严重时可予以利尿剂，常选用氢氯噻嗪（双氢克尿噻）、螺内酯（安体舒通）、呋塞米等。一般利尿剂无效且血容量不高者，可应用低分子右旋糖酐扩容利尿；伴严重低白蛋白血症且通常利尿措施无效者，可输注白蛋白。

②降压：合并高血压时应降压治疗，可选用血管紧张素转换酶抑制剂（ACEI）。除具有降压作用外，对改善肾小球局部血流动力学，减少尿蛋白，延缓肾小球硬化有良好作用。常用制剂有卡托普利、依那普利、盐酸贝那普利等。

③防治感染：注意预防患儿因免疫功能低下而反复发生感染，注意皮肤清洁，避免交叉感染，一旦发生感染应及时治疗。

（2）肾上腺皮质激素　初治病例诊断确定后，应尽早选用泼尼松（强的松）治疗。临床多选用中、长程疗法。中程疗法疗程为6个月，长程则为9个月。先以泼尼松2mg/（kg·d），最大量60mg/d，分次服用。若4周内尿蛋白转阴，则自转阴后至少巩固2周方始减量。以后改为隔日2mg/kg，早餐后顿服，继用4周。以后每2~4周减总量2.5~5mg，直至停药。疗程必须达6个月（中程疗法）。开始治疗后，4周尿蛋白未转阴者可继服至尿蛋白阴转后2周，一般不超过8周。以后再改为隔日2mg/kg，早餐后顿服，继用4周。以后每2~4周减量1次，直至停药。疗程9个月（长程疗法）。

（3）抗凝及纤溶药物疗法　由于肾病往往存在高凝状态和纤溶障碍，易并发血栓形成，需加用抗凝和溶栓治疗。

①肝素钠：1mg/（kg·d），加入10%葡萄糖液50~100mL中静脉点滴，1日1次，2~4周为1个疗程。亦可选用低分子肝素。病情好转后，改口服抗凝药维持治疗。

②尿激酶：有直接激活纤溶酶溶解血栓的作用。一般剂量3万~6万U/d，加入

10%葡萄糖溶液 100～200mL 中静脉滴注，1～2 周为 1 个疗程。

③口服抗凝药：双嘧达莫 5～10mg/（kg·d），分 3 次，饭后服，6 个月为 1 个疗程。

【预防与调护】

1. 预防

（1）尽量寻找病因，若有皮肤疮疖痒疹、龋齿或扁桃体炎等病灶应及时处理。

（2）注意接触日光，呼吸新鲜空气，防止呼吸道感染。保持皮肤及外阴、尿道口清洁，防止皮肤及尿路感染。

2. 调护

（1）水肿明显者应卧床休息，病情好转后可逐渐增加活动。

（2）显著水肿和严重高血压时应短期限制水钠摄入，摄入盐量 1～2g/d，并控制水入量。病情缓解后不必继续限盐。

（3）水肿期应给清淡易消化食物。蛋白质摄入量 1.5～2g/（kg·d），以高生物价的动物蛋白（乳、鱼、蛋、禽、牛肉等）为宜，摄入量避免过高或过低。

（4）水肿期，每日应准确记录患儿的出入量、体重变化及电解质情况。

【案例分析】

患儿，男，3 岁。因"颜面、双下肢水肿伴泡沫尿 10 天"入院。

患儿发热咳嗽 1 天，就诊时发现眼睑水肿，后渐渐波及整个颜面部，并波及双下肢，午后无明显减轻。尿量比平时稍减少，尿色呈淡黄色，伴有较多泡沫。发病以来，尤其是近 3 天患儿不爱活动，食欲下降，偶有恶心，无头痛、呕吐、腹痛、意识障碍、抽搐等症状。无乙肝、过敏性紫癜等病史，否认特殊药物、汞等化学物质接触史。入院体检：体温 36.5℃，心率 90 次/分，呼吸 20 次/分，血压 90/60mmHg，体重 16kg。皮肤未见花斑、紫斑。颜面明显水肿，双下肢水肿，压之凹陷，阴囊明显水肿，皮肤发亮。口腔黏膜光滑，未见龋齿，咽部充血，后壁可见滤泡。颈部无抵抗。心音有力，律齐。双肺未见异常。腹部平软，移动性浊音阴性，肝脾未触及肿大。肾区叩击痛阴性。脊柱未见异常，四肢温暖。神经系统检查未见异常。辅助检查：血常规示 WBC 10.8×10^9/L，N 0.55，L 0.45，Hb110g/L，PLT 300×10^9/L。尿常规示尿比重 1.013，pH 值 5.6，PRO（＋＋＋），RBC 2 个/HP，WBC 3 个/HP，可见透明管型、颗粒管型；24 小时尿蛋白定量 1.8g，尿纤维蛋白降解产物（FDP）0.2mg/L，尿糖酶（NAG）＜2.37U/mmol，血沉 33mm/h，ASO ＜200IU；血凝全套 PT 12s，APTT 34s，Fg 4.0g/L，D－二聚体：阴性；生化全套示总蛋白 60g/L，白蛋白 2lg/L，胆固醇 8.7mmol/L，甘油三酯 3.4mmol/L，尿素氮 3.5mmol/L，肌酐 35μmol/L，HDL－C 1.15mmol/L，LDL－C 4.56mmol/L，VLDL－C 1.25mmol/L；免疫球蛋白：IgA 0.56g/L，IgG 4.5g/L，IgM l.55g/L，C3 1.06；循环免疫复合物（CIC）阳性；自身免疫全套：全阴性；乙肝两对半：全阴性；胸部 X 线片示心肺未见明显异常；腹部 B 超示腹腔可见少量积液，肾脏大小正常范围，肝、脾、胰腺、输尿管、膀胱未见异常。请写出：中西医诊断、辨证分析、治法、方药。

第三节 尿 频

 学习目标

1. 了解尿频的发病特点。
2. 熟悉尿频的病因病机及辨证论治。

尿频是以小便频急而数为特征的一种小儿常见疾病。属于中医"淋证"的范畴，其中以热淋为多。尿频多发于学龄前儿童，尤以婴幼儿时期发病率高。女孩发病率高于男孩。本病经过恰当治疗，预后良好。若治疗不彻底，可反复发作，影响小儿身心健康。

本病相当于西医学的泌尿系统感染和白天尿频综合征。

知识链接

尿路感染（UTI）

尿路感染（UTI）是指病原体直接侵入尿路，在尿液中生长繁殖，并侵犯尿路黏膜或组织而引起损伤。上尿路（肾盂、肾实质）及下尿路（尿道、膀胱）均可累及，按病原体侵袭的部位不同分为肾盂肾炎、膀胱炎、尿道炎等，其中以肾盂肾炎为常见，但小儿时期局限于某一部位者较少，常难定位，故统称尿路感染。上尿路感染表现为全身症状重，年长儿还可有膀胱刺激症状、脓尿严重、肾小管浓缩功能减退，肾脏早期损害中尿 β_2 微球蛋白、NAG 酶等升高，可在肾脏形成瘢痕，反复发作者可影响肾功能。下尿路感染，主要为膀胱刺激症状，可有一过性肉眼血尿或镜下血尿，全身症状轻微。

【病因病机】

尿频的病位在肾与膀胱。尿频的病因有内因和外因。外因责之于湿热，多因外感湿热，或坐地潮湿、粪便污染感受湿热邪毒，或因有积滞内蕴化为湿热；内因责之于脾肾亏虚，多由先天禀赋不足，素体虚弱，或后天失调，导致脾肾气虚。

1. 湿热下注 湿热来源有两个方面：其一为外感，外感湿热或坐地嬉戏或粪便污染，湿热之邪感受，熏蒸于下焦；其二为内伤，因小儿脾常不足，运化力差，内伤乳食，积滞内蕴，化为湿热。湿热之邪客于肾与膀胱，湿阻热郁，气化不利，开阖失司，膀胱失约而致尿频。

2. 脾肾气虚 因尿频长期不愈，或因小儿先天不足，素体虚弱，病后失调，导致脾肾气虚。肾主封藏而司二便，肾气虚则下元不固，气化不利，开阖失司；脾主运化而制水，脾气虚则中气下陷，运化失常，水失制约。故无论肾虚、脾虚，均可使膀胱失约，排尿异常，而致尿频之证。

3. 阴虚内热　尿频日久不愈，湿热久恋不去，可损伤肾阴；或脾肾阳虚，日久阳损及阴，而致肾阴不足；或初为阳虚而过用辛温，损伤肾阴；或素为阴虚体质。肾阴不足，虚热内生，虚火客于膀胱，膀胱失约而致尿频。

若小儿尿频日久则变生多端。湿热日久，损伤膀胱血络则为血淋；煎熬尿液，结为砂石，则为石淋；耗气伤阴，致肾阴肾阳不足，则成虚实夹杂之证。脾肾气虚日久，损阳气，阳不化气，气不化水，可致水肿；也可使卫外不固，易感外邪，而致尿频反复发作，加重病情。

【诊断与鉴别诊断】

1. 诊断要点　本病常见尿路感染和白天尿频综合征两种病症。

（1）尿路感染

①病史：有外阴不洁或坐地嬉戏等湿热外侵，或湿热内蕴传于下焦的病史。

②症状：起病急，年长儿以小便频数，淋沥涩痛，或伴发热、腰痛等为特征。小婴儿的尿频往往局部排尿刺激症状不明显，而仅表现为发热、拒食、呕吐、泄泻等全身症状，可发现排尿时哭闹不安，尿布有臭味和顽固性尿布疹等症状。

③实验室检查：尿常规：清洁中段尿常规检查可见白细胞增多或见脓细胞，血尿也很常见。肾盂肾炎患儿有中等蛋白尿、白细胞管型尿，晨尿的比重和渗透压减低。中段尿培养：尿细菌培养阳性，中段尿培养菌落数 $>10^5$/mL 可确诊。$10^4 \sim 10^5$/mL 为可疑，$<10^4$/mL 系污染。尿细菌培养及菌落计数是诊断尿路感染的主要依据，但要排除污染。

（2）白天尿频综合征（神经性尿频）

①年龄：多发生在婴幼儿时期。

②症状：醒时尿频，次数较多，甚者数分钟1次，点滴淋沥，但入眠消失。反复发作，无其他痛苦，精神、饮食均正常。

③实验室检查：尿常规、尿培养无阳性发现。

2. 鉴别诊断　尿频为临床病证，临证时要明确其原发疾病。尿频本身要将尿路感染和白天尿频综合征鉴别开来。除此之外，泌尿系结石和肿瘤也可导致尿频，反复泌尿道感染发作者要除外泌尿道畸形，应结合尿细菌学检查，B超、CT或泌尿系造影等影像学检查进行鉴别。

【辨证论治】

1. 辨证要点　本病的辨证主要在于辨虚实。病程短，起病急，小便频数短赤，尿道灼热疼痛，或见发热恶寒、烦躁口渴、恶心呕吐者，为湿热下注所致，属实证；病程长，起病缓，小便频数，淋沥不尽，但无尿热、尿痛之感，属虚证。若伴神疲乏力，面白形寒，手足不温，眼睑浮肿者，为脾肾气虚所致；若见低热，盗汗，颧红，五心烦热等症，则为阴虚内热之证。

2. 治疗要点　本病分虚实证治。实证宜清热利湿，虚证宜温补脾肾或滋阴清热，病程日久或反复发作者，多为本虚标实、虚实夹杂之候，治疗要标本兼顾，攻补兼施。

3. 分证论治

（1）湿热下注

证候　起病较急，小便频数短赤，尿道灼热疼痛，尿液淋沥混浊，小腹坠胀，腰部酸痛，婴儿则时有啼哭不安，常伴发热、烦躁口渴、恶心呕吐。舌质红，苔薄腻微黄或黄腻，脉数有力。

证候分析　本证为热淋，常见于急性尿路感染，由湿热内蕴，下注膀胱所致，为邪实之证。以起病急，尿频、尿急、尿痛，小便短赤，或见发热、烦渴、恶心呕吐，舌红苔腻为证候要点。

治法　清热利湿，通利膀胱。

方药　八正散（《太平惠民和剂局方》）。药物组成：车前子、瞿麦、萹蓄、滑石、栀子、甘草、木通、大黄。

加减　寒热往来者，加柴胡、黄芩解肌退热；腹满便溏者，去大黄，加大腹皮、焦山楂；恶心呕吐者，加竹茹、藿香降逆止呕；若小便频数短涩，小腹作胀，为肝失疏泄，可加柴胡、香附、川楝子以疏肝理气；小便带血，尿道刺痛，排尿突然中断者，常为砂石所致，可重用金钱草，加海金沙、鸡内金、大蓟、小蓟、白茅根，加强清热利湿功能，以排石止血；若小便赤涩，尿道灼热刺痛，口渴烦躁，舌红少苔，为心经热盛，移于小肠，可用导赤散，以清心火，利小便。

（2）脾肾气虚

证候　病程日久，小便频数，淋沥不尽，尿液不清，神倦乏力，面色萎黄，食欲不振，甚则畏寒怕冷，手足不温，大便稀薄，眼睑浮肿。舌质淡，细弱。

证候分析　本证多见于白天尿频综合征或慢性尿路感染。由脾肾气虚，膀胱失约所致。临床以病程长，小便频数，淋沥不尽，无尿痛、尿热为证候要点。偏脾气虚者，症见神倦乏力，面黄纳差，便溏；偏肾阳虚者，症见面白无华，畏寒肢冷，下肢浮肿，脉沉细无力。

治法　温补脾肾，升提固摄。

方药　缩泉丸（《妇人大全良方》）。药物组成：益智仁、台乌药、山药。

加减　以脾气虚为主者，加黄芪、党参、茯苓健脾益气，和胃渗湿；以肾阳虚为主者，加附子、干姜、胡芦巴、车前子温补肾阳，利水消肿；夜尿增多者，加桑螵蛸、生龙骨。若属肺脾气虚者，症见小便频数，点滴而出，不能自控，入睡自止，面色萎黄，容易出汗，神倦体瘦，食欲不振，舌淡苔白，脉缓弱，可用补中益气汤合缩泉丸加减以益气补肺，固摄缩尿。

（3）阴虚内热

证候　病程日久，小便频数或短赤，低热，盗汗，颧红，五心烦热，咽干口渴，唇干。舌质红，舌苔少，脉细数。

证候分析　本证多见于尿路感染病程较长或反复发作者，因病久阴伤，虚热内生所致。临床以尿频的同时伴有低热、盗汗、颧红、五心烦热、舌红、苔少、脉细数等阴虚内热证候为证候要点。

治法　滋阴补肾，清热降火。

方药　知柏地黄丸（《医宗金鉴》）。药物组成：知母、黄柏、熟地黄、山茱萸、丹皮、山药、茯苓、泽泻。

加减　若仍有尿急、尿痛、尿赤者，加黄连、淡竹叶、萹蓄、瞿麦以清心火，利湿热；低热者，加青蒿、地骨皮以退热除蒸；盗汗者，加鳖甲、煅龙骨、煅牡蛎以敛阴止汗。湿热留恋不去的治疗一般较难掌握，滋阴之品容易滞湿留邪，清利之品又易耗伤阴液，在临床应用时，应仔细辨别虚实的孰轻孰重，斟酌应用。

本病若缠绵日久，损伤正气，往往形成虚实夹杂之复杂证候，此时要分清虚实之孰多孰少，或以补为主，或以清为主，或攻补兼施。

【其他疗法】

1. 中成药

（1）三金片　大片相当于原药材3.5g，小片相当于原药材2.1g。大片：<3岁，1次1片；3~6岁，1次2片；>6岁，1次3片，1日3次，口服。小片：<3岁，1次2片；3~6岁，1次3片，1日3次；>6岁，1次4片，1日3~4次，口服。用于湿热下注证。

（2）济生肾气丸　水蜜丸每袋6g，小蜜丸每袋9g。水蜜丸：<3岁，1次2g，1日2次；3~6岁，1次4g；>6岁，1次6g，1日2~3次。小蜜丸：<3岁，1次3g；3~6岁，1次6g，1日2~3次；>6岁，1次9g，1日2次。用于脾肾气虚证。

（3）知柏地黄丸　每30粒6g。3~6岁，1次1.5g，1日3次；>6岁，1次3g，1日2次。用于阴虚内热证。

2. 药物外治　坐浴：金银花30g，蒲公英30g，地肤子30g，艾叶30g，赤芍15g，生姜15g，通草6g。水煎坐浴。每日1~2次，每次30分钟。用于湿热下注证。

3. 推拿疗法　每日下午揉丹田200次，摩腹20分钟，揉龟尾30次。较大儿童可用擦法，横擦肾俞、八髎，以热为度。用于脾肾气虚证。

4. 西医疗法

（1）对尿路刺激症状明显者，可口服碳酸氢钠碱化尿液，以减轻症状。

（2）尿路感染采用抗生素治疗，选用在肾组织、尿液、血液都有较高浓度的药物如氨苄西林、呋喃坦啶等。

【预防与调护】

1. 预防

（1）注意个人卫生，勤换尿布和内裤，不穿开裆裤，不穿紧身内裤，不坐地玩耍，勤洗外阴以防止细菌入侵。

（2）及时发现和处理男孩包茎、女孩处女膜伞、蛲虫感染等。

（3）及时矫治尿路畸形，防止尿路梗阻和肾瘢痕形成。

2. 调护

（1）多饮水，不进食辛辣食物。

（2）注意外阴部清洁，每天晚间及大便后清洗阴部。

（3）增加饮食营养，加强锻炼，增强体质。

【案例分析】

患儿，女，6岁。因"尿频、尿急、尿痛4天"就诊。

4天前患儿无明显原因出现发热、恶寒、尿频、尿急、尿痛，自服氟哌酸及中成药未见改善，前来就诊。诊见：高热寒战，尿频、尿急、尿痛，下腹坠痛，腰痛，并有双肾区叩击痛。小便黄，舌红，苔黄，脉弦数。测体温38.9℃。尿常规：白细胞＞5个/HP，蛋白微量，可见管型及红细胞。清晨中段尿培养：菌落计数＞10万/mL尿液。肾功能检查未见异常。请写出：中西医诊断、辨证分析、治法、方药。

第四节　遗　尿

 学习目标

1. 了解遗尿的发病特点。
2. 熟悉遗尿的病因病机及诊断要点。
3. 掌握遗尿的辨证论治。

遗尿是指3周岁以上的小儿频繁发生睡中小便自遗，醒后方觉的一种病证。本病又称尿床。婴幼儿时期，由于发育未全，脏腑娇嫩，"肾常虚"，排尿的自控能力尚未完善，常发生本病。学龄期儿童可因白天游戏玩耍过度，夜晚熟睡不醒，偶然发生尿床，非病态。年龄超过3岁，特别是5岁以上的儿童，睡中经常遗尿，每周超过一定次数，则为病态。本病的发生男孩多于女孩，部分有明显的家族史。病程较长，常反复发作。

知识链接

行为疗法（Behaviortherapy）在遗尿中的作用

行为疗法（Behaviortherapy）又称行为治疗，是基于现代行为科学的一种非常通用的新型心理治疗方法。是使用通过实验而确立的有关学习的原理和方法，克服不适应行为习惯的过程。

遗尿是一种多病因的症状，迄今为止对其病因和相关作用机制尚未明确。因其与睡眠觉醒障碍、精神心理因素有关，在治疗中配合行为疗法取得了比较肯定的疗效。

"报警器治疗"是一种常用的心理行为疗法，具有悠久历史。使患儿在刚开始排尿时，即用报警声唤醒儿童，经过一段时间连续不断的刺激，使患儿逐渐改善排尿，它包括开始意识到需要排尿，因为尿意而自动醒来及自己控制外部括约肌以延缓膀胱排空的过程，通过报警器的作用，遗尿症患儿最终学会了正常的排尿控制技能。大多数研究者普遍认为，其治疗机理是一种条件反射训练。该法目前已被证明是治疗原发性夜间遗尿症（PNE）最有效的治疗方法。治愈率可达到80%左右，且疗效较药物治疗更持久，具有成功率高、复发率低的特点，是目前最受欢迎的治疗选择之一。但这种方法仅适用于年龄>7岁、自尊心受到严重伤害的持续难治的儿童，其缺点是遗尿后才发出警报，不能迅速见效，同时夜间影响他人休息。

【病因病机】

遗尿的病因责之先天禀赋未充、后天发育迟滞。肺、脾、肾三脏功能失调，肾气不固，下元虚寒，肺脾气虚，肝经湿热下注。其中尤以肾气不固、下元虚寒所致的遗尿最为多见。遗尿的病位主要在膀胱，然与肾、脾、肺三脏都有关系。病机为三焦气化失司，膀胱约束不利。

1. 下元虚寒 肾为先天之本，司二便；膀胱主藏尿液，与肾相为表里。先天禀赋未充、后天发育迟滞，肾气不足，无以温养，导致下元虚寒，闭藏失司，不能约束水道而遗尿。先天肾气不足，体质虚寒及有隐性脊柱裂的患儿多见此证。

2. 肺脾气虚 肺主敷布津液，脾主运化水湿，肺脾二脏与肾共同维持正常水液代谢。若脾虚失于健运，不能运化水湿，肺虚治节不行，通调水道失职，三焦气化失司，则膀胱失约，津液不藏，而成遗尿，所谓"上虚不能制下"。《杂病源流犀烛·遗溺》说："肺虚则不能为气化之主，故溺不禁也。"反复外感，哮喘频发，或喂养不当，消瘦羸弱的患儿多见此证。

3. 肝经湿热 肝主疏泄，肝之经脉循绕阴器，抵少腹。肝经湿热，下迫膀胱，膀胱约束不利而致遗尿。诚如《证治汇补·遗尿》所说："遗尿……又有挟热者，因膀胱火邪妄动，水不得宁，故不禁而频来。"

此外，尚有自幼缺乏教育，没有养成良好的夜间排尿习惯，或3岁以后仍用"尿不湿"，而任其自遗形成者。近年来普遍认为，心理因素，如婴幼儿时期遭受强烈的精神刺激，生活中发生某些重大变化，紧张、焦虑等也会导致遗尿的发生。

【诊断与鉴别诊断】

1. 诊断要点

（1）病史 发病年龄在3岁以上，尤其是5岁以上的小儿。部分病例有家族史。

（2）临床表现 寐中小便自出，醒后方觉，每周至少有5次，5岁以上小儿每周至少有2次出现症状，持续6个月以上。

（3）辅助检查 尿常规、尿细菌培养无异常。部分患儿腰骶部X线摄片可显示隐性脊柱裂，做腹部膀胱B超、泌尿道造影可见泌尿系统畸形等。

2. 鉴别诊断

（1）热淋（尿路感染） 尿频急、疼痛，白天清醒时小便也急迫难耐而尿出。小便常规检查有白细胞，中段尿培养有细菌生长。

（2）尿失禁 尿液不自主从尿道流出，不分昼夜和寤寐，常伴随其他基础疾病。

【辨证论治】

1. 辨证要点

（1）辨寒热虚实　本病采用八纲辨证，重在辨虚实寒热，虚寒者多，实热者少。虚寒者病程长，体质弱，尿频清长，舌质淡，苔薄滑，或舌体胖嫩、边有齿印，兼见面白神疲、纳少乏力、肢冷自汗、大便溏薄、反复感冒等症。实热者病程短，体质尚壮实，尿量少、黄臊，舌质红，苔黄，兼见面红唇赤、性情急躁、头额汗多、龂齿夜惊、睡眠不宁、大便干结等症。

（2）辨脏腑　小便清长，肢冷，下肢乏力者，病在肾；平素易感冒，纳少便溏者，病在肺脾；小便黄少，性情急躁，目赤唇红，病在肝；睡眠较深，五心烦热者，病在心。

2. 治疗要点　本病治疗以温补下元、固涩膀胱为主法。下元虚寒者治以温补肾阳，肺脾气虚者治以健脾益气，肝经湿热者治以清利湿热。

3. 分证论治

（1）肾气不足

证候　夜间遗尿，多则一夜数次，尿量多，小便清长，面色少华，神疲倦怠，畏寒肢冷，腰膝酸软。舌质淡，苔白滑，脉沉无力。

证候分析　本证患儿体质多弱，病程长，迁延难愈。肾气不足，下元虚寒，膀胱不约，故见本证。以夜间遗尿，尿量多，次数频繁，兼见面白、形寒、腰膝酸软等虚寒诸症为证候要点。

治法　温补肾阳，培元固脬。

方药　菟丝子散（《太平圣惠方》）。药物组成：菟丝子、鸡内金、肉苁蓉、牡蛎、附子、五味子。

加减　伴有寐深沉，睡不易唤醒者，加炙麻黄以醒神；兼有郁热者，酌加栀子、黄柏兼清里热。

（2）肺脾气虚

证候　夜间遗尿，日间尿频而量多，小便清长，大便溏薄，面色少华或萎黄，神疲乏力，食欲不振，自汗、动则多汗，经常感冒。舌质淡红，苔薄白，脉弱无力。

证候分析　肺脾气虚，统摄失职，膀胱不约，故见本证。以夜间遗尿，可伴有小便清长，反复感冒，兼见神疲乏力、自汗、大便溏薄等为证候要点。

治法　补肺健脾，益气升清。

方药　补中益气汤（《脾胃论》）合缩泉丸（《妇人大全良方》）。药物组成：黄芪、人参、白术、甘草、当归、陈皮、升麻、柴胡、生姜、大枣；益智仁、台乌药、山药。

加减　寐深者，可加炙麻黄、石菖蒲宣肺醒神；兼有里热者，加栀子清其心火；纳呆者，加鸡内金、焦山楂、焦六神曲开胃消食。

（3）肝经湿热

证候　梦中遗尿，小便量少色黄，大便干结，性情急躁，夜卧不安或寐中龂齿，目睛红赤。舌质红，苔黄腻，脉滑数。

证候分析　肝经湿热，下迫膀胱，故见本证。以遗尿，小便量少，色黄臊臭，兼见夜寐龂齿，性情急躁，目睛红赤为证候要点。

治法　清利湿热，泻肝止遗。

方药　龙胆泻肝汤（《太平惠民和剂局方》）。药物组成：龙胆草、黄芩、栀子、泽泻、木通、车前子、当归、地黄、柴胡、甘草。

加减　大便干结，性情急躁者，加决明子、柏子仁、瓜蒌仁润燥安神；夜卧不宁，龂齿梦吃者，加胆南星、黄连、连翘化痰清心；舌苔黄腻者，加竹茹、薏苡仁、黛蛤散清化痰热。

【其他疗法】

1. 中成药

（1）水陆二仙丸　3～6岁，1次3g；6～9岁，1次6g；＞9岁，1次9g，1日2～3次，口服。用于肺脾气虚证。

（2）小儿遗尿宁颗粒　5～7岁，1次5g，1日2次；8～14岁，1次5g，1日3次，温开水冲服。用于下元虚寒证。

（3）缩泉丸　3～6岁，1次2g；＞6岁，3g，1日3次，温开水送服。用于脾肾不足证。

2. 针灸疗法

（1）体针　主穴：神门、委中三温补下元，配中极、肾俞、膀胱俞、太溪，针用补法。补中益气配气海、太渊、足三里、三阴交，针用补法。清利湿热配太冲、行间、阳陵泉，针用泻法。

（2）灸法　取关元、中极、三阴交、命门、肾俞、膀胱俞，艾条悬灸，每穴5分钟。

（3）耳针　取皮质下、神门、内分泌、肾、肺、脾。

3. 捏脊疗法　从长强穴开始沿督脉两侧由下向上捏到大椎穴处为1遍，捏12遍，第7遍开始用"捏三提一"法，重点提捏膀胱俞、肾俞处。捏完后，用拇指沿督脉的命门至大椎和两侧膀胱经从膀胱俞至肝俞各直推100次，然后在命门、膀胱俞、肾俞处各揉按约1分钟。1日1次。

4. 敷贴疗法　取丁香1份，肉桂2份，益智仁4份，覆盆子4份，共研细末，过200目筛后装瓶备用。每次取3g药粉，用黄酒调制成药饼，药饼直径为2cm，厚0.5cm，敷于脐部，每晚1次，次晨除去。

【预防与调护】

1. 预防

（1）勿使患儿白天玩耍过度、睡前饮水太多。

（2）每晚按时唤醒排尿，逐渐养成自控的排尿习惯。

（3）每天晨起后排尿，告诉孩子不要憋尿，在学校内也要多次排尿，避免发生尿急及憋尿。

2. 调护

（1）夜间尿湿后要及时更换裤褥，保持干燥及外阴部清洁。

（2）白天可饮水；晚餐不进稀饭、汤水；晚餐后尽量不喝水、饮料、汤药。临睡前将小便排净。

（3）夜间定时唤醒孩子排尿时，要确保小儿完全清醒。

（4）不体罚，不责骂，消除患儿紧张心理，积极配合治疗。

【案例分析】

患儿，男，9 岁。2013 年 7 月 9 日就诊。

该患儿自幼夜间遗溺，多方治疗，疗效不显。现每夜尿床，轻者一夜一遗，重者一夜数遗，尿液清长量多，腥臊味不重，喜进热食，其他无明显不适。患儿为早产儿，曾患幼儿腹泻长达半年之久。舌质淡红，苔少，脉象尚正常。一般检查：无明显异常。腰骶骨正侧位片示：先天性隐性脊柱裂。请写出：中西医诊断、辨证分析、治法、方药。

第十二章 时行疾病

第一节 麻 疹

 学习目标

1. 了解麻疹的发病特点及临床表现。
2. 熟悉麻疹的病因病机、诊断与鉴别诊断。
3. 掌握麻疹的辨证论治。

麻疹是由外感麻毒时邪（麻疹病毒）引起的一种急性出疹性时行疾病。以发热，咳嗽，流涕，眼泪汪汪，全身布发红色斑丘疹及早期口腔两颊黏膜出现麻疹黏膜斑为特征。麻疹被古代医家列为儿科四大要证之一，严重危害儿童健康。

本病一年四季都有发生，但好发于冬春二季，且常通过空气飞沫传播而引起流行。发病从过去 6 个月至 5 岁为多，向现在大多是 8 个月以内婴儿和 7 岁以上学龄儿童甚至成人转变。本病发病过程中若治疗调护适当，出疹顺利，大多预后良好；反之，调护失宜，邪毒较重，正不胜邪，可引起逆证险证，危及生命。患病后一般可获持久免疫。20世纪 60 年代以来，我国普遍使用麻疹减毒疫苗预防接种，使本病发病率显著下降，有效地控制了大流行。近年来，临床上非典型麻疹病例增多，症状较轻，病程较短，麻疹逆证少见。

本病西医学亦称为麻疹。

【病因病机】

麻疹的主要病因为感受麻毒时邪。

麻毒时邪从口鼻吸入，侵犯肺脾。肺主皮毛，属表，开窍于鼻，司呼吸。毒邪犯肺，早期邪郁肺卫，宣发失司，临床表现为发热、咳嗽、喷嚏、流涕等，类似伤风感冒，此为初热期。脾主肌肉和四末，麻毒入于气分，正气与毒邪抗争，驱邪外泄，皮疹透发于全身，并达于四末，疹点出齐，此为见形期。疹透之后，毒随疹泄，麻疹逐渐收没，热去津伤，进入收没期。这是麻疹顺证的病机演变规律。

麻疹以外透为顺，内传为逆。若正虚不能托邪外出，或因邪盛化火内陷，均可导致麻疹透发不顺，形成逆证。如麻毒内归，或他邪乘机袭肺，灼津炼液为痰，痰热壅盛，肺气闭郁，则形成邪毒闭肺证。麻毒循经上攻咽喉，疫毒壅阻，咽喉不利，而致邪毒攻喉证。若麻毒炽盛，内陷厥阴，蒙蔽心包，引动肝风，则可形成邪陷心肝证。少数患儿血分毒热炽盛，皮肤出现紫红色斑丘疹，融合成片；若患儿正气不足，麻毒内陷，正不胜邪，阳气外脱，可出现内闭外脱之险证。此外，麻毒移于大肠，可引起协热下利；毒结阳明，可出现口疮、牙疳；迫血妄行，可导致鼻衄、吐血、便血等症。

总之，麻疹的病变部位主要在肺、脾，可累及心、肝。基本病机为麻毒侵犯肺脾，肺脾热炽，外发肌肤。若正不胜邪，麻毒内陷，则可出现邪毒闭肺、邪毒攻喉、邪陷心肝、内闭外脱等证候，尤以麻毒闭肺最多见。

【诊断与鉴别诊断】

1. 诊断要点

（1）病史　未接种过麻疹疫苗者，在流行季节，近期有麻疹患者接触史。潜伏期大多6~18天。

（2）临床表现　初起发热，流涕，咳嗽，两目畏光多泪，口腔两颊黏膜近臼齿处可见麻疹黏膜斑。发热3天左右后，皮肤开始出疹。典型皮疹自耳后发际及颈部开始，自上而下，蔓延全身，最后达于手足心。皮疹为玫瑰色斑丘疹，可散在分布，或不同程度融合。疹退后有糠麸样脱屑和棕褐色色素沉着。邪毒深重者，皮疹稠密，融合成片，疹色紫暗；邪毒内陷者，可见皮疹骤没，或疹稀色淡。麻毒深重者，常可在病程中合并邪毒闭肺、邪毒攻喉、邪陷心肝等证。

（3）辅助检查　血常规检查：疹前期白细胞总数正常或减少，中性粒细胞及淋巴细胞几乎相等。非典型麻疹患者，嗜酸性粒细胞增多。血清学检查：①抗体检测：ELISA法检测血清特异性IgM、IgG；②抗原检测：免疫荧光法检测鼻咽部脱落细胞内的麻疹病毒抗原。

2. 鉴别诊断

（1）奶麻　突然高热，但全身症状轻微，身热始退或热退稍后即出现玫瑰红色皮疹，以躯干、腰部、臀部为主，面部及肘、膝关节等处较少。皮疹出现1~2天后即消退，疹退后无脱屑及色素沉着斑。

（2）风疹　发热1天左右，皮肤出现淡红色斑丘疹，初见于头面部，迅速向下蔓延，1天内布满躯干和四肢。出疹2~3天后，发热渐退，皮疹逐渐隐没，皮疹消退后，可有皮肤脱屑，但无色素沉着。无泪水汪汪和麻疹黏膜斑。

（3）丹痧　起病急骤，发热数小时~1天皮肤猩红，伴细小红色丘疹，自颈、腋下、腹股沟处开始，2~3天遍布全身，疹退有脱屑而无色素沉着。在出疹时可伴见口周苍白圈、草莓舌。

【辨证论治】

1. 辨证要点　麻疹在发病过程中，主要需判断证候的顺逆，以利掌握证情及预后。顺证：身热不甚，常有微汗，神气清爽，咳嗽而不气促。3~4天后开始出疹，先见于耳后发际，渐次延及头面、颈部，而后急速蔓延至胸背腹部、四肢，最后鼻准部及手心、足心均见疹点，疹点色泽红活，分布均匀，无其他合并证候。疹点均在 3 天内透发完毕，嗣后依次隐没回退，热退咳减，精神转佳，胃纳渐增，渐趋康复。逆证：见形期疹出不畅或疹出即没，或疹色紫暗；高热持续不降，或初热期至见形期体温当升不升，或身热骤降，肢厥身凉。并见咳剧喘促，痰声辘辘；或声音嘶哑，咳如犬吠；或神昏谵语，惊厥抽风；或面色青灰，四肢厥冷，脉微欲绝等，均属逆证证候。

知识链接

冉雪峰治疗麻疹尤重辨证

1945 年春，著名中医冉雪峰避战于万县。其弟子龚去非两个小孩同时患麻疹。初，出疹顺利。现疹的第三天，病情突变，壮热，剧咳气喘，鼻扇肩摇，鼻衄咯血，烦躁便结，鼻干唇焦，舌绛而干，脉洪数。其邻居一小孩亦同时患麻疹，病前即腹泻，出疹仅 1 天即回收，亦咳喘鼻扇，且腹泻水样便，一日数次。头胸灼热，四肢末端冰凉。面灰露睛唇紫，舌质青滑。冉诊后对龚曰："皆逆证也。二位令郎是肺胃热炽阴伤，共处方一张，增液白虎汤为主，兼以化痰肃肺。"处方：生石膏、知母、甘草、鲜生地黄、玄参、天门冬、连翘、黄芩、天竺黄、葶苈子、藏红花。龚问："可用黄连、熟军否？"冉曰："少量用不算错。然阴伤较重，不宜过用苦燥。且出疹方三日，不宜复用苦寒阻过正气向外斡旋之机。便结，增液足矣。"又指邻居小孩曰："脾肾阳气已虚，麻毒内陷。治当温中发表，兼化痰肃肺。"龚问："肢厥身热，是否热深厥深？"冉曰："不然。病前即泻，舌质青滑，此属元气内虚，不能托邪外出。如不发热，则阳气竭矣。"处方：附片、砂仁、参须、甘草、麻黄、连翘、天竺黄、藏红花。方毕，冉曰："估计二令郎服药 3～4 剂当愈。邻居病孩肢转温，疹点现，去附片，余药不改。热高加粉葛、花粉，葛根且治泻。"三个病孩均一一如言病愈。

2. **治疗要点** 因麻为阳毒，以透为顺，故以"麻不厌透""麻喜清凉"为治疗指导原则。因为本病病原是麻毒时邪，治疗目的在于驱邪透达于外，故在麻毒未曾尽泄之前总以透疹为要。透疹宜取清凉，辛凉透邪解热，不可过用苦寒之品，以免伤正而外邪内陷。还要按其不同阶段辨证论治，一般初热期以透表为主，见形期以凉解为主，收没期以养阴为主，同时注意透发，防耗伤津液，清解勿过于寒凉，养阴忌滋腻留邪。若是已成逆证，治在祛邪安正。麻毒闭肺者，宜宣肺化痰解毒；热毒攻喉者，宜利咽下痰解毒；邪陷心肝者，宜平肝息风开窍；出现心阳虚衰之险证时，当急予温阳扶正固脱。

3. **分证论治**

（1）顺证

①邪犯肺卫（初热期）

证候 发热，微恶风寒，鼻塞流涕，喷嚏，咳嗽，两眼红赤，泪水汪汪，倦怠思睡，小便短赤，大便稀溏。发热第 2~3 天，口腔两颊黏膜红赤，贴近臼齿处见微小灰白色麻疹黏膜斑，周围红晕，由少渐多。舌边尖红，苔薄黄，脉浮数，指纹淡紫。

证候分析　邪犯肺卫，肺失清宣，故见本证。以发热，咳嗽，鼻塞流涕，泪水汪汪，舌边尖红，苔薄黄，脉浮数为证候要点。

治法　辛凉透表，清宣肺卫。

方药　宣毒发表汤（《痘疹仁端录》）。药物组成：升麻、葛根、枳壳、防风、荆芥、薄荷、木通、连翘、牛蒡子、竹叶、前胡、桔梗、杏仁、甘草。

加减　咽痛蛾肿者，加板蓝根、僵蚕、蝉蜕清利咽喉；壮热阴伤，加生地黄、玄参、石斛养阴清热；烦闹、尿黄赤短少者，加竹叶、通草清热利尿；潮热有汗，精神疲倦，恶心呕吐，大便稀溏者，加藿香、佩兰燥湿和中。

②邪入肺胃（见形期）

证候　发热持续，起伏如潮，阵阵微汗，谓之"潮热"，每潮一次，疹随外出。疹点先见于耳后发际，继而头面、颈部、胸腹、四肢，最后手心、足底、鼻准部都见疹点即为出齐。疹点初起细小而稀少，渐次加密，疹色先红后暗红，稍觉凸起，触之碍手。伴口渴引饮，目赤眵多，咳嗽加剧，烦躁或嗜睡。舌质红，舌苔黄，脉数。

证候分析　邪入肺胃，热毒炽盛，故见本证。以发热，皮疹布发，咳嗽，口渴引饮，舌红苔黄，脉数为证候要点。

治法　清凉解毒，佐以透发。

方药　清解透表汤（经验方）。药物组成：西河柳、蝉蜕、葛根、升麻、紫草根、桑叶、菊花、牛蒡子、金银花、连翘、甘草。

加减　若疹点红赤、紫暗，融合成片者，加丹皮、水牛角清热凉血；热炽口干者，加生地黄、玄参生津清热；咳嗽盛者，加桔梗、桑白皮、杏仁清肺化痰；壮热、面赤、烦躁者，加山栀、黄连、石膏清热泻火；齿衄、鼻衄，加藕节炭、白茅根凉血止血。

③阴津耗伤（收没期）

证候　疹点出齐后，发热渐退，咳嗽渐减，声音稍哑，疹点依次渐回，皮肤呈糠麸状脱屑，并有色素沉着，胃纳增加，精神好转。舌质红少津，苔薄净，脉细软或细数。

证候分析　阴津耗伤，余热未净，故见本证。以发热渐退，疹点依次渐回，舌质红少津，苔薄净，脉细软或细数为证候要点。

治法　养阴益气，清解余邪。

方药　沙参麦冬汤（《温病条辨》）。药物组成：沙参、麦冬、玉竹、天花粉、桑叶、白扁豆、甘草。

加减　低热不清，加地骨皮、银柴胡，以清肺退虚热；虚烦不安，难以入睡，加灯心草、莲子心、胡黄连清热除烦；纳谷不馨，加谷芽、麦芽，以养胃健脾；大便干结，加全瓜蒌、火麻仁，以润肠通便。

（2）逆证

①邪毒闭肺

证候　高热烦躁，咳嗽气促，鼻翼扇动，喉间痰鸣，疹点紫暗或隐没，甚则面色青灰，口唇紫绀。舌质红，苔黄腻，脉数。

证候分析　邪毒内侵，郁闭于肺，故见本证。以高热烦躁，咳嗽气促，鼻翼扇动，舌质红，苔黄腻，脉数为证候要点。

治法　宣肺开闭，清热解毒。

方药　麻黄杏仁甘草石膏汤（《伤寒论》）。药物组成：麻黄、杏仁、生石膏、甘草。

加减　咳剧痰多，加浙贝母、竹沥、天竺黄清肺化痰；咳嗽气促，加桑白皮、苏子、葶苈子肃肺平喘；口唇紫绀，加丹参、红花活血化瘀；痰黄热盛，加黄芩、鱼腥草、虎杖清肺解毒；大便干结，苔黄，舌红起刺，可加黄连、大黄、山栀，苦寒直降里热，泻火通腑，急下存阴。

②邪毒攻喉

证候　咽喉肿痛，声音嘶哑，咳声重浊，声如犬吠，喉间痰鸣，甚则吸气困难，胸高胁陷，面唇紫绀，烦躁不安。舌质红，苔黄腻，脉滑数。

证候分析　热毒上攻，痰阻咽喉，故见本证。以咽喉肿痛，声音嘶哑，舌红苔黄腻，脉滑数为证候要点。

治法　清热解毒，利咽消肿。

方药　清咽下痰汤（经验方）。药物组成：玄参、桔梗、牛蒡子、贝母、瓜蒌、射干、荆芥、马兜铃、甘草。

加减　大便干结，可加大黄、玄明粉泻火通腑；咽喉肿痛，加六神丸清利咽喉。若出现吸气困难，面色发绀等喉梗阻征象时，应采取中西医结合治疗措施，必要时做气管切开。

③邪陷心肝

证候　高热不退，烦躁谵妄，皮肤疹点密集成片，色泽紫暗，甚则神昏、抽搐。舌质红绛起刺，苔黄糙，脉数。

证候分析　邪毒炽盛，内陷心肝，故见本证。以高热，烦躁谵妄，皮肤疹点密集成片，舌质红绛起刺为证候要点。

治法　平肝息风，清营解毒。

方药　羚角钩藤汤（《通俗伤寒论》）。药物组成：羚羊角片、霜桑叶、川贝母、鲜生地黄、钩藤、菊花、茯神、白芍、甘草、竹茹。

加减　痰涎壅盛，加石菖蒲、陈胆星、矾水郁金、鲜竹沥清热化痰开窍；大便干结，加大黄、芒硝清热通腑；高热、神昏、抽搐，可选用紫雪丹、安宫牛黄丸以清心开窍，镇惊息风；如心阳虚衰，皮疹骤没，面色青灰，汗出肢厥，脉细弱而数，则用参附龙牡救逆汤加味，急予固脱救逆。

【其他疗法】

1. 中成药

（1）双黄连口服液　<3岁，1次10mL，1日2次；3～6岁，1次10mL，1日3次；>6岁，1次20mL，1日2次，口服。用于邪犯肺卫证、邪入肺胃证。

（2）安宫牛黄丸　<3岁，1次1/4丸；4～6岁，1次1/2丸，1日1次，口服。

用于邪陷心肝证。

（3）炎琥宁粉针剂 5～10mg/kg，静脉滴注。用于疹前期和出疹期。

（4）痰热清注射液 0.3～0.5mL/kg，最大剂量不超过20mL，加入5%葡萄糖注射或0.9%氯化钠注射液100～200mL，控制滴数每分钟30～60滴，1日1次，静脉滴注。用于邪入肺胃证、邪毒闭肺证、邪毒攻喉证。

（5）醒脑静注射液 0.5mL/（kg·d），最大剂量不超过20mL，加入5%～10%葡萄糖注射或0.9%氯化钠注射液50～250mL稀释，静脉滴注。用于邪毒攻喉证、邪陷心肝证。

2. 药物外治

（1）麻黄15g，芫荽15g，浮萍15g，黄酒60mL。加水适量，煮沸，让水蒸气满布室内，再用毛巾取温药液，包敷头部、胸背。用于麻疹初热期，皮疹透发不畅者。

（2）西河柳30g，荆芥穗15g，樱桃叶15g。煎汤熏洗。用于麻疹初热期或见形期，皮疹透发不畅者。

3. 西医疗法

（1）麻疹合并肺炎 麻疹病毒肺炎者，可予利巴韦林注射液。疑为其他病毒引起者，可试用利巴韦林、α-干扰素。继发细菌感染之肺炎选用敏感抗生素。极度烦躁者，需吸氧，并适当应用镇静剂。并发心力衰竭者予以强心剂治疗。

（2）麻疹合并喉炎 剧烈频咳时，可适当应用镇咳祛痰剂。合并细菌性喉炎应选用抗生素。喉炎梗阻症状明显者，应用糖皮质激素静脉给药，一般连用2～3天。病情严重者，应给予吸氧、超声雾化吸入等措施，并给予镇静剂，如异丙嗪或地西泮。Ⅱ～Ⅲ度喉梗阻经上述积极处理仍不能缓解者，应考虑气管切开。

（3）麻疹合并脑炎 抽搐频繁者选用抗惊厥药。应尽量予利巴韦林静脉滴注及α-干扰素肌内注射等抗病毒治疗。肾上腺皮质激素的应用，对减轻脑水肿和脱髓鞘病变可能是有益的，一般全身用药3～5天。同时给予解热、止痉、降低颅内压等对症处理。

【预防与调护】

1. 预防

（1）按计划接种麻疹减毒活疫苗。麻疹流行期间，要避免去公共场所和流行区域，减少感染机会。

（2）若接触传染源后，可采取被动免疫方法，注射胎盘球蛋白、丙种球蛋白等以预防麻疹的发病。

（3）麻疹患儿应早发现，早隔离，早治疗。一般在出疹第6天即无传染性。并发肺炎者，隔离时间延长至疹后10天。一般对接触者宜隔离观察14天，已做过免疫接种者观察4周。

2. 调护

（1）卧室空气流通，温度、湿度适宜，避免直接吹风受寒和过强阳光刺激，床铺被褥舒适柔软，环境安静。

（2）注意补足水分，饮食应清淡、易消化，发热出疹期忌油腻辛辣之品，恢复期宜营养丰富食物。

（3）注意保持眼睛、鼻孔、口腔、皮肤的清洁卫生，每天按时清洗，防止破溃感染。

（4）对于重症患儿要密切观察病情变化，早期发现并发症。

【案例分析】

李某，男，8 岁。1995 年 4 月 2 日就诊。

患儿发热、出疹 3 天，咳嗽、气喘 2 天，未接种过麻疹疫苗，经当地治疗不佳，转来诊治。刻诊：发热（体温 39.8℃），全身出现玫瑰色丘疹，摸之碍手，面红目赤，烦躁口渴，咳喘鼻扇，便秘尿黄，舌红苔黄，脉洪数。血常规检查未见异常。胸部 X 片显示：右肺纹理增粗，有点片状阴影。请写出：中西医诊断、辨证分析、治法、方药。

第二节 奶 麻

学习目标

1. 了解奶麻的发病特点及临床表现。
2. 熟悉奶麻的诊断与鉴别诊断。
3. 掌握奶麻的辨证论治。

奶麻是婴幼儿时期常见的出疹性疾病，临床以突然发热，持续 3~4 天后体温骤降，同时全身出现玫瑰色小丘疹，疹后无痕迹遗留为特征。由于皮疹形似麻疹，多发生于婴幼儿，故中医学称为"奶麻""假麻"。

本病一年四季均可发生，以冬春季节发病居多。好发年龄为 6~18 个月，6 个月以内婴儿亦可发病。患儿多能顺利出疹，极少发生并发症，一般预后良好。并发症可见中耳炎、下呼吸道感染、心肌炎、心功能不全等。

本病相当于西医学的幼儿急疹，是感染人类疱疹病毒 6、7 型所致。

知识链接

人类疱疹病毒

此人类疱疹病毒指人类疱疹病毒（HHV）6、7 型，临床致病范围广。HHV-6、HHV-7 型是引起幼儿急疹和高热惊厥的重要病因。HHV-6 原发感染后，其核酸可长期潜伏于体内。HHV-6 的核酸主要潜伏在外周血单核细胞、唾液腺、肾及支气管的腺体内，在一定条件下，HHV-6 可被激活，引起再感染。儿童原发或再激活 HHV-6 感染后只有 40% 表现为幼儿急疹，60% 并不出现典型幼儿急疹症状，而只以发热为临床表现。研究证实，由 HHV-6 感染引起的高热惊厥占高热惊厥病因的 30%~70%。HHV-7 感染是引起幼儿急疹的另一病原，可占幼儿急疹病因的 10%。当病人出现与幼儿急疹相关的神经系统症状时，除考虑 HHV-6 感染外，还应考虑 HHV-7 感染的可能性。

【病因病机】

奶麻发病的原因为感受风热时邪。风热时邪由口鼻而入，侵袭肺卫，郁于肌表，与气血相搏，外泄肌肤所致。由于邪易化热，故起病后迅速见到热郁肌表之证。但本病时邪并非深重，且小儿正气充盛，化热之后，正气与时邪抗争，邪正相搏，肺胃热毒泄于肌肤，一般可从卫分而解，不致入里深入营血。

总之，奶麻的病变部位主要在肺、脾。基本病机为风热侵袭肺卫，气血相搏，外泄肌肤。

【诊断要点】

（1）病史 可有幼儿急疹接触史。

（2）临床表现 多发生于2岁以下的婴幼儿。常突然高热，持续3~4天后热退，但全身症状轻微。身热始退，或热退稍后即出现玫瑰色皮疹。皮疹以躯干、腰部、臀部为主，面部及肘、膝关节等处较少。皮疹出现1~2天后即消退，疹退后无脱屑及色素沉着斑。可见枕部、颈部及耳后淋巴结轻度肿大。

（3）辅助检查 血常规检查：白细胞总数偏低，分类以淋巴细胞为主。

【辨证论治】

1. 辨证要点 本病以卫气营血辨证为纲，但病以卫分为主，可涉气分，部分邪热窜营，扰动血络，一般很少破血动血、闭阻心包。病初为邪郁肌表证，症见急起高热，持续3~4天，除发热外，全身症状轻微。热退之际或稍后，皮疹透发，出疹后病情迅速好转，皮疹消退，部分患儿见腹泻、纳差、口干等症。

2. 治疗要点 本病治疗，以透表散热，疏卫凉营为主。邪郁肌表者，治以疏风清热，宣透邪毒；热退疹出后，治以清热生津，以助康复。

3. 分证论治

（1）邪郁肌表

证候 骤发高热，持续3~4天，神情正常或稍有烦躁，面赤，口微渴，饮食减少，或见囟填，偶见四肢抽搐，咽红。舌质偏红，舌苔薄黄，指纹浮紫。

证候分析 风热外袭，邪郁肌表，故见本证。以发热，口微渴，舌红，苔薄黄，指纹浮紫为证候要点。

治法 疏风清热，宣透邪毒。

方药 银翘散（《温病条辨》）。药物组成：金银花、连翘、竹叶、荆芥、牛蒡子、薄荷、豆豉、桔梗、芦根、甘草。

加减 时邪夹寒郁表，发热恶寒，鼻塞流涕者，加苏叶、防风解表散寒；壮热不退，烦躁不安者，加栀子、灯心草、蝉蜕解肌散热；囟填或见抽风者，加僵蚕、钩藤、石决明，或加用小儿金丹片凉肝息风；食欲不振，大便溏薄者，加葛根、扁豆、焦山楂调脾止泻；咽部红肿疼痛，颈及耳后淋巴结肿大明显者，加大青叶、蒲公英、浙贝母、射干利咽消肿。

（2）毒透肌肤

证候 身热已退，肌肤出现玫瑰红色小丘疹，皮疹始见于躯干部，很快延及全身，经1～2天皮疹消退，肤无痒感，或有口干、纳差，咽红。舌质偏红，苔薄少津，指纹淡紫。

证候分析　气阴耗损，余邪未尽，故见本证。以皮疹透发，身热骤降，舌红，苔薄少津，指纹淡紫为证候要点。

治法　清热生津，以助康复。

方药　银翘散（《温病条辨》）合养阴清肺汤（《重楼玉钥》）。养阴清肺汤药物组成：生地黄、麦冬、甘草、玄参、贝母、丹皮、薄荷、炒白芍。

加减　食欲不振者，加鸡内金、炒麦芽健脾开胃；大便干硬者，加火麻仁、瓜蒌仁润肠通便；口干，舌苔少津者，加玉竹、天花粉养阴生津止渴。

【其他疗法】

1. 中成药

（1）小儿热速清口服液　＜1岁，1次2.5～5mL；1～3岁，5～10mL，1日3～4次，口服。用于邪郁肌表证。

（2）小儿金丹片　＜1岁，1次1片；1～3岁，1次2片，1日2次，口服。用于邪郁肌表证及兼见抽搐者。

2. 针灸疗法　高热时，用体针：取大椎、曲池、合谷、足三里。强刺激泻法，持续捻针3～5分钟，不留针。

【预防与调护】

1. 预防

（1）隔离患儿，至出疹后5天。

（2）在婴幼儿集体场所，如托儿所、幼儿园等，如发现可疑患儿，应隔离观察7～10天。

2. 调护

（1）患病期间宜安静休息，注意避风寒，防感冒。

（2）饮食清淡，容易消化，忌油腻，多饮水。

（3）持续高热者卧床休息，并用物理降温，用冷毛巾敷头部，或用30%～50%酒精擦浴散热，防止惊厥发生。必要时暂用退热剂。

【案例分析】

李某，男，9个月。2014年3月4日就诊。

患儿发热3天后热退，肌肤出现玫瑰色小丘疹，纳略减，精神正常，囟填，咽红，舌红苔薄黄，指纹浮紫。血常规检查示白细胞总数偏低，分类以淋巴细胞为主。请写出：中西医诊断、辨证分析、治法、方药。

第三节 风 疹

学习目标

1. 了解风疹的发病特点及临床表现。
2. 熟悉风疹的病因病机、诊断与鉴别诊断。
3. 掌握风疹的辨证论治。

风疹是由感受风热时邪（风疹病毒）引起的急性出疹性时行疾病。以轻度发热，咳嗽，皮肤出现淡红色细小斑丘疹，耳后、颈后及枕部淋巴结肿大为特征。

本病一年四季都可发病，多发于冬春季节，通过空气飞沫传播，可造成流行。好发于1~5岁小儿，病后可获持久性免疫。本病一般证情较轻，多见邪犯肺卫证，恢复较快，少见并发症，预后良好，故古人称之为"皮肤小疾"。但孕妇妊娠早期患本病，可损害胚胎，影响胎儿正常发育，导致流产、死胎，或先天性心脏病、白内障、脑发育障碍等，值得重视。

本病相当于西医学的风疹。

知识链接

先天性风疹

孕妇在妊娠早期若患风疹，风疹病毒可以通过胎盘感染胎儿，所生的新生儿可为未成熟儿，可患先天性心脏畸形、白内障、耳聋、发育障碍等，称为先天性风疹或先天性风疹综合征。一般说来，先天性心脏畸形、白内障及青光眼往往由于孕期最初2~3个月内感染病毒所致，而失听及中枢神经的病变往往由于孕期较晚受感染。新生儿亦可有一过性的先天性风疹表现，往往为妊娠早期感染所传递，但偶尔由于妊娠晚期感染，母亲与胎儿同时发病。孕妇产前应进行风疹病毒检测。对于确诊有风疹病毒感染的早期孕妇，一般应终止妊娠，防止此类婴儿的出生。

【病因病机】

风疹的病因为感受风热时邪。风热时邪从口鼻而入，郁于肺卫，蕴于肌腠，与气血相搏，邪毒外泄，发于肌肤。邪轻病浅，一般只伤及肺卫，故见恶风，发热，咳嗽等症，皮肤出疹，色泽浅红，分布均匀，邪泄之后迅速康复。若邪毒重者则可见高热烦渴，疹点红艳紫赤、密集等热毒内传营血、气营两燔证候。邪毒与气血相搏，阻滞于少阳经络则发为耳后及枕部淋巴结肿大。本病多数可邪毒外泄，于疹点透发之后，热退病解。一般很少出现邪陷心肝、内闭外脱等严重变证。

总之，风疹的病变部位主要在肺卫。主要病机为邪毒与气血相搏，外泄肌肤；发病重者，其病机重点在肺胃气分，涉及营血。

【诊断与鉴别诊断】

1. 诊断要点

（1）病史　本病流行期间，患儿有风疹接触史。

（2）临床表现　病初类似感冒，发热1～2天后，皮肤出现玫瑰色细小斑丘疹，常伴耳后、枕部及颈后淋巴结肿大。1天后布满全身，出疹1~2天后，发热渐退，疹点逐渐隐退。疹退后可有皮屑，无色素沉着。

（3）辅助检查　血常规检查：白细胞总数减少，分类计数淋巴细胞相对增多。直接免疫用光试验法：在咽部分泌物中可查见病毒抗原。血清学检测风疹病毒抗体：血清特异性 IgM 抗体，在出疹后5～14天阳性率可达100%。新生儿血清特异性 IgM 抗体阳性可诊断为先天性风疹。

2. 鉴别诊断

（1）药物疹　有用药易致药物过敏史，皮疹形态不一，无淋巴结肿大。

（2）肠道病毒感染伴皮疹　常有呼吸道或消化道症状表现，亦无淋巴结肿大，临床表现类似轻型麻疹或轻型猩红热，血清学有助于鉴别。

【辨证论治】

1. 辨证要点　主要是分别证候轻重。轻微发热，精神安宁，疹色淡红，分布均匀，病程在3～4天之内者为轻症，病在肺卫。壮热烦渴，疹色鲜红或紫暗，分布密集，出疹持续5~7天才见消退，病程较长者为重症，病在气营。

2. 治疗要点　风疹的治疗，以疏风清热解毒为原则。邪在肺卫者，治以疏风清热透疹；邪在气营者，治以清热凉营解毒。

3. 分证论治

（1）邪犯肺卫

证候　发热恶风，喷嚏流涕，伴有轻微咳嗽，精神倦怠，胃纳欠佳，疹色浅红，先起于头面、躯干，随即遍及四肢，分布均匀，稀疏细小，一般2～3日消退，有瘙痒感，耳后及枕部臖核肿胀疼痛。舌质偏红，苔薄白或薄黄，脉浮数。

证候分析　风热时邪，郁于肺卫，故见本证。以发热恶风，流涕咳嗽，疹点淡红，稀疏细小，舌质偏红，苔薄黄，脉浮数为证候要点。

治法　疏风清热透疹。

方药　银翘散（《温病条辨》）。药物组成：金银花、连翘、竹叶、荆芥、牛蒡子、薄荷、豆豉、桔梗、芦根、甘草。

加减　耳后与枕部臖核肿胀疼痛者，加蒲公英、夏枯草、玄参以清热解毒散结；咽喉肿痛，加僵蚕、木蝴蝶、板蓝根清热解毒利咽；皮肤瘙痒，加蝉蜕、僵蚕祛风止痒；左胁下痞块肿大，加丹皮、郁金疏利少阳。

（2）邪入气营

证候　壮热口渴，烦躁哭闹，疹色鲜红或紫暗，疹点较密，甚则融合成片，小便黄少，大便秘结。舌质红，苔黄糙，脉洪数。

证候分析 邪热炽盛，深入气营，故见本证。以高热烦躁，疹色鲜红或紫暗，疹点稠密，舌质红，苔黄糙，脉洪数为证候要点。

治法 清热凉营解毒。

方药 透疹凉解汤（经验方）。药物组成：桑叶、甘菊、薄荷、连翘、牛蒡子、赤芍、蝉蜕、紫花地丁、黄连、藏红花。

加减 高热不退，加黄芩、生石膏清热泻火；口渴甚，加天花粉、鲜芦根以清热生津；大便干结，加大黄、芒硝以泻火通腑；疹色紫暗而密，加生地黄、丹皮、紫草以清热凉血，养阴止血。

本病邪陷心肝，出现高热不退，神昏抽搐等症者，治当清热解毒，开窍息风，常用黄连解毒汤合羚角钩藤汤加减。

【其他疗法】

1. 中成药

（1）板蓝根颗粒 <3岁，1次3g；3~6岁，1次6g；>6岁，1次10g，1日3次，口服。用于邪犯肺卫证。

（2）痰热清注射液 0.3~0.5mL/kg，最大剂量不超过20mL，加入5%葡萄糖注射液或0.9%氯化钠注射液50~200mL，每分钟30~60滴，1日1次，静脉滴注。或遵医嘱。用于邪犯肺卫证、邪入气营证。

2. 外治疗法

（1）花生油50g，煮沸后稍冷加入薄荷叶30g，完全冷却后过滤去渣。外涂皮肤瘙痒处。

（2）黄连10g，冰片1g，以凉开水500mL浸泡24小时。外涂皮肤瘙痒处。

3. 饮食疗法 桑叶10g，粳米50g。先将桑叶加水煎煮，去渣，取药液，另将粳米煮成粥后再加桑叶药液，再煮数沸即可，每日温食2~3次，直至痊愈。用于邪犯肺卫证。

【预防与调护】

1. 预防

（1）风痧流行期间，避免带易感儿童去公共场所。

（2）与风痧病人有密切接触史的儿童，可予口服板蓝根冲剂。

（3）保护孕妇，尤其是妊娠早期3个月内，避免与风痧病人接触。有条件者对儿童、婚前女子接种风疹疫苗，可预防本病。

2. 调护

（1）患儿在出疹期间不宜外出，防止交叉感染，发生其他并发症。一般隔离至出疹后5天。

（2）注意休息与保暖，衣服柔软，皮肤瘙痒时切莫抓挠，以免皮肤破损感染。

（3）体温较高者，可用物理降温法，同时多饮开水。饮食宜清淡易消化，不宜吃辛辣、煎炸食物。

【案例分析】

张某，女，4 岁。2010 年 3 月 25 日就诊。

患儿发热咳嗽 1 天，微恶风寒，咽红疼痛，面部及躯干部散在皮疹，疹色浅红，分布均匀，耳后、枕部淋巴结肿大，舌质偏红，苔薄黄，脉浮数。血常规检查未见异常。请写出：中西医诊断、辨证分析、治法、方药。

<h1 style="text-align:center">第四节　丹　痧</h1>

 学习目标

1. 了解丹痧的发病特点与临床表现。
2. 熟悉丹痧的病因病机、诊断与鉴别诊断。
3. 掌握丹痧的辨证论治。

丹痧是因感受痧毒疫疠之邪所引起的急性时行疾病，又称为"疫痧""疫疹""烂喉痧""烂喉丹痧"。临床以发热，咽喉肿痛或伴腐烂，全身布发猩红色皮疹，疹后脱屑脱皮为特征。

本病一年四季都可发生，但以冬春两季为多。任何年龄都可发病，尤以 3～7 岁儿童发病率较高。丹痧系时行疫病，病因为感受痧毒疫疠之邪，属温病范围。具有强烈的传染性。在过去医学不发达时期有较高的病死率。现在本病若早期诊断，治疗及时，一般预后良好，但也有少数病例在病程中或病后并发心悸、水肿、痹证等疾病。由于近年来人们医疗条件改善，患病早期即使用抗生素，使本病的病情减轻，临床表现不典型，临床诊治时需引起注意。

本病相当于西医学的猩红热，是感受 A 族 β 型溶血性链球菌引起的急性呼吸道传染病。

知识链接

<h3 style="text-align:center">"烂喉丹痧"的含义</h3>

"烂喉丹痧"顾名思义，"烂喉"系是指咽喉部的溃烂，形象地描述了本病的局部表现；而"丹痧"指局部的病理特征。巢元方的《诸病源候论》中有对"丹"的贴切解释，曰："热毒搏于血，而蒸发于外，其皮上热而赤如丹之涂，故谓之丹也。"古代本无"痧"字，常以"沙"为代之。"痧"字含义较广，就本病而言，指病症兼见痧点的疾病。因此，烂喉丹痧是对该病最贴切的命名，这也是清代以后为众多文献所采用的原因，因此也被现代文献一直沿用至今。

【病因病机】

丹痧的发病原因，为感受痧毒疫疠之邪，乘时令不正之气，寒暖失调之时，机体脆弱之机，从口鼻侵入人体，蕴于肺胃二经。

病之初起，痧毒由口鼻而入，首先犯肺，邪郁肌表，正邪相争，而见恶寒发热等肺卫表证。继而邪毒入里，蕴于肺胃。咽喉为肺胃之门户，咽通于胃，喉通于肺。肺胃之邪热蒸腾，上熏咽喉，而见咽喉糜烂、红肿疼痛，甚则热毒灼伤肌膜，导致咽喉溃烂白腐。肺主皮毛，胃主肌肉，肺胃之邪毒循经外泄肌表，则肌肤透发痧疹，色红如丹。若邪毒重者，可进一步化火入里，传入气营，或内迫营血，此时痧疹密布，融合成片，其色泽紫暗或有瘀点，同时可见壮热烦渴、嗜睡萎靡等症。舌为心之苗，邪毒内灼，心火上炎，加之热耗阴津，可见舌光无苔，舌生红刺，状如杨梅，称为"杨梅舌"。若邪毒炽盛，内陷厥阴，闭阻心包，则神昏谵语；热极动风，则壮热痉厥。病至后期，邪毒虽去，阴津耗损，多表现为肺胃阴伤诸症。

此外，在本病的发展过程中或恢复期，因邪毒炽盛，伤于心络，耗损气阴，可导致心神不宁，出现心悸、脉结代证候。余邪热毒流窜筋络关节，可导致关节红肿疼痛的痹证。余毒内归，损伤肺、脾、肾，导致三焦水道输化通调失职，水湿停积，外溢肌肤，则可见水肿、小便不利等症。

总之，丹痧的病变部位主要在肺、胃，可累及心、肝、肾。基本病机为邪侵肺卫，毒炽气营，外透肌肤，疹后可致肺胃阴伤。

【诊断与鉴别诊断】

1. 诊断要点

（1）病史　有与丹痧病人接触史。

（2）临床表现　潜伏期通常为 2～3 天，短者 1 天，长者 5～6 天。①前驱期：一般不超过 24 小时，少数可达 2 天。起病急骤，高热，畏寒，咽痛，吞咽时加剧。伴头痛，呕吐，厌食，烦躁不安等症。咽及扁桃体有脓性分泌物。软腭充血，有细小红疹或出血点，称为黏膜内疹，每先于皮疹出现。颈前淋巴结肿大压痛。②出疹期：一般在起病 12～24 小时内出疹。皮疹从耳后、颈部、胸背迅速蔓延四肢，全身皮肤呈弥漫性红晕，压之褪色，10 余秒后又恢复原状，称"贫血性皮肤划痕"。其上散布针尖大小的猩红色皮疹，疏密不等，以颈部、肘前、腋窝、腹股沟等皮肤皱褶处皮疹密集，形成紫红色线条，称"帕氏线"。皮肤表面呈鸡皮样，皮疹有瘙痒感。面颊充血潮红，唯口唇周围苍白，称"环口苍白圈"。病初舌苔厚，4～5 天后舌苔剥脱，舌红起刺，称"草莓舌"。③恢复期：皮疹于 48 小时达高峰，以后 3～5 天内依出疹次序消退。体温下降，全身症状好转。疹退 1 周后开始成片状脱屑、脱皮，约 2 周脱尽，无色素沉着。

（3）辅助检查　周围血象：白细胞总数及中性粒细胞增高；咽拭子细菌培养可分离出 A 族 β 型溶血性链球菌；抗"O"增高；尿常规异常等。

2. 鉴别诊断　本病应注意与麻疹、风痧、奶麻鉴别，见表 12-1。

表 12 - 1　麻疹、奶麻、风痧、丹痧的鉴别诊断

病名	麻疹	奶麻	风痧	丹痧
潜伏期	6～21 天	7～17 天	5～25 天	1～7 天
初期症状	发热,咳嗽,流涕,泪水汪汪	突然高热,一般情况好	发热,咳嗽,流涕,枕部淋巴结肿大	发热,咽喉红肿化脓疼痛
出疹与发热的关系	发热3～4天出疹,出疹时发热更高	发热3～4天出疹,热退疹出	发热1/2～1天出疹	发热数小时～1天出疹,出疹时热高
特殊体征	麻疹黏膜斑	无	无	环口苍白圈,草莓舌,贫血性皮肤划痕,帕氏线
皮疹特点	玫瑰色斑丘疹自耳后发际到额面、颈部,到躯干,到四肢,3天左右出齐。疹退后遗留棕色色素斑,糠麸样脱屑	玫瑰色小丘疹,较麻疹细小,发疹无一定顺序,疹出后1～2天消退。疹退后无色素沉着,无脱屑	玫瑰色细小斑丘疹,自头面到躯干,到四肢,24 小时布满全身。疹退后无色素沉着,无脱屑	细小红色丘疹,皮肤猩红,自颈、腋下、腹股沟处开始,2～3天遍布全身。疹退后无色素沉着,有大片脱皮
血常规	白细胞总数下降,淋巴细胞升高	白细胞总数下降,淋巴细胞升高	白细胞总数下降,淋巴细胞升高	白细胞总数升高,中性粒细胞升高

【辨证论治】

1. 辨证要点

(1) 辨病期　丹痧属温疫性疾病,一般可以卫气营血辨证,其病期与证候有一定规律。病在前驱期,发热恶寒,咽喉肿痛,痧疹隐现色红,病势在表,属邪犯肺卫。进入出疹期,壮热口渴,咽喉糜烂有白腐,皮疹猩红如丹或紫暗如斑,病势在里,属毒炽气营。病之后期,口渴唇燥,皮肤脱屑,舌红少津,属邪衰正虚,气阴耗损。

(2) 辨轻重、常证变证　疹色鲜红,疹点外达,发热有汗者为轻症、常证;若疹隐不透,壮热无汗,伴有神昏、烂喉气秒者为重;若疹虽透,色紫暗夹有瘀点,伴神昏谵语者,为变证。

2. 治疗要点　本病治疗以清热解毒,清利咽喉为基本法则,结合邪之所在而辨证论治。病初邪在表,宜辛凉宣透,解表利咽;病中邪在里,宜清气凉营,解毒利咽;病后邪退阴伤,宜养阴生津,清热润喉。若并发心悸、痹证、水肿等病证,则参照有关病证的辨证论治。

3. 分证论治

(1) 邪侵肺卫

证候　发热骤起,头痛畏寒,肌肤无汗,咽喉红肿疼痛,常影响吞咽,皮肤潮红,可见丹痧隐隐。舌质红,苔薄白或薄黄,脉浮数有力。

证候分析　邪犯肺卫,郁于肌表,故见本证。以发热,畏寒,咽喉红肿疼痛,丹痧隐隐,舌红,脉浮数为证候要点。

治法　辛凉宣透,清热利咽。

方药　解肌透痧汤(《喉痧症治概要》)。药物组成:荆芥、牛蒡子、蝉蜕、浮萍、

僵蚕、射干、豆豉、马勃、葛根、甘草、桔梗、前胡、连翘、竹茹。

加减 乳蛾红肿，加土牛膝、板蓝根清咽解毒；颈部淋巴结肿痛，加夏枯草、紫花地丁清热软坚化痰；汗出不畅，加防风、薄荷祛风发表。

(2) 毒炽气营

证候 壮热不解，烦躁不宁，面赤口渴，咽喉肿痛，伴有糜烂白腐，皮疹密布，色红如丹，甚则色紫如瘀点。疹由颈、胸开始，继而弥漫全身，压之褪色。见疹后的1~2天舌苔黄糙、舌质红刺；3~4天后舌苔剥脱，舌面光红起刺，状如草莓，脉数有力。

证候分析 邪在气营，热毒炽盛，故见本证。以壮热，烦躁，口渴，咽喉肿痛，草莓舌，脉数有力为证候要点。

治法 清气凉营，泻火解毒。

方药 凉营清气汤（《喉痧症治概要》）。药物组成：水牛角、鲜石斛、山栀、丹皮、鲜生地黄、薄荷、川连、赤芍、玄参、石膏、甘草、连翘、竹叶、白茅根、芦根、金汁。

加减 咽喉红肿腐烂明显，加蚤休、板蓝根、僵蚕、蝉蜕清热解毒利咽；丹痧布而不透，壮热无汗，加淡豆豉、浮萍发表透邪；苔糙便秘，咽喉腐烂，加生大黄、芒硝通腑泻火；若邪毒内陷心肝，出现神昏、抽搐等，可选紫雪丹、安宫牛黄丸清心开窍。

(3) 疹后阴伤

证候 丹痧布齐后1~2天，身热渐退，咽部糜烂疼痛减轻，或见低热，唇干口燥，或伴有干咳，食欲不振。舌红少津，苔剥脱，脉细数。1~2周后可见皮肤脱屑、脱皮。

证候分析 邪毒渐清，阴液耗损，故见本证。以身热渐退，咽部糜烂疼痛减轻，舌红少津，苔剥脱，脉细数为证候要点。

治法 养阴生津，清热润喉。

方药 沙参麦冬汤（《温病条辨》）。药物组成：沙参、麦冬、玉竹、天花粉、桑叶、白扁豆、甘草。

加减 若口干咽痛、舌红少津明显，加玄参、生地黄、芦根以增强养阴生津，清热润喉作用；大便秘结难解，可加瓜蒌仁、火麻仁清肠润燥；低热不清，加地骨皮、银柴胡、生地黄以清虚热。

【其他疗法】

1. 中成药

(1) 三黄片 1次2~3片，1日3次，口服。用于毒炽气营证。

(2) 五福化毒丸 大蜜丸每丸重3g，1次服1丸，1日2~3次，口服。用于毒炽气营证。

(3) 清开灵注射液 每日0.5~1mL/kg，加入10%葡萄糖注射液100~250mL，静脉滴注。用于毒炽气营证或热陷厥阴证。

(4) 炎琥宁注射液 每日5~10mg/kg，加入10%葡萄糖注射液100~250mL，静脉滴注。用于毒炽气营证。

2. 药物外治

(1) 锡类散 取药少许，吹于咽喉。用于咽喉肿痛、溃烂。

（2）珠黄散　取药少许，吹于咽喉。用于咽喉肿痛。

（3）冰硼散或双料喉风散　取药少许，吹于咽喉。用于咽喉肿痛、溃烂。

3. 针刺疗法　取风池、天柱、合谷、曲池、少商、膈俞、血海、三阴交穴。针刺，用泻法，1 日 1 次。

4. 西医治疗　首选青霉素，5 万～10 万 U/（kg·d），分 2 次肌注，疗程 7～10 天。重症病人加大剂量，并给予静脉滴注。如青霉素过敏，可用红霉素或头孢硫咪。

【预防与调护】

1. 预防

（1）控制传染源　对丹痧患儿隔离治疗 7 日，至症状消失，咽拭子培养 3 次阴性，方可解除隔离。对密切接触的易感人员，隔离观察 7～12 天。

（2）切断传播途径　对患者的衣物及分泌排泄物应消毒处理。流行期间不去公共场所。患者所在场所及病室可用食醋熏蒸消毒。

（3）保护易感儿童　疾病流行期间，对儿童集体场所经常进行消毒。对密切接触病人的易感儿童，可服用蒲地蓝消炎口服液 3 天。

2. 调护

（1）患者病室安静舒适，空气新鲜湿润。发热时应卧床休息。

（2）饮食宜以清淡易消化流质或半流质为主，注意补给充足的水分。保持大便通畅。

（3）注意皮肤与口腔的清洁卫生，可用淡盐水或一枝黄花煎汤含漱，1 日 2～3 次。皮肤瘙痒不可抓挠，脱皮时不可强行撕扯，以免皮肤破损感染。

【案例分析】

吴某，女，5 岁，2014 年 3 月 8 日就诊。

患儿昨日起发热，继而出现皮疹，头痛、咽痛、恶心，呕吐黄水 1 次，量不多，大便未解，小便黄少。查体：全身皮肤发红，有较密集的丘疹，呈猩红色，压之褪色，咽部红，两侧乳娥红肿并有少量白腐，舌质红有明显起刺，无苔。心肺未闻及异常。血常规：白细胞 16×10^9/L，中性粒细胞 85%，淋巴细胞 15%。请写出：中西医诊断、辨证分析、治法、方药。

第五节　水　痘

📖 学习目标

1. 了解水痘的发病特点与临床表现。
2. 熟悉水痘的病因病机、诊断与鉴别诊断。
3. 掌握水痘的辨证论治。

水痘是外感时行邪毒引起的一种急性出疹性传染病。临床以发热，皮肤分批出现斑疹、丘疹、疱疹、结痂为特征。

本病全年均可发病，主要发生在冬春季节。任何年龄均可发病，以 1~6 岁儿童多见。因其传染性强，人群普遍易感，在集体托幼机构容易引起流行。本病并发症少见，一般预后良好，愈后皮肤不留瘢痕，病后可获终生免疫。

【病因病机】

本病的病因为外感时邪病毒。时行邪毒由口鼻而入，郁于肺（脾），与内湿相搏，外透肌肤发为本病。初起邪侵肺卫，故见发热、流涕、咳嗽等；邪毒郁于肺脾，肺主皮毛，脾主肌肉，时邪与内湿相搏，外透于肌表，则发为水痘。邪毒尚轻，病在卫表者，则疱疹稀疏，疱浆清亮，全身症状轻微。少数患儿素体虚弱，感邪较重，邪毒炽盛，内犯气营，则见疱疹稠密，色呈紫红，壮热口渴，神志昏迷，甚则抽搐。

总之，本病的病位在肺、脾，基本病机为时邪，蕴于肺胃，发于肌肤。

知识链接

水痘－带状疱疹病毒

水痘－带状疱疹病毒，在儿童初次感染引起水痘，恢复后病毒潜伏在体内，少数病人在成人后病毒再发而引起带状疱疹，故被称为水痘－带状疱疹病毒。该病毒没有动物宿主，人是唯一自然宿主。皮肤是病毒的主要靶器官。

【诊断与鉴别诊断】

1. 诊断要点

（1）发病 2~3 周前有水痘接触史。

（2）临床表现　初起全身症状轻微，类似感冒，发热较轻或不发热，1~2 天内出现皮疹，皮疹分批出现，在同一时期可查见丘疹、疱疹、结痂等不同类型的皮疹。皮疹呈向心性分布。皮疹初起为红色斑丘疹，迅速发展为小水疱，瘙痒感重，疱疹绿豆至黄豆大小，疱壁很薄，内含透明液体，根脚周围有红晕，持续 3~4 天，疱疹从中心开始干燥结痂，痂盖数天脱落，不留疤痕。口腔黏膜、眼结膜等处也可出现疱疹。

（3）辅助检查　血常规：周围血白细胞总数正常或偏低；刮取新鲜疱疹基底物，用涂片找到多核巨细胞。

2. 鉴别诊断

（1）脓疱疮　多发于夏季，多发于头面及四肢暴露部位。疱疹较大，壁较薄，内含脓液，不透亮，容易破溃，破溃后脓液流溢蔓延附近皮肤而发。

（2）丘疹样荨麻疹　婴幼儿多见，皮疹好发于下肢伸面，呈风团样丘疹，疹上可有针尖大小水疱，扪之坚实，不易破损，不结痂，奇痒不舒，多反复发作。

（3）手足口病　主要临床表现为口腔及手足部发生疱疹。口腔疱疹多发生在硬腭、颊部、齿龈、唇内及舌部，破溃后形成小的溃疡，疼痛较剧。在口腔疱疹后 1~2 天可见皮肤斑丘疹，呈离心性分布，以手足部多见，并很快变为疱疹，疱疹呈圆形或椭圆形，扁平凸起，如米粒至小豆粒大，质地较硬，多不破溃，内有混浊液体，周围绕以红晕。

【辨证论治】

1. 辨证要点 本病辨证以卫气营血辨证与脏腑辨证相结合，根据全身及局部症状以区别病情之轻重。

轻症：痘疹细小，稀疏散在，疹色红润，疱浆清亮，或伴身热、流涕、咳嗽、纳少等，为病在卫气。

重症：痘疹粗大，分布稠密，痘色紫黯，疱浆混浊，高热持续，面赤心烦，口渴引饮，甚则口腔黏膜亦见疱疹等，为邪毒炽盛，病在气营。

2. 治疗要点 本病以清热解毒利湿为治疗原则。轻症邪伤肺卫者以疏风清热解毒为主，佐以利湿；重症热毒炽盛者以清热凉血，解毒化湿为主。

3. 分证论治

（1）邪伤肺卫

证候 发热轻微或无发热，鼻塞流涕，喷嚏，咳嗽，1~2天后出疹，疹点稀疏，疹色红润，疱浆清亮。舌苔薄白，脉浮数。

证候分析 本证见于水痘初起。邪毒郁于肺卫，正气抗邪外出，邪毒夹湿透于肌表。以皮疹稀疏，疱液清亮及伴见风热表证为证候要点，全身症状轻微。

治法 疏风清热，利湿解毒。

方药 银翘散（《温病条辨》）。药物组成：金银花、连翘、薄荷、牛蒡子、桔梗、竹叶、芦根、荆芥、淡豆豉、甘草。

加减 瘙痒不安者，加地肤子、白鲜皮、蝉蜕祛风止痒；头痛者加菊花、蔓荆子疏风清热止痛；咳嗽有痰者，加杏仁、浙贝母宣肺化痰。

（2）邪炽气营

证候 壮热烦躁，口渴欲饮，面红目赤，疱疹稠密，疹色紫暗，疱液混浊，小便黄赤，大便干结。舌红或舌绛，脉数有力。

证候分析 本证为水痘重症。邪毒炽盛，内传气营，与内湿相搏，透发于外。以疱疹稠密，疹色紫暗，疱液混浊，伴见壮热烦渴，舌质红绛为证候要点，全身毒热征象较重。

治法 清热凉营，解毒化湿。

方药 清胃解毒汤（验方）。药物组成：升麻、石膏、黄芩、黄连、生地黄、丹皮。

加减 壮热不退者，加知母、寒水石清热泻火；大便干结者，加生大黄、芒硝泻火通腑；口唇干燥者，加麦冬、芦根养阴生津；邪陷营血，症见昏迷、抽搐者，予清瘟败毒饮加减，并吞服紫雪丹、安宫牛黄丸等镇痉开窍之品。

【其他疗法】

1. 局部外治 皮肤瘙痒者，可涂炉甘石洗剂等；若疱疹破裂，可用青黛膏（青黛60g，煅石膏、滑石各120g，黄柏30g，冰片、黄连各15g。研细末，和匀，用麻油调搽），也可涂搽新霉素软膏。

2. 中成药

（1）板蓝根冲剂 1次1包，1日3次，口服。用于风热轻症。

（2）牛黄解毒片 1次2片，1日3次，口服。用于热毒重症。

【预防与调护】

1. 预防

（1）控制传染源，隔离患儿至全部疱疹结痂为止。对有接触史的易感儿，应检疫3周，并立即给予水痘减毒活疫苗，可预防发病。

（2）切断传播途径。本病流行期间，少去公共场所。对已被水痘患儿污染的被服、用具及居室，应采用通风、曝晒、煮沸、紫外线灯照射等措施，进行消毒。

（3）易感孕妇在妊娠早期应尽量避免与水痘患者接触，已接触者应给予水痘－带状疱疹免疫球蛋白被动免疫。如患水痘，则应终止妊娠。

（4）对使用大剂量肾上腺皮质激素、免疫抑制剂的患儿，及免疫功能受损、恶性肿瘤患儿，在接触水痘72小时内可肌内注射水痘－带状疱疹免疫球蛋白，以预防感染本病。

2. 调护

（1）保持室内空气流通、新鲜，注意避免风寒，防止发生感染。

（2）饮食宜清淡、易于消化，多饮温开水，忌食辛辣刺激性食物。

（3）保持皮肤清洁，应剪短指甲，避免搔抓损伤皮肤，内衣要柔软勤换，以防擦破皮肤，引起感染。

（4）水痘患儿禁用激素，对原用激素者应及时减至生理量或停用。

【案例分析】

张某，男，5岁。2012年2月11日就诊。

患儿3天前出现发热、咽痛等不适症状，自行在诊所治疗，用药不详，服药后发热疼痛未好转，前胸后背起红斑、丘疹伴瘙痒，今日红斑丘疹加重伴发水疱及瘙痒就诊。症见：全身散在红斑丘疹，部分红斑中间有水疱，疱壁紧张，疱液清亮；部分水疱已破溃，形成少许渗液及糜烂面。皮损以躯干、四肢为甚，微感瘙痒。患儿精神可，食欲尚可，大小便正常。舌红，苔薄黄，脉浮数。请写出：中西医诊断、辨证分析、治法、方药。

第六节 手足口病

 学习目标

1. 了解手足口病的发病特点与临床表现。

2. 熟悉手足口病的病因病机、诊断与鉴别诊断。

3. 掌握手足口病的辨证论治。

手足口病是因感受湿温疫毒引起的急性发疹性传染病。临床以手掌足跖、臀及口腔发生疱疹为主要特征。

本病以夏秋季节多见，四季均可散在发生。主要发生在10岁以下儿童，尤以5岁以下儿童发病率高。其传染性强，传播途径复杂，流行强度大，传播快，在短时间内即可造成大流行。

一般预后良好。少数重症患儿可合并心肌炎、脑炎、脑膜炎等，甚或危及生命。

【病因病机】

本病是湿温疫毒时邪，由皮毛口鼻而入，内侵肺脾引起。肺主宣发肃降，司呼吸，外合皮毛，开窍于鼻，为水之上源；脾主四肢肌肉，司运化，开窍于口，为水谷之海。小儿肺为娇脏，脾常不足，尤易招致时行邪毒由口鼻而入，内犯于肺，下侵于脾，肺脾受损，水湿内停，与时行邪毒相搏，蕴蒸于外，则发生本病。临床常见发热、咳嗽、流涕、纳差、呕吐、泄泻、手足肌肤、口咽部发生疱疹等症。若邪毒炽盛，可逆传心包，内陷厥阴，可见神昏抽搐；邪毒犯心，耗伤气阴，则心悸气短，甚至阴损及阳，心阳欲脱，危及患儿生命。

总之，手足口病是由于感受湿温疫毒时邪，主要病位在肺、脾，亦可累及心、肝。基本病机为时邪蕴郁肺脾，与湿热相搏，外发肌肤。

【诊断与鉴别诊断】

1. 诊断要点

（1）病史 病前1~2周有手足口病接触史，5岁以下小儿多见。

（2）临床表现 潜伏期2~7天，多数患儿突然起病，于发病前1~2天或发病的同时出现发热，多在38℃左右，可伴头痛、咳嗽、流涕、口痛、纳差、恶心、呕吐、泄泻等症状。一般体温越高，病程越长，则病情越重。

主要临床表现为口腔及手足部发生疱疹。口腔疱疹多发生在硬腭、颊部、齿龈、唇内及舌部，破溃后形成小的溃疡，疼痛较剧，年幼儿常有烦躁、哭闹、流涎、拒食等症。在口腔疱疹后1~2天可见皮肤斑丘疹，呈离心性分布，以手足部多见，并很快变为疱疹，疱疹呈圆形或椭圆形，扁平凸起，如米粒至小豆粒大，质地较硬，多不破溃，内有混浊液体，周围绕以红晕，其数目少则几个，多则百余个。疱疹长轴与指、趾皮纹走向一致。少数患儿臂、腿、臀等部位也可出现，但躯干及颜面部极少。疱疹一般7~10天消退，疹退后无瘢痕及色素沉着。

严重手足口病流行期间，患儿易发生高热、神昏、颈项强直、四肢抽搐，脑脊液改变，即脑炎并发症；或心悸、胸闷，心电图改变，心肌酶谱升高，即病毒性心肌炎并发症。

（3）辅助检查 血常规检查：白细胞总数正常，淋巴细胞比值相对增高。

知识链接

早期识别手足口病重症病例

少数病例（尤其是小于3岁者）病情进展迅速，在发病1~5天出现脑膜炎、脑炎（以脑干脑炎最为凶险）、脑脊髓炎、肺水肿、循环障碍等，极少数病例病情危重，可致死亡，存活病例可留有后遗症。应早期识别重症病例，其特征为：①持续高热不退；②精神差、呕吐、易惊、肢体抖动、无力；③呼吸、心率增快；④出冷汗、末梢循环不良；⑤高血压；⑥外周血白细胞计数明显增高；⑦高血糖。

2. 鉴别诊断

(1) 水痘　由感受水痘-带状疱疹病毒所致。多在冬春季节发病，以 6~9 岁小儿多见，有水痘接触史。以发热、皮肤黏膜分批出现斑丘疹、疱疹、结痂为特征。疱疹多呈椭圆形，较手足口病稍大，呈向心性分布，以躯干、头面多，四肢少，疱壁薄，易破溃结痂，在同一时期、同一部位，斑丘疹、疱疹、结痂三形并见。

(2) 疱疹性咽峡炎　由柯萨奇病毒 A 组感染引起，亦好发于夏秋季，5 岁以下小儿多见。起病较急，常突发高热、咽痛、流涕、头痛，疱疹主要发生在咽部和软腭，周围红赤，1~2 天内疱疹破溃形成溃疡，疼痛明显，伴流涎、拒食、呕吐等，皮疹很少累及颊黏膜、舌、齿龈以及口腔以外部位皮肤。

【辨证论治】

1. 辨证要点

辨轻重　根据病程、疱疹特点以及临床伴随症状以判断病情轻重。病程短，疱疹局限于口腔和手足掌心，分布稀疏，疹色红润，根盘红晕不著，疱液清亮，全身症状轻微，为轻症；疱疹出现在除去手足掌心和口腔以外部分，分布稠密，或成簇出现，疹色紫暗，根盘红晕显著，疱液混浊，全身症状重，严重者可邪陷心肝为重症。

2. 治疗要点　基本治则为清热祛湿解毒。轻症治以宣肺解表，清热化湿；重症治以清气凉营，解毒祛湿。邪毒内陷或邪毒犯心，又当配伍清心开窍、息风镇惊等法。

3. 分证论治

(1) 邪犯肺脾

证候　发热轻微，流涕咳嗽，咽红疼痛，或呕吐泄泻，1~2 天后或同时出现口腔内疱疹，破溃后形成小的溃疡，疼痛流涎，不欲进食。随后手掌、足跖部出现米粒至豌豆大小斑丘疹，并迅速转为疱疹，分布稀疏，疹色红润，根盘红晕不著，疱液清亮。舌质红，苔薄黄腻，脉浮数。

证候分析　邪犯肺脾，肺气失宣，则发热恶寒，流涕咳嗽，咽红疼痛；脾失健运，则纳差恶心，呕吐泄泻。本证为手足口病轻症，由时行邪毒侵于肺脾所致，以手足肌肤、口腔部疱疹，全身症状不重为证候要点。

治法　宣肺解表，清热化湿。

方药　甘露消毒丹（《医效秘传》）。组成：茵陈、连翘、黄芩、薄荷、藿香、白蔻、石菖蒲、滑石、射干、木通、川贝母。

加减　恶心呕吐加芦根、竹茹和胃止呕；皮肤痒甚加蝉蜕、白鲜皮祛风止痒。

(2) 湿热蒸盛

证候　身热持续，热势较高，烦躁口渴，口腔、手足、四肢、臀部疱疹，分布稠密，或成簇出现，疹色紫暗，根盘红晕显著，疱液混浊，口臭流涎，灼热疼痛，甚或拒食，小便黄赤，大便秘结。舌质红绛，苔黄厚腻或黄燥，脉滑数。

证候分析　本证为手足口病重症，因邪毒炽盛，燔灼气营所致，以疱疹量多、色紫、分布较广，全身症状显著为证候要点。

治法　清热凉营，解毒祛湿。

　　方药　清瘟败毒饮（《疫疹一得》）。药物组成：黄连、黄芩、栀子、连翘、石膏、知母、生地黄、赤芍、丹皮、玄参、竹叶、甘草、犀角（水牛角代）、桔梗。

　　加减　湿邪偏重者，去知母、生地黄，加滑石、茵陈清热利湿；毒邪炽盛，内陷厥阴加服安宫牛黄丸或紫雪丹；若邪毒犯心，应参照"病毒性心肌炎"辨证治疗。

　　【其他疗法】

　　1. 中成药

　　（1）**清热解毒口服液**　1次5～10mL，1日3次，口服。适用于邪犯肺脾证。

　　（2）**双黄连口服液**　1次5～10mL，1日3次，口服。适用于邪犯肺脾证。

　　2. 药物外治

　　（1）**口腔疱疹**　冰硼散涂擦口腔患处，每日3次。

　　（2）**手足疱疹**　可用麻油调金黄散敷患处，每日2次。

　　【预防与调护】

　　1. 预防

　　（1）本病流行期间，勿带孩子去公共场所，发现疑似病人，应及时进行隔离。对密切接触者应隔离观察7～10天，并给予板蓝根颗粒冲服；体弱者接触患儿后，可予丙种球蛋白肌注，以作被动免疫。

　　（2）注意养成个人良好卫生习惯，饭前便后要洗手。对被污染的日常用品、食具和患儿粪便及其他排泄物等应及时消毒处理，衣物置阳光下曝晒。

　　2. 调护

　　（1）患病期间，应注意卧床休息，房间空气流通，定期开窗透气，保持空气新鲜。

　　（2）给予清淡、富含维生素的流质或软食，温度适宜，多饮温开水。进食前后可用生理盐水或温开水漱口，以减轻食物对口腔的刺激。

　　（3）注意保持皮肤清洁，对皮肤疱疹切勿挠抓，以防溃破感染。对已有破溃感染者，可用麻油调金黄散或青黛散后敷布患处，以收敛燥湿，助其痊愈。

　　（4）密切观察病情变化，及早发现邪毒内陷及邪毒犯心等并发症。

　　【案例分析】

　　患儿，女，4岁。2013年6月26日就诊。

　　患儿口腔溃疡5天。5天前无明显诱因发生口腔黏膜溃疡，疼痛明显，影响进食。继而手掌、足底出现红色斑疹，稍痒。曾在私人诊所给予"牛黄解毒片"等口服（药量不详）。效果不佳，今来我院就诊。检查：上腭、下唇均可见散在米粒大小溃疡面，覆有黄色假膜，周边红润，口周皮肤散在水疱。两侧颌下淋巴结触之肿大。手掌、足底可见散在红色斑丘疹、疱疹，分布稀疏，疹色红润，根盘红晕不著，疱液清亮。舌质红，苔薄黄腻，脉浮数。体温37.3℃，血液血红蛋白125g/L，白细胞10.3×10^9/L，中性粒细胞0.56，淋巴细胞0.44。请写出：中西医诊断、辨证分析、治法、方药。

第七节　痄　腮

学习目标

　　1. 了解痄腮的发病特点与临床表现。
　　2. 熟悉痄腮的病因病机、诊断与鉴别诊断。
　　3. 掌握痄腮的辨证论治。

　　痄腮是由感受痄腮时邪，壅阻少阳经脉引起的时行疾病。临床以发热、耳下腮部漫肿疼痛为特征。本病一年四季都可发生，多见于冬春季节。传染性较强，人群普遍易感，好发于学龄儿童。预后良好，患病后可获终生免疫。但易出现邪陷心肝，毒窜睾腹的变证。

　　本病相当于西医学的流行性腮腺炎。

【病因病机】

　　风温邪毒从口鼻而入，侵犯足少阳胆经，毒热循经上攻腮颊，气血郁滞，运行不畅，凝滞腮颊，故局部漫肿疼痛；热甚化火，出现高热不退，烦躁头痛；经脉失和，机关不利，故张口咀嚼困难。足少阳胆经与足厥阴肝经互为表里，热毒炽盛，引动肝风，蒙蔽心包，可出现高热不退、抽搐、昏迷等症；足厥阴肝经循少腹，络阴器，邪毒内传，引睾窜腹，则可伴有睾丸肿胀、疼痛或少腹疼痛。

　　总之，本病病机为风温邪毒壅阻少阳经脉，与气血相搏，凝滞耳下腮部。邪传他脏，主要有窜睾入腹，内陷心肝之变。

知识链接

西医如何认识腮腺炎

　　西医认为本病是由腮腺炎病毒引起，病毒侵入呼吸道上皮细胞和局部淋巴结内增殖后，进入血流，然后经血流侵入腮腺及其他腺体器官，如睾丸、卵巢、胰腺、肾脏和中枢神经系统等。临床表现主要为一侧或双侧腮腺肿大，青春期感染者易并发睾丸炎（20%）或卵巢炎（5%），约0.1%的患儿可并发病毒性脑膜炎。并发睾丸炎者可导致男性不育症，腮腺炎也是导致儿童期获得性耳聋的常见原因。

【诊断与鉴别诊断】

1. 诊断要点

（1）病史　发病前 2~3 周有流行性腮腺炎接触史。

（2）临床表现　发病初期可有发热，继则以耳垂为中心漫肿，边缘不清，局部肤色不红，按压局部有弹性感及疼痛，通常一侧先肿 1~2 天后，对侧腮腺亦出现肿大，有时肿胀仅为单侧。肿痛在 2~3 天内达高峰，腮腺管口可见红肿，腮腺肿痛持续 4~5

天开始消退，整个病程1~2周。

（3）**辅助检查** 血常规：周围血象白细胞总数正常或降低，淋巴细胞相对增多。淀粉酶检查：血清和尿中淀粉酶可升高。

2. 鉴别诊断

（1）**化脓性腮腺炎** 常继发于热病之后，无传染性，临床表现多为一侧腮部肿痛，表皮发红，腮腺化脓，按压腮部可见口腔内腮腺管口有脓液溢出。

（2）**急性淋巴结炎** 常继发于急性扁桃体炎、急性咽喉炎等疾病过程中，肿物多局限于颈部或耳前区，局部边缘清楚，压痛明显，有红、肿、热、痛感，表浅者活动良好，无传染性。

【辨证论治】

1. 辨证要点

常证与变证 常证表现以发热不高，腮肿不甚并伴风温表证为特点；出现邪毒内陷心肝或毒窜睾腹为变证。

2. 治疗要点 常证治以清热解毒，软坚散结；变证治以清热解毒，息风镇痉；清肝泻火，活血镇痛。

3. 分证论治

（1）**主证**

①**邪犯少阳**

证候 发热，微恶风寒，一侧或两侧腮肿疼痛，局部灼热而不红，咀嚼不舒，张口疼痛，或伴头痛，咽痛。舌红，苔薄白或薄黄，脉浮数。

证候分析 本证为疾病初起，邪犯少阳，温毒在表。以发热不高，腮肿不甚以及伴见的风温表证等为证候要点。

治法 疏风清热，散结消肿。

方药 银翘散（《温病条辨》）合柴胡葛根汤（《外科正宗》）。药物组成：金银花、连翘、薄荷、牛蒡子、桔梗、竹叶、芦根、荆芥、淡豆豉、甘草；柴胡、天花粉、葛根、黄芩、桔梗、连翘、牛蒡子、石膏、甘草、升麻。

加减 发热无汗者，加苏叶、防风；咽喉肿痛者，加马勃、玄参；纳少、呕吐者，加竹茹、陈皮。

②**热毒壅盛**

证候 壮热不退，腮部漫肿，坚硬拒按，张口、咀嚼困难，烦躁不安，口渴引饮，伴头痛，呕吐。舌红，苔黄，脉滑数。

证候分析 本证为流行性腮腺炎重症。热毒炽盛，由表传变入里，蕴结少阳经脉，发于腮部。以壮热烦渴，腮肿坚硬，咀嚼困难，全身热盛毒重为证候要点。

治法 清热解毒，软坚散结。

方药 普济消毒饮（《东垣试效方》）。药物组成：黄芩、黄连、连翘、板蓝根、马勃、牛蒡子、升麻、柴胡、玄参、僵蚕、桔梗、薄荷、甘草、陈皮。

加减 腮部肿胀疼痛甚加夏枯草、海藻软坚散结；热甚者，加生石膏、知母清热泻火；大便秘结者，加大黄、芒硝通腑泄热；烦渴加天花粉、玄参清热生津。

（2）变证

①邪陷心肝

证候　壮热不退，神昏或嗜睡，头痛项强，反复抽搐，腮部肿胀疼痛，坚硬拒按。舌红苔黄，脉洪数有力。

证候分析　本证由邪毒内陷心营，引动肝风所致。以腮肿疼痛拒按，伴神昏、嗜睡、抽搐为证候要点，相当于西医学的腮腺炎合并脑膜脑炎。

治法　清热解毒，息风开窍。

方药　清瘟败毒散（《疫疹一得》）合凉营清气汤（《喉痧症治概要》）。药物组成：黄连、黄芩、栀子、连翘、石膏、知母、生地黄、赤芍、丹皮、赤芍、玄参、竹叶、甘草；水牛角、鲜石斛、山栀、丹皮、鲜生地黄、薄荷、川黄连、赤芍、玄参、石膏、甘草、连翘、竹叶、白茅根、芦根、金汁。

加减　抽搐频繁加安宫牛黄丸镇惊开窍；神昏不醒加菖蒲、郁金祛湿开窍；热甚加清开灵注射液或双黄连注射液静脉滴注，清热解毒。

②毒窜睾腹

证候　腮肿渐消，一侧或两侧睾丸肿痛，或伴少腹疼痛。舌红，苔黄，脉弦数。

证候分析　本证为腮腺炎合并睾丸炎或卵巢炎。由邪毒内窜厥阴所致。以睾丸肿胀疼痛或少腹疼痛，舌红，苔黄，脉弦为证候要点。

治法　清热泻火，活血止痛。

方药　龙胆泻肝汤（《医方集解》）。药物组成：龙胆草、黄芩、栀子、柴胡、生地黄、当归、木通、车前子、泽泻、生甘草。

加减　睾丸肿痛甚者，加荔枝核、小茴香行气消肿；少腹痛甚，伴腹胀，便秘者，加大黄、枳壳、木香理气通腑。

【其他疗法】

1. 中成药

（1）板蓝根冲剂　1次1/2~1包，1日2~3次，口服。用于温毒在表证。

（2）清热解毒口服液　1次5~10mL，1日3次，口服。用于热毒蕴结证。

2. 外治疗法

（1）青黛散、如意金黄散、紫金锭，任选1种。以醋或水调匀后外敷腮肿处，1日2次。

（2）鲜仙人掌（去刺）、鲜蒲公英、鲜马齿苋，任选1种。捣烂外敷腮肿处，1日2次。

【预防与调护】

（1）发现患儿应及时隔离治疗，直至腮肿完全消退后1周。

（2）有接触史的易感儿应隔离观察，可用板蓝根15~30g煎服，或服板蓝根冲剂每次1包，1日3次，连服3~5天。

（3）睾丸肿痛可进行局部冷敷，并用丁字带托起睾丸以减轻疼痛。

（4）饮食以清淡流质、半流质为主，避免酸性食物，注意口腔清洁。

【案例分析】

患儿，5 岁，2014 年 3 月 7 日就诊。

患儿发热 2 天，耳下肿痛 1 天。现见壮热持续，双耳下腮部漫肿疼痛，咀嚼痛增，局部皮色不红，按之作痛，烦闹不安。舌质红，舌苔黄，脉滑数。体温：39.1℃。血常规：白细胞 6.9×10^9/L，淋巴细胞：0.36，中性粒细胞：0.62。请写出：中西医诊断、辨证分析、治法、方药。

第八节　小儿暑温

 学习目标

1. 了解小儿暑温的发病特点与临床表现。
2. 熟悉小儿暑温的病因病机、诊断与鉴别诊断。
3. 掌握小儿暑温的辨证论治。

小儿暑温是感受暑温时邪引起的时行疾病，临床以高热、昏迷、抽搐等为主要特征。本病有明显的发病季节，在我国以 7、8、9 三个月为高峰。发病年龄多在 10 岁以下，尤以 2～6 岁的儿童发病率高。近二十年来，由于大规模推行预防接种，发病率已明显下降。

本病发病急骤，变化迅速，易出现内闭外脱，呼吸障碍等危象，重症病例往往留有后遗症，即具有"急、速、危、残"的病变特点，是小儿时行疾病中病情较重而且预后较差的一种疾病。

相当于西医学的流行性乙型脑炎，简称乙脑。

知识链接

乙脑的传染源和传播途径是什么？

乙脑的传染源是受感染的动物和人。动物主要是猪，其次为家鼠、猴、马、牛、羊、兔、田鼠、仓鼠、鸡、鸭以及鸟类等。猪作为主要传染源是由于猪的乙脑感染率高，成、幼猪均可感染，更新换代快、数量多，与人的关系密切，且多种蚊虫有兼吸猪和人血的习性，是乙脑病毒最主要的扩散宿主和传染源。

乙脑的传染途径：乙脑属于血液传播的自然疫源性疾病。通过媒介昆虫叮咬处于病毒血症的动物，乙脑病毒在昆虫体内增殖，再叮咬人，通过口器把病毒传到人体而引起感染发病。蚊虫是乙脑病毒的传播媒介，已经证实多种蚊的体内可繁殖乙脑病毒，包括库蚊属、伊蚊属、按蚊属中的许多种，其中最主要的是三带喙库蚊，其对乙脑病毒的感染阈值低、感染高，有兼吸动物（主要是猪）和人血的习性，且该种蚊分布普遍。

【病因病机】

夏季暑邪当令,最易伤人,暑温时邪入侵,犯卫则发热,头痛,无汗,头项强直;入气则高热口渴,有汗热不解,头痛剧烈,神倦或烦躁不安;入营则心肝俱病,神昏痉厥;入血则伤津劫液,耗血动血,吐出咖啡样血液,以及由此而出现呼吸不整,内闭外脱。暑为阳邪,伤人最速,特别是小儿肌薄神怯,不耐三气发泄,传变迅速,易由温化热,由热化火,因高热而引起抽风、昏迷。暑温邪毒引起的病证,往往卫分未解,已传气分,出现卫气同病。气分之热未解,又窜营分,而致气营两燔,甚至营病及血,营血同病。重者,本病后期,因耗血伤阴,或余邪留络,或痰蒙清窍,而出现不规则发热,痴呆、躁狂,强直性瘫痪,吞咽困难,失语等后遗症。

总之,本病属温病范畴,为感受暑温邪毒所致。临床一般按卫气营血规律传变,其病机为热极生风,风盛生痰,痰盛生惊。而热、痰、风相互转化,互为因果,形成恶性循环。

【诊断与鉴别诊断】

1. 诊断要点

(1) 病史 有明显季节性,多发生于盛夏7、8、9三月,有被蚊虫叮咬史。

(2) 临床表现 ①初期:起病的最初3~4天,发热、头痛、呕吐、嗜睡、烦躁,可有脑膜刺激征。②极期:病程第4~10天,病情突然加重,持续高热(40℃以上),烦躁,嗜睡,甚则昏迷、抽搐,严重者发生内闭外脱而死亡。③恢复期:发病后10日左右,体温逐渐下降,抽搐渐停,神智渐清,一般可逐渐痊愈。部分重症患儿可有低热、多汗、语言障碍、多动、抽搐发作等,常须数月始能恢复。④后遗症期:发病1年后仍有神经精神症状者为后遗症,表现为失语、痴呆,肢体瘫痪等。

(3) 辅助检查 ①血常规:白细胞总数升高,一般在 $(10\sim20)\times10^9$/L 左右,中性粒细胞增至0.8以上。②脑脊液:压力增高,白细胞计数多在 $(50\sim500)\times10^6$/L,早期以中性粒细胞为主,4~5天后则转为以淋巴细胞为主。蛋白轻度增高,糖与氯化物正常。③补体结合试验:病后2~3周内阳性;血凝抑制试验病后5天出现阳性,第2周达高峰。

2. 鉴别诊断

(1) 中毒性菌痢 起病更急,突起高热、神昏、惊厥,肛检或温盐水灌肠可见脓血便,大便培养可见痢疾杆菌。

(2) 化脓性脑膜炎 主要表现为高热、头痛、呕吐、惊厥等症状,如果发生在夏秋季,容易与乙脑相混淆。但本病脑脊液外观混浊,白细胞总数显著增多,>1000×10^6/L,以中性粒细胞为主,糖含量明显降低,蛋白增高,脑脊液检查有助于鉴别诊断。

【辨证论治】

1. 辨证要点

(1) 辨轻重 根据发热高低、神昏程度、抽搐次数和频率以及以上三点持续时间的长短和有无后遗症辨识轻重。以发热高,持续时间长,意识障碍深,出现时间长,抽搐重,次数频繁,持续时间长,甚者出现内闭外脱危象,往往留有后遗症为重症;发热不甚，意识障碍浅，抽搐程度不重，病程较短，无后遗症者为轻症。

(2) 辨卫气营血　卫分：初期，以发热、头痛、呕吐、嗜睡为主症，热、痰为主；气分：极期，以神昏、抽搐、喉间痰鸣为主症，热、痰、风俱全；营分、血分：若身热夜甚、神昏、抽搐，兼出血之象者，为邪在营血。卫、气、营、血证大多混同出现，难以截然分开，常呈现出卫气、气营、营血同病之证。

2. 治疗要点　以清热、豁痰、开窍、息风为基本治则。初、极期以解热为主，根据卫气营血的传变规律配合相应治则；恢复期以扶正祛邪为主。

3. 分证论治

(1) 邪在卫气

证候　突然发热，无汗或少汗，头痛，项微强，口渴引饮，常伴恶心，呕吐，轻度烦躁或嗜睡。舌红，苔薄白或黄，脉浮数或滑数。

证候分析　本证属乙脑初期。暑瘟之邪侵卫气，内扰阳明，上扰清空，故见本证。以发热，无汗或少汗，头痛，项微强，轻度烦躁或嗜睡为证候要点。本证的特点是卫气同病，表里同病，既有暑邪郁表未解，又有暑邪温毒蕴结气分。

治法　清热解毒，辛凉透表。

方药　银翘散（《温病条辨》）合白虎汤（《伤寒论》）。药物组成：金银花、连翘、桔梗、薄荷、荆芥、芦根、淡豆豉、牛蒡子、竹叶、生甘草；生石膏、知母、粳米、甘草。

加减　项强，加葛根、僵蚕、钩藤解痉疏风；高热不退者，加大青叶、板蓝根清热解毒；汗热不解，嗜睡身重者，加藿香、佩兰、苍术清暑化湿；腹满便秘者，加大黄、全瓜蒌通腑泄热或用凉膈散表里双解。

(2) 邪在气营

证候　高热持续不退，头痛剧烈，呕吐频繁，颈项强直，神志模糊或昏迷不醒，烦躁谵妄，四肢抽搐，甚则喉间痰声辘辘，呼吸不利，大便秘结，小便短赤。舌红或舌尖生刺，苔黄糙或灰腻，脉洪数或弦大。

证候分析　本证为乙脑极期。暑邪温毒由卫气传入气营，邪热炽盛，故见本证。以高热持续不退，神志模糊或昏迷不醒，甚则喉间痰声辘辘，烦躁谵妄，四肢抽搐，舌红或舌尖生刺等为证候要点。

治法　清气凉营，泻火涤痰。

方药　清瘟败毒饮加减（《疫疹一得》）。药物组成：黄连、黄芩、栀子、连翘、石膏、知母、生地黄、赤芍、丹皮、玄参、竹叶、甘草、犀角（水牛角代）、桔梗。

加减　高热不退，频繁抽搐者，加羚羊角、钩藤、僵蚕息风止痉；神昏谵语者，加紫雪丹、安宫牛黄丸清心开窍；喉间痰鸣者，加礞石滚痰丸、鲜竹沥以涤痰通下；深度昏迷，苔浊腻者，加苏合香丸及天竺黄、胆南星、石菖蒲、郁金开窍泄浊。若高热、抽搐、昏迷三症同时并存，舌苔黄糙，脉实有力，宜用调胃承气汤或凉膈散泄热通腑，釜底抽薪。

(3) 邪在营血

证候　身热起伏，朝轻暮重，尤以夜间为甚，昏迷加深，反复抽搐，双目上视，牙关紧闭，颈项强直，或见大汗出，四肢厥冷，或有皮肤发斑，便血，吐血。舌绛少津，脉沉细数。

证候分析 本证属重型乙脑的极期。暑邪化火，深入营分，损伤真阴，故见本证。以身热夜甚，反复抽搐；热留血分，耗血动血，或见皮肤发斑，便血，吐血，舌绛少津为证候要点。

治法 清热解毒，息风开窍。

方药 犀角地黄汤（《备急千金要方》）合羚角钩藤汤（《通俗伤寒论》）。药物组成：水牛角、生地黄、丹皮、赤芍；羚羊角、钩藤、桑叶、菊花、生地黄、白芍、川贝母、淡竹茹、甘草、茯神。

加减 昏迷不醒者，加安宫牛黄丸开窍醒神；抽搐不止者，加牡蛎、珍珠母、钩藤潜阳息风；如突然出现面白发绀，大汗淋漓，四肢厥冷，脉细微欲绝者，急以独参汤鼻饲，加用参附龙牡救逆汤以回阳救逆。

（4）邪恋正虚

①余热未尽

证候 低热或不规则发热，面赤颧红，心烦不宁，口干喜饮，小便短少，偶有惊惕。舌红，苔光净。或汗出不温，面色苍白，精神萎靡，小便清长，大便溏薄。舌淡嫩，苔薄，脉细而数。

证候分析 本证属乙脑恢复期。急性期经治暑邪渐退，但余邪未尽，气阴亏虚，故见本证。以低热，颧红，舌红，苔光净或见汗出不温，面色苍白，舌淡嫩为证候要点。

治法 养阴清热或调和营卫。

方药 青蒿鳖甲汤（《温病条辨》）或桂枝汤（《伤寒论》）。药物组成：青蒿、鳖甲、生地黄、知母、丹皮；桂枝、白芍、生姜、大枣、甘草。

加减 青蒿鳖甲汤适用于阴虚发热证，口干喜饮者加石斛、天花粉养阴生津；惊惕者加钩藤、珍珠母平肝息风镇惊；便秘者加全瓜蒌、火麻仁清肠润燥。桂枝汤适用于营卫不和证，汗多者加龙骨、牡蛎、浮小麦敛汗固涩；食欲不振，纳少溏薄者，加太子参、白术、山药健脾益气。

②痰蒙清窍

证候 意识不清，或痴呆失语，失聪，吞咽困难，喉间痰鸣；或狂躁不宁，嚎叫哭闹。舌红绛，苔黄腻，脉滑或滑数。

证候分析 临床表现有痰浊与痰火的不同，痰浊内闭，蒙蔽清窍，故见本证。以意识不清，痴呆，失聪，或狂躁不宁，嚎叫哭闹，舌红绛为证候要点。

治法 豁痰开窍。

方药 涤痰汤（《奇效良方》）。药物组成：天南星、半夏、枳实、茯苓、橘红、石菖蒲、人参、竹茹、甘草。

加减 喉间痰多者，灌服鲜竹沥清热豁痰；吞咽困难者，加僵蚕止痉散搜风化痰。

③内风扰动

证候 肢体震颤或强直性瘫痪，癫痫发作。舌绛，苔剥落，脉细数。

证候分析 病后肝肾阴虚，筋脉失养，风痰阻络，故见本证。以肢体震颤或强直性瘫痪，舌红绛，苔剥落，脉细数为证候要点。

治法 搜风通络，养阴息风，养血活血柔痉。

方药 止痉散（经验方）。药物组成：全蝎、蜈蚣、天麻、僵蚕。

加减 伴有自汗，面色苍白者，加黄芪、当归、枸杞补益气血，滋养肝肾；肢体拘急强直者，加天麻、僵蚕、红花、地龙、生地黄、白芍、桃仁、木瓜、鸡血藤活血化瘀，舒筋通络；体弱多汗，食少形瘦者，加黄芪、党参、山药益气健脾。

【其他疗法】

1. 中成药

（1）清开灵口服液 1次10~15mL，1日3次，口服。用于气营两燔证。

（2）牛黄抱龙丸 1次1丸，1日1~2次，周岁以内小儿酌减，口服。用于气营两燔证。

2. 针灸

（1）高热 取十宣点刺出血，或耳尖放血，以泻热毒。

（2）项强抽搐 针刺合谷、大椎、内关、曲池等穴以息风止痉。

（3）昏迷 针刺人中、中冲、劳宫等穴以开窍醒神。

（4）恢复期 智力障碍：针刺合谷、百会、内关、神门；面瘫：针刺合谷、地仓、颊车、翳风；失语：针刺哑门、大椎、间使、涌泉、足三里；瘫痪：上肢针刺肩髃、曲池、手三里、外关、合谷；下肢针刺环跳、风市、昆仑、阳陵泉、承山。

3. 推拿疗法 在恢复期，对关节强制性瘫痪常采用推拿疗法。用推、拿、揉、按等手法推拿相关部位和穴位，每日1次，每次20~30分钟，以防止肌肉萎缩，恢复肢体功能。

4. 西医治疗 主要用于急症处理。

（1）退热 降低室温，放置冰帽、冰袋及温水擦浴等物理降温措施。持续高热的患儿，可采用冬眠疗法。

（2）止惊 药物有安定、苯巴比妥、10%水合氯醛、冬眠灵等，依次选用上药中的1种，观察10~20分钟。抽搐不止者换另一种，惊止者根据情况用维持剂量。

（3）降低颅内压 用20%甘露醇、速尿等脱水剂静脉注射或滴注，防治脑水肿、脑疝。

（4）纠正呼吸衰竭 应用东莨菪碱、洛贝林、尼可刹米等肌内注射或静脉滴注。如重症呼吸衰竭，药物难以控制，即行气管切开术，应用人工呼吸机。

（5）惊厥、面唇紫绀者，及时予以吸氧；喉间痰多不能咯吐者，及时吸痰，保持呼吸道通畅。

【预防与调护】

1. 预防

（1）积极开展爱国卫生运动，防蚊、灭蚊，切断传播途径。

（2）按计划进行乙脑疫苗预防注射，保护易感人群。

（3）隔离患者至体温正常。其中猪（特别是幼猪）是主要传染源，应改善猪圈卫生，做好灭蚊工作。

2. 调护

（1）患儿居室应保持凉爽通风，室温控制在28℃以下。

（2）密切观察体温、呼吸、脉搏、血压及瞳孔变化。保持口腔清洁，经常变换体位，清洁皮肤，防止褥疮。

（3）急性期给予流质饮食，并供给充足水分，必要时鼻饲。恢复期应逐渐增加营养。

（4）恢复期的患儿要注意做被动功能锻炼，使其功能尽早恢复。

【案例分析】

王某，男，4岁，2012年7月27日就诊。

患儿昨日突然发热恶风、头痛，体温高达40℃，伴全身乏力，恶心呕吐，在家服用小儿APC无效，今日来院就诊。现症：壮热面赤，头痛，口渴，烦躁不安，恶心呕吐，胸闷，小便短赤，大便燥结。查体：体温40.1℃，热性病容，神志尚清，颈项强直，心肺（－），腹软，无压痛。舌质红，苔黄腻，脉滑数。布氏征（±）。脑脊液检查：压力不高，常规检查（－），培养（－）。血常规检查：白细胞12.3×10^9/L，中性粒细胞0.87，淋巴细胞0.13。请写出：中西医诊断、辨证分析、治法、方药。

第九节　传染性单核细胞增多症

学习目标

1. 了解传染性单核细胞增多症的发病特点与临床表现。
2. 熟悉传染性单核细胞增多症的病因病机、诊断与鉴别诊断。
3. 掌握传染性单核细胞增多症的辨证论治。

传染性单核细胞增多症是由EB病毒引起的急性传染病，临床以发热，咽峡炎，淋巴结及肝脾肿大，外周血中淋巴细胞增多并出现大量异常淋巴细胞为特征。

本病多呈散发，四季均有，春秋季节较多。患者和隐性感染者为传染源，通过口咽分泌物接触传染，偶可经输血传播。易感人群多为儿童或青少年，6岁以下儿童常表现为隐性感染或轻症，年长儿症状较重，甚至发生严重并发症。病后可获持久免疫力。

中医文献中无本病名称，属中医学温病"瘟疫"的范畴。

【病因病机】

本病的病因为瘟疫时邪。温邪自口鼻而入，先犯肺卫，邪郁肺胃，症见恶寒、发热、头痛、咳嗽、咽痛。邪犯胃腑，则见胃气上逆而见恶心呕吐、食欲不振。小儿为纯阳之体，邪毒极易化热生火，肺胃热盛，则肌肤皆热而见大热大汗。热势枭张，炼津成痰，痰火瘀结，充斥表里，症见烦渴。热毒上攻，瘀滞经络，热毒内瘀则颈部淋巴结肿大。血行受阻，血流不畅，气血瘀滞，发为腹中痞块，扪及肝脾肿大。湿热内蕴，肝失疏泄，胆汁外溢，发为黄疸。热入营血，灼伤脉络，迫血妄行，可见皮下紫癜，热结下焦，症见尿血。热毒内陷心肝，则见昏迷、抽搐。闭阻脑络，可致口眼㖞斜、失语、吞咽困难、肢体瘫痪。火毒上攻咽喉，则见咽喉红肿溃烂，壅塞气道，可致窒息。热盛伤阴，心失所养，可见心悸怔忡、脉率失常。若气阴耗损而余邪未清，可有低热缠绵、精神萎靡、口干少饮、颧红盗汗、舌红、少苔、脉细数。

总之，本病的主要病变部位在肺、胃，按卫气营血规律传变，可涉及心、肺、肝、肾。基本病机为气营两燔、热毒炽盛、痰热瘀结。

【诊断与鉴别诊断】

1. 诊断要点

（1）病史 可有患者或隐性感染者接触史。

（2）临床表现 起病缓急不一，前驱症状为全身不适，头痛头昏，食纳不佳，恶心呕吐，轻度腹泻等。典型症状为：①发热：体温在38℃~40℃，热型不定，热程大多1~2周，少数可达数月。中毒症状多不严重。②淋巴结肿大：大多数患者有浅表淋巴结肿大，大小不等，无粘连，在病程第1周即可出现，2周后逐渐消退，少数持续数月甚至数年。③咽峡炎：有咽痛、扁桃体肿大、充血或咽部有小出血点及溃疡。④肝脾肿大：约半数有轻度脾肿大，伴疼痛及压痛，偶可发生脾破裂。肝大者可有肝功能异常，并伴有急性肝炎的上消化道症状，部分有轻度黄疸。⑤皮疹：全身出现斑疹、丘疹、皮肤出血点或猩红热样斑疹。⑥累及肺、肾、心、脑时，可出现咳喘、血尿、惊厥、瘫痪失语等症状。

（3）辅助检查 血常规：早期白细胞总数多在正常范围内或稍低，发病1周后，白细胞总数增多，淋巴及单核增多，占50%或以上，异型淋巴细胞大于10%或1.0×10^9/L以上。血清学检查：血清中嗜异性IgM抗体效价高于1:64，或EB病毒特异性抗体阳性有诊断意义。

2. 鉴别诊断

（1）急性咽峡炎或扁桃体炎 急性溶血性链球菌所致咽峡炎，常有发热，咽部充血、颈部淋巴结肿大，外周血常规示中性粒细胞增多，咽拭子细菌培养可得阳性结果。

（2）急性淋巴细胞性白血病 不成熟异常淋巴细胞较多时，须与急性白血病鉴别，可做骨髓穿刺明确诊断。

【辨证论治】

1. 辨证要点

（1）辨病位识轻重 邪在卫分、气分，常以发热，咽峡炎、淋巴结及肝脾肿大为主，属轻症；邪在气营（血）分，常伴咳喘，黄疸，热盛动风，为重症。

（2）辨病程分虚实 本病初中期，邪在卫、气、营分，属实证；本病后期，津伤气耗，正虚邪恋，迁延不愈，属虚证。辨证时要抓住热毒痰瘀这一基本病理特征，痰结者可见全身淋巴结肿大，血瘀则可见肝脾肿大，病程迁延反复不愈者，可呈现虚中夹实证候，均需细辨。

2. 治疗要点 本病以清热解毒，化痰祛瘀为基本治则。在卫宜疏风解表；在气则清气泻热，化痰散结；毒入营血宜清营凉血。后期气阴耗伤则需益气养阴，兼清余邪；

若兼湿邪夹杂，则应化湿利湿，通络达邪。

3. 分证论治

（1）邪郁肺胃

证候 发热，微恶风寒，咽红疼痛，颈部瘰疬，纳差，恶心呕吐。舌边尖红，苔薄白或薄黄，脉浮数。

证候分析 瘟疫时邪，侵犯肺卫，邪郁化热，或犯胃腑，故见本证。以发热恶风，咽红疼痛，颈部瘰疬，舌边尖红，脉浮数为证候要点。

治法 疏风清热，清肺利咽。

方药 银翘散（《温病条辨》）。药物组成：金银花、连翘、竹叶、荆芥、牛蒡子、薄荷、豆豉、桔梗、芦根、甘草。

加减 咽喉肿痛，加玄参、板蓝根、僵蚕、蝉蜕；瘰疬较大，加夏枯草、浙贝母、蒲公英、赤芍；皮疹色红加紫草、白鲜皮、蝉蜕。

（2）气营两燔

证候 壮热烦渴，咽喉红肿疼痛，乳蛾肿大。甚则溃烂，口臭便秘，面红唇赤，皮疹暴露，瘰疬，胁下痞块。舌质红，苔黄糙，脉洪数。

证候分析 表邪不解，入于肺胃，热毒内炽，上攻咽喉，痰热瘀血互结，故见本证。以咽喉肿痛，壮热烦渴，瘰疬，胁下痞块，舌红，苔黄，脉数为证候要点。

治法 清气凉营，解毒化痰。

方药 普济消毒饮（《东垣试效方》）。药物组成：黄芩、黄连、连翘、板蓝根、马勃、牛蒡子、升麻、柴胡、玄参、僵蚕、桔梗、薄荷、甘草、陈皮。

加减 项强抽搐，宜清心开窍，加水牛角、钩藤；头痛，加蔓荆子、菊花；便秘者，加大黄、芒硝；皮肤紫斑瘀点，加紫草、小蓟；肝脾肿大，加柴胡、郁金、牡蛎。

（3）痰热流注

证候 发热，热型不定，颈、腋、腹股沟处浅表淋巴结肿大，以颈部为重，肝脾肿大。舌质红，苔黄腻，脉滑数。

证候分析 热势枭张，炼津成痰，痰火瘀结，流注表里，故见本证。以发热，颈、腋、腹股沟处浅表淋巴结肿大，肝脾肿大，舌质红，苔黄腻，脉滑数为证候要点。

治法 清热化痰，通络散瘀。

方药 清肝化痰丸（《医门补要》）。药物组成：生地黄、丹皮、海藻、贝母、昆布、柴胡、海带、夏枯草、僵蚕、当归、连翘、栀子。

加减 发热高，肿块触痛明显，去昆布、海藻，加蒲公英、忍冬藤、赤芍；呕吐痰涎，加半夏、竹茹；胁肋胀满疼痛，加枳壳、乳香、川楝子；淋巴结肿大，质硬不痛，加桃仁、红花、皂角刺；肝脾肿大，久而不消，可用血府逐瘀汤。

（4）湿热蕴滞

证候 发热持续，缠绵不退，身热不扬，汗出不透，头身重痛，精神困倦，呕恶纳呆，渴不欲饮，胸腹痞闷，面色苍黄，皮疹色红，大便黏滞不爽，小便短黄不利。舌偏红，苔黄腻，脉濡数。

证候分析 湿热内蕴，肝失疏泄，脾胃困阻，故见本证。以身热不扬，头身困重，呕恶纳呆，面色苍黄，舌偏红，苔黄腻，脉濡数为证候要点。

治法 清热解毒，行气化湿。

方药 甘露消毒丹（《医效秘传》）。药物组成：滑石、黄芩、茵陈、藿香、连翘、石菖蒲、白豆蔻、薄荷、木通、射干、川贝母。

加减 一般可去薄荷、射干；热偏重，加龙胆草、蒲公英、败酱草、虎杖；湿偏重，加泽泻、滑石、金钱草、土茯苓；呕吐，加半夏、竹茹；腹胀，加枳实、槟榔；纳呆，加山楂、麦芽；黄疸已退，肝大长期不消，用桃红四物汤加丹参。

（5）正虚邪恋

证候 病程日久，发热渐退，或见低热，瘰疬、胁下痞块明显缩小，气短乏力，口渴少饮，小便短赤，大便干结。舌质淡或红，苔少或花剥，脉细弱。

证候分析 热病日久，气阴两伤，余邪未尽，故见本证。以发热渐退，或见低热，瘰疬、胁下痞块明显缩小，苔少或花剥，脉细弱为证候要点。

治法 益气生津，清解余热。

方药 气虚邪恋，竹叶石膏汤（《伤寒论》）。药物组成：竹叶、石膏、半夏、人参、麦冬、甘草、粳米。阴虚邪恋，青蒿鳖甲汤（《温病条辨》）、沙参麦冬汤。药物组成：青蒿、鳖甲、细生地黄、知母、丹皮；沙参、麦冬、桑叶、天花粉、玉竹、扁豆、甘草。

加减 大便干结，加瓜蒌；食欲不振，加谷芽、麦芽；瘰疬肿大经久不消，加玄参、牡蛎、浙贝母、夏枯草、蒲公英；胁下痞块较大，加丹参、郁金、三棱、莪术；小便黄赤，淋漓不尽，加白茅根、大蓟、小蓟、蒲黄。

【其他疗法】

1. 中成药

（1）紫雪丹 1日1次，周岁小儿1次0.3g，每增1岁，递增0.3g，冷开水调服。5岁以上酌情服用。用于热陷心肝证。

（2）生脉饮 1次1支，1日3次，口服。用于恢复期气阴两虚证。

2. 外治疗法

（1）如意金黄散 用茶或醋调敷在肿大的淋巴结上，1日换敷2次，有清热解毒，散结消肿之效。

（2）锡类散 适量喷于咽部，1日3次，有解毒利咽之效。

知识链接

传染性单核细胞增多症脾破裂急症的处理

传染性单核细胞增多症最严重的并发症为脾破裂。常发生在疾病的第2周，触摸脾脏或轻微创伤均可引起。应及时确诊，迅速处理。宜迅速补充血容量，输血和脾切除。脾肿大患者应避免剧烈运动，防止腹部外伤，体检时亦应谨慎。

【预防与调护】

1. 预防

（1）急性期病人应予隔离，口鼻分泌物及其污染物应消毒处理。集体机构发生本病流行，可就地隔离检疫。

（2）脾大者避免剧烈运动及外伤，防止体力消耗。

2. 调护

（1）急性期应卧床休息 2～3 周，减少体力消耗。

（2）饮食宜清淡，保证营养及足够热量。

【案例分析】

王某，男，6 岁。2011 年 6 月 13 日就诊。

患儿发热 1 周，体温最高至 40℃，精神烦躁，口渴欲饮，大便干结，时感胁肋下胀痛。查体：颈、腋、腹股沟多处浅表淋巴结肿大，脾脏肿大，舌质红，苔黄腻，脉数。实验室检查：血常规示白细胞 16×10^9/L，单核细胞 0.25，淋巴细胞 0.4，其中异型淋巴细胞 0.15。血清嗜异性凝集试验比值 > 1∶64，EB 病毒抗体 IgM、IgG 均呈阳性。请写出：中西医诊断、辨证分析、治法、方药。

第十三章 寄生虫病

蛔虫病

 学习目标

1. 了解蛔虫病的发病特点与临床表现。
2. 熟悉蛔虫病的病因病机、诊断与鉴别诊断。
3. 掌握蛔虫病的辨证论治。

蛔虫病是感染蛔虫卵引起的小儿常见的肠道寄生虫病，临床以脐周疼痛，时作时止，饮食异常，大便下虫，或粪便镜检有蛔虫卵为主要特征。

本病无明显的季节性。农村感染率高于城市，这与粪便污染和卫生习惯不良有密切关系。小儿由于脾胃薄弱，未养成良好的卫生习惯，故感染率高于成人，尤以学龄前儿童为甚。

蛔虫又称"蚘虫""蛕虫""蛟蛕""长虫"。成虫寄生于人体小肠，劫夺水谷精微，妨碍正常的消化吸收，轻者可无症状，或仅见脐周时有疼痛；重者久则耗伤小儿气血，面黄体瘦，形成蛔疳；由于蛔虫具有游走、扭曲成团、钻孔等特点，可引起许多并发症，如蛔厥（胆道蛔虫症）、虫瘕（蛔虫性肠梗阻），严重者可危及生命。

本病西医学亦称为蛔虫病。临床表现依寄生或侵入部位、感染程度不同而有很大差异，仅限于肠道时称肠蛔虫病。多数肠蛔虫病无自觉症状，儿童患者常有不同程度的消化道症状。蛔虫进入胆管、胰腺、阑尾及肝脏等脏器，或蚴虫移行至肺部、眼、脑、甲状腺及脊髓等器官时，可导致相应的异位性病变，严重时可引起胆管炎、胰腺炎、阑尾炎、肠梗阻、肠穿孔及腹膜炎等并发症。

【病因病机】

蛔虫病的发生，主要是通过各种途径吞入感染性蛔虫卵所致。蛔虫病患者是主要的传染源，其传染途径是生吃未经洗净且附有感染性虫卵的食物，或用感染的手取食物，虫卵也可随飞扬的尘土被吸入咽下。其病位主要在脾胃、肠腑。缺乏良好卫生习惯的小儿，双手接触不洁之物后，吮吸手指，或食用未清洗干净的生冷瓜果，或饮用不洁之水，以致食入虫卵，进入胃肠，引发本病。此外，饮食不节，过食生冷肥甘，损伤脾胃，积湿成热或素体脾胃虚弱，均可为蛔虫滋生创造有利条件。如《景岳全书·诸虫》所说："或由湿热，或由生冷，或由肥甘，或由滞腻，皆可生虫……然以数者之中，又惟生冷生虫为最。"指出乱吃生冷不洁之物为蛔虫病发生最常见的病因。

知识链接

蛔虫的成长全过程

蛔虫卵随粪便排出→在21℃～30℃、潮湿、氧气充足、荫蔽的泥土中约10天发育成杆状蚴，脱一次皮变成具有感染性幼虫的感染性虫卵→被吞食→卵壳被消化，幼虫在肠内逸出→穿过肠壁，进入淋巴结和肠系膜静脉，经肝、右心、肺，穿过毛细血管到达肺泡→再经气管、喉头的会厌、口腔、食道、胃，回到小肠→整个过程25～29天，脱3次皮→再经1月余就发育为成虫。

1. 虫踞肠腑 蛔虫成虫寄居肠内，频频扰动，致肠腑不宁，气机不利。小肠盘于腹内中部，故腹痛多发生在脐周，虫静则疼痛缓解。蛔虫扰动胃腑，脾胃气机升降失司，胃气上逆，则见呕恶、流涎；蛔虫上窜，随胃气上逆，形成吐蛔。虫踞肠腑，劫取水谷精微，损伤脾胃，脾失健运，胃滞不化，可见患儿饮食不养肌肤，面色不华或萎黄，甚至肚腹胀大，四肢瘦弱，而成蛔疳。虫聚肠内，脾胃失和，内生湿热，熏蒸于上，可见患儿烦躁多啼、夜寐不安、龂齿、嗜食异物、身发斑疹等症。

2. 虫窜胆腑 蛔虫好动而尤喜钻孔，当受到某些刺激，如寒温不适或食糜异常，使蛔虫受扰，易在肠中窜动，最常见为蛔虫钻入胆道而发生蛔厥。虫体阻塞胆道，气机不利，疏泄失常，表现为右上腹部剧烈绞痛，伴有呕吐，或为胆汁，或见蛔虫，甚则肢冷汗出，形成"蛔厥"之证。

3. 虫聚成瘕 虫性喜团聚，若大量蛔虫壅积肠中，互相扭结，聚集成团，可致肠道梗塞不通，形成虫瘕。肠腑气机阻塞，不通则痛，故腹痛剧烈，腹部扪之有条索状物；胃失通降，浊气上逆，则见恶心呕吐；腑气不降，肠失传导，则大便不通。

总之，本病的发生是由吞入蛔虫卵，在小肠内发育成虫，虫踞肠中，劫取精微，扰乱气机，发为本病；甚至钻孔，结团，形成蛔厥、虫瘕重症。

【诊断与鉴别诊断】

1. 诊断要点

（1）病史 可有吐蛔、排蛔史。

（2）临床表现 反复脐周疼痛，时作时止，腹部按之有条索状物或团块，轻揉可散，食欲异常，形体消瘦，可见挖鼻、咬指甲、睡眠磨牙、面部白斑。

合并蛔厥、虫瘕，可见阵发性剧烈腹痛，伴恶心呕吐，甚或吐出蛔虫。蛔厥者，可伴有畏寒发热，甚至出现黄疸。虫瘕者，腹部可扪及虫团，按之柔软可动，多见大便不通。

（3）辅助检查 大便病原学检查：应用直接涂片法或厚涂片法或饱和盐水浮聚法

检出粪便中蛔虫卵，即可确诊，但粪检未查出虫卵者也不能排除本病。血常规：蛔虫移行时，白细胞总数增高，嗜酸粒细胞明显增高；肠蛔虫证时，嗜酸性粒细胞仅轻度增高。

2. 鉴别诊断

(1) 食积腹痛　脘腹部胀满、疼痛、拒按，腹痛欲泻，泻后痛减，伴其他积滞证候，有饮食不节史。

(2) 中寒腹痛　腹痛阵发，得温则舒，伴小便清长，大便稀溏，食欲不振等症。

【辨证论治】

1. 辨证要点

(1) 辨腹痛部位　疼痛以脐周痛为主，时作时止，无明显压痛多为肠蛔虫症；疼痛以剑突下右上腹为主，呈阵发性剧烈绞痛，痛时肢冷汗出，常伴有呕吐胆汁或蛔虫多为蛔厥痛；疼痛以脐周或满腹为主，并有阵发性加剧，按之可及条索状或团状包块，伴有剧烈呕吐，大便多不通多为虫瘕。

(2) 辨轻重　一般蛔虫病属轻症，蛔厥、虫瘕属重症。

2. 治疗要点　本病以驱蛔杀虫为基本治则，辅以调理脾胃之法。具体应用，当视患儿体质强弱、病情急缓区别对待。体壮者，当先驱虫，后调脾胃；体弱者，驱虫扶正并举；体虚甚者，应先调理脾胃，继而驱虫。如病情较重，腹痛剧烈，或出现蛔厥、虫瘕等并发症者，根据蛔虫"得酸则安，得辛则伏，得苦则下"的特性，予酸、辛、苦等药味，以安蛔止痛，同时或其后择机驱虫。本病腹痛，可配合外治、针灸、推拿等法。如并发症严重，经内科治疗不能缓解者，应考虑手术治疗。

3. 分证论治

(1) 蛔虫证

证候　脐周疼痛，时作时止，按之无明显压痛或有条索感；或不思食，或嗜食、异食；重者形体消瘦，面色萎黄，肚腹胀大，青筋显露；大便不调或便下蛔虫，或粪检见蛔虫卵。舌尖红，苔白或腻或花剥，脉弦滑。

证候分析　饮食不洁，食入虫卵，蛔虫居于肠腑，内扰肠胃，阻滞气机，故见本证。反复染虫，迁延不愈，气血耗伤，则形体消瘦，面色萎黄，肚腹胀大，日久形成"蛔疳"，此时宜参照"疳证"辨证论治。以脐周疼痛，时作时止，不思食，或嗜食、异食，便下蛔虫，粪检见蛔虫卵等为证候要点。

治法　驱蛔杀虫，调理脾胃。

方药　使君子散（《医宗金鉴》）。药物组成：使君子、吴茱萸、苦楝子、甘草。

加减　腹胀满，加槟榔消积下气；大便不畅加大黄、青皮、玄明粉；腹痛明显加乌梅、川楝子、延胡索、木香；呕吐加竹茹、生姜。

驱虫之后，用异功散或参苓白术散加减，调理脾胃；虫积日久，脾虚胃热，可用攻补兼施之肥儿丸，杀虫消积，调理脾胃。

(2) 蛔厥证

证候　有肠蛔虫证症状。突然腹部绞痛，弯腰屈背，辗转不宁，肢冷汗出，恶心呕吐，常吐出胆汁或蛔虫，腹部绞痛呈阵发性，疼痛部位在右上腹或剑突下，疼痛可暂时缓解减轻，但又反复发作，重者腹痛持续而阵发性加剧，可伴畏寒发热，甚至出现黄疸。舌淡或红，苔白或腻或黄，脉弦或紧或数。

证候分析　胃肠湿热，或腹中寒甚，或寒热错杂，使虫体受扰，钻入胆道，气机逆乱，故见本证。以突然腹部绞痛，弯腰屈背，辗转不宁，肢冷汗出，恶心呕吐，常吐出胆汁或蛔虫等为证候要点。

治法　安蛔定痛，继之驱虫。

方药　乌梅丸（《伤寒论》）。药物组成：乌梅、细辛、椒目、黄连、黄柏、干姜、附子、桂枝、当归、人参。

加减　疼痛剧烈加木香、枳壳；便秘腹胀加大黄、玄明粉、枳实；湿热壅盛，胆汁外溢出现黄疸去干姜、附子、桂枝等温燥之品，酌加茵陈、栀子、黄芩、大黄。若确诊为胆道死蛔，不必先安蛔，可直接予大承气汤加茵陈利胆通腑排蛔。若并发肝脓肿，甚至腹腔蛔虫，经药物治疗无效者，应及时手术治疗。

（3）虫瘕证

证候　有肠蛔虫病史，突然出现脐周或右下腹阵发性剧痛、腹胀、呕吐，或吐出蛔虫，腹泻或大便不通，腹部扪及质软、无痛的、可移动的条索状或团状包块。病情持续不缓解者，腹部发硬，有压痛和肠鸣。舌苔白或黄腻，脉滑数或弦数。

证候分析　成虫较多扭结成团，阻塞肠道，气机不利，肠腑不通，故见本证。以突然出现脐周或右下腹阵发性剧痛、吐出蛔虫，腹部扪及条索状或团状包块等为证候要点。若阻塞不全，尚可排少量大便，完全阻塞则大便不通，腹痛及呕吐较重，并可能出现阴伤，甚至阴阳气不相顺接，阳气外脱。

治法　行气通腹，散蛔驱虫。

方药　驱蛔承气汤（《急腹症方药新解》）。药物组成：大黄、芒硝、枳实、厚朴、使君子、苦楝皮、槟榔。

加减　疼痛明显加乌梅止痛安蛔，蛔动不安加椒目暖脾制蛔。早期先考虑药物治疗，疼痛缓解后予驱虫治疗；若完全梗阻，出现腹硬、压痛、腹部闻及金属样肠鸣音或气过水声，应及时手术治疗。

【其他疗法】

1. 中成药

（1）乌梅丸　用于蛔虫证寒热错杂者和蛔厥证。

（2）化虫丸　1次2～8g，1日1～2次，空腹或睡前服。用于肠蛔虫病，湿热重者。

（3）肥儿丸　用于虫积腹痛，体质虚弱者。

（4）使君子丸　1次6～10g，1日1次。用于肠蛔虫证。

2. 单方验方

（1）使君子仁　文火炒黄嚼服。1岁1～2粒，最大剂量不超过20粒，晨起空腹服之，连服2～3日。服时勿进热汤热食。平素大便难排者，可于服药后2小时以生大黄泡水服，以导泻下虫。用于驱蛔。

（2）鹤虱丸　南鹤虱 180g，吴茱萸 150g，陈皮 120g，桂心 90g，槟榔 120g。捣筛，蜜和为丸，如梧桐子大。每服 20 丸，蜜汤下，每日 2 次，渐加至 30 丸，以虫出为度。用于蛔虫腹痛。

（3）椒目 6g，豆油 150mL。油烧开后入椒目，椒目以焦为度，去椒目喝油，分 1 ~ 2 次喝下。用于虫瘕证。

3. 西医疗法　分为驱虫治疗和并发症的处理。

（1）驱虫治疗　目前常选用下列驱虫药物治疗：

①阿苯达唑：2 岁以上儿童剂量为 400mg（200mg/片），顿服，或 1 天内分 2 次服。可于驱虫后 10 天重复给药 1 次。

②甲苯达唑：用法为 200mg，顿服；或 100mg/次，2 次/天，连服 3 天。2 岁以下幼儿不宜服用。

③枸橼酸哌嗪：100 ~ 160mg/（kg·d），晚上睡前顿服，连服 2 天。每日剂量≤3g。

④左旋咪唑：2.5mg/kg，顿服。

（2）并发症的处理

①胆道蛔虫病：可采用中西医结合治疗，以解痉、止痛、驱虫或纤维内镜取虫为主。内科治疗 24 小时无效，或病情加重；胆道蛔虫嵌顿者，需外科手术治疗。也可借助于内镜紧急取虫，效果好，住院时间短。有发热者可能有继发细菌性感染，应适当加用抗菌药物。

②蛔虫性肠梗阻：按照一般肠梗阻治疗原则处理，包括禁食、胃肠减压、解痉止痛、静脉补液、纠正脱水与代谢性酸中毒。不全性肠梗阻者，腹痛缓解后服豆油或花生油可松懈蛔虫团，然后再驱虫治疗。如积极内科治疗 1 ~ 2 天无好转，不完全性肠梗阻发展为完全性肠梗阻者，应立即手术治疗。

③其他：并发蛔虫性阑尾炎、肠穿孔、急性化脓性胆管炎、单发性肝脓肿、出血性坏死性胰腺炎者，均应尽早手术治疗。

4. 药物外治　新鲜苦楝皮 200g，全葱 100g，胡椒 20 粒。共捣烂如泥，加醋 150mL，炒热，以纱布包裹，置痛处，反复多次，以痛减为度。用于蛔虫腹痛。

5. 针灸疗法

（1）迎香透四白、胆囊穴、内关、足三里、中脘、人中。强刺激，泻法。用于蛔厥证。

（2）天枢、中脘、足三里、内关、合谷。强刺激，泻法。用于虫瘕证。

6. 推拿疗法　按压上腹部剑突下 3 ~ 4cm 处，手法先轻后重，一压一推一松，连续操作 7 ~ 8 次，待腹肌放松时，突然重力推压 1 次，腹痛消失或减轻，表明蛔虫已退出胆道，可停止推拿。如使用 1 ~ 2 遍无效，不宜再用此法。用于蛔厥证。

【预防与调护】

1. 预防

（1）开展卫生宣传工作，养成良好的卫生习惯，不饮生水、不吃未清洗干净的蔬菜瓜果，勤剪指甲，不吮手指，做到饭前便后洗手，以减少虫卵入口的机会。

（2）做好粪便管理，切断传染途径，保持水源及食物不受污染，减少感染机会。

2. 调护

（1）饮食宜清淡，易消化食物，少食辛辣、炙煿及肥腻之品，以免助热生湿。

（2）服驱虫药宜空腹，服药后要注意休息，多饮水和保持大便通畅，注意服药后反应及排便情况。

（3）密切观察蛔虫病的并发症，及时采取处理措施。蛔厥时，口服食醋 60 ~ 100mL，有安蛔止痛作用。

【案例分析】

患儿，女，7 岁。因"反复腹痛半年，便下蛔虫 1 天"来诊。

患儿半年来反复出现腹痛，以脐周为主，时作时止，饥饿时尤甚，食欲不佳，嗜食指甲，大便时干时溏，夜寐中磨牙。在外院曾诊为"胃肠炎"，予阿莫西林、健胃消食片等口服，未见好转。昨日下午解大便时，发现便中有 1 条蛔虫。无呕吐，无发热，小便正常。查体：形体瘦，面色稍萎黄，面部有 3 处白斑，双侧球结膜均可见 2 处小蓝斑，心肺听诊未见异常，全腹稍胀，脐腹部轻压痛，肠鸣音正常。舌尖红，苔黄腻，脉弦滑。腹部 B 超检查未见异常。血常规：白细胞 10.3×10^9/L，中性粒细胞 0.62，淋巴细胞 0.31，嗜酸细胞 0.06，血红蛋白 115g/L，血小板 203×10^9/L。请写出：中西医诊断、辨证分析、治法、方药。

第十四章 小儿杂病

第一节 紫 癜

 学习目标

1. 了解紫癜的发病特点与临床表现。
2. 熟悉紫癜的病因病机、诊断与鉴别诊断。
3. 掌握紫癜的辨证论治。

紫癜是小儿常见的一种出血性疾病，以血液溢于皮肤、黏膜之下，出现瘀点、瘀斑，压之不褪色为主要特征，同时可伴有鼻衄、齿衄、尿血，甚则呕血、便血。

西医学分为过敏性紫癜和原发性血小板减少性紫癜。过敏性紫癜的好发年龄为 3 ~ 14 岁，尤以学龄儿童多见，男性多于女性，春季发病较多。原发性血小板减少性紫癜的发病年龄多在 2 ~ 5 岁，男女发病比例无差异，常迁延难愈，甚至因颅内出血而导致死亡。

本病属于中医学血证范畴，古籍中所记载的"葡萄疫""肌衄""紫癜风"等病证可参照本病辨治。

【病因病机】

紫癜的病因分内因和外因，小儿素体虚弱是内因，感受外邪是外因。

1. 感受外邪 小儿脏腑娇嫩，形气未充，卫外不固，易感外邪。外感风热或他邪从热化火则可损伤血络，迫血妄行，溢于脉外，渗于皮下，发为紫癜。热重者，还可出现便血、尿血等。若血热损伤肠络，血溢络外，阻滞气机，可致剧烈腹痛；热邪夹湿留注关节，则可见局部肿痛，屈伸不利。

2. 血热妄行 小儿乃纯阳之体，感邪皆易从火化，若过食肥甘或腥膻之物则易蕴生伏热。无论外邪入里化热还是外邪引动伏热，均可灼伤血络，迫血妄行，溢于脉外，渗于皮下，发为紫癜。

3. 气阴不足 小儿先天禀赋不足，或疾病迁延日久，耗气伤阴，均可致气虚阴伤。气虚则统摄无权，气不摄血，血液不循常道而溢于脉外；阴虚则虚火上炎，血随火动，渗于脉外，均可致紫癜反复发作。

总之，紫癜的病变部位主要在血分，病理机制有虚实之分，外感风热邪毒者为实；素体心脾气血不足，肾阴亏损，虚火上炎者为虚。

【诊断与鉴别诊断】

1. 诊断要点

（1）病史 发病前 1~3 周有病毒感染史，如上呼吸道感染、麻疹、水痘等。

（2）临床表现 过敏性紫癜多见于下肢伸侧及臀部、关节周围。为高出皮肤的鲜红色至深红色丘疹、红斑或荨麻疹，大小不一，多呈对称性，分批出现，压之不褪色。可伴有腹痛、呕吐、便血等消化道症状，游走性大关节肿痛及血尿、蛋白尿等。原发性血小板减少性紫癜瘀点多为针尖样大小，一般不高出皮肤，多不对称，可遍及全身，但以四肢及头面部多见。可伴有鼻衄、齿衄、尿血、便血等，严重者可并发颅内出血。

（3）辅助检查 过敏性紫癜：血小板计数，出血、凝血时间，血块收缩时间均正常，尿常规可有镜下血尿、蛋白尿；原发性血小板减少性紫癜：血小板计数显著减少，急性型一般低于 $20 \times 10^9/L$，慢性型一般在（30~80）$\times 10^9/L$ 之间，出血时间延长，血块收缩不良，束臂试验阳性。

2. 鉴别诊断 应注意鉴别是过敏性紫癜还是原发性血小板减少性紫癜。

（1）过敏性紫癜 发病前可有上呼吸道感染或服食某些食物、药物等诱因。紫癜多见于下肢伸侧及臀部、关节周围。为高出皮肤的鲜红色至深红色丘疹、红斑或荨麻疹，大小不一，多呈对称性，分批出现，压之不褪色。可伴有腹痛、呕吐、便血等消化道症状，游走性大关节肿痛及血尿、蛋白尿等。血小板计数，出血、凝血时间，血块收缩时间均正常。尿常规，可有镜下血尿、蛋白尿。

（2）原发性血小板减少性紫癜 皮肤黏膜见瘀点、瘀斑。瘀点多为针尖样大小，一般不高出皮面，多不对称，可遍及全身，但以四肢及头面部多见。可伴有鼻衄、齿衄、尿血、便血等，严重者可并发颅内出血。血小板计数显著减少，出血时间延长，血块收缩不良，束臂试验阳性。

知识链接

皮下出血的表现

皮肤或黏膜下出血是常见的皮肤病变，一般情况下出血直径 <2mm 者称为出血点；直径 3~5mm 者称为紫癜；直径 5mm 以上者称为瘀斑；如血液溢出血管外，使该部皮肤隆起者称为血肿。

【辨证论治】

1. 辨证要点

（1）辨虚实 起病急，病程短，紫癜颜色鲜明者多属实；起病缓，病情反复，病程延绵，紫癜颜色较淡者多属虚。

（2）辨病情轻重　主要以出血量的多少及是否伴有肾脏损害或颅内出血等作为判断轻重的依据。凡出血量少者为轻症；出血严重伴大量便血、血尿、明显蛋白尿为重症；头痛、昏迷、抽搐等则为危症。

（3）辨病与辨证相结合　过敏性紫癜早期多为风热伤络，血热妄行，常兼见湿热痹阻或热伤胃络，后期多见阴虚火旺或气不摄血。原发性血小板减少性紫癜急性型多为血热妄行，慢性型多为气不摄血或阴虚火旺。

2. 治疗要点　本病的治疗，实证以清热凉血为主，配合祛风通络、缓急和中等治法；虚证以益气摄血、滋阴降火为主。紫癜为离经之血，皆属瘀血，故常加用活血化瘀之品。须注意证型之间的相互转化或相兼，治疗时要分清主次，统筹兼顾。

3. 分证论治

（1）风热伤络

证候　起病较急，全身皮肤紫癜散发，尤以下肢及臀部居多，呈对称分布，色泽鲜红，大小不一，或伴痒感，可有发热、腹痛、关节肿痛、尿血等。舌质红，苔薄黄，脉浮数。

证候分析　外感风热之邪，内窜血络，故见本证。以起病较急，紫癜色泽鲜红，伴风热表证为证候要点。

治法　疏风散邪，清热凉血。

方药　连翘败毒散（《医方集解》）。药物组成：黑荆芥、炒防风、金银花、连翘、生甘草、前胡、柴胡、川芎、枳壳、桔梗、茯苓、薄荷、生姜、羌活、独活。

加减　皮肤瘙痒加浮萍、蝉蜕、地肤子祛风止痒；关节肿痛加桑枝、苍耳子、牛膝祛风通络；腹痛加玄胡索、甘草缓急和中；尿血加小蓟、白茅根、藕节炭凉血止血。

（2）血热妄行

证候　起病较急，皮肤出现瘀点瘀斑，色泽鲜红，或伴鼻衄、齿衄、便血、尿血，血色鲜红或紫红，同时见心烦、口渴、便秘，或伴腹痛，或有发热。舌红，脉数有力。

证候分析　热毒壅盛，迫血妄行，灼伤络脉，血液外渗，故见本证。以起病急，紫癜及其他出血鲜红，伴热毒内盛，血分郁热之象为证候要点。

治法　清热解毒，凉血止血。

方药　犀角地黄汤（《备急千金要方》）。药物组成：犀角（用水牛角代）、生地黄、丹皮、芍药。

加减　伴有齿衄、鼻衄者加炒栀子、白茅根凉血解毒；尿血加大蓟、小蓟凉血止血；大便出血加地榆炭、槐花凉血止血；腹中作痛重用白芍、甘草缓急止痛。

若出血过多，突然出现面色苍白，四肢厥冷，汗出脉微者，为气阳欲脱，急用独参汤或参附汤回阳固脱；若气阴两衰者，则用生脉散以救阴生津，益气复脉。

（3）气不摄血

证候　起病缓慢，病程迁延，紫癜反复出现，瘀斑、瘀点颜色淡紫，常有鼻衄、齿衄，面色苍黄，神疲乏力，食欲不振，头晕心慌。舌淡苔薄，脉细无力。

证候分析　病久未愈，气随血耗，气虚不能摄血，故见本证。以病程迁延，紫癜色淡，反复出现，伴气血不足之象为证候要点。

治法　健脾养心，益气摄血。

方药　归脾汤（《济生方》）。药物组成：人参、白术、茯苓、甘草、黄芪、当归、远志、酸枣仁、龙眼肉、木香、生姜、大枣。

加减　出血不止加云南白药（冲服）、蒲黄炭、仙鹤草、阿胶以和血、止血、养血；神疲肢软，四肢欠温，畏寒恶风，腰膝酸软，面色苍白者为肾阳亏虚，加鹿茸、肉苁蓉、巴戟天以温肾补阳。

（4）阴虚火旺

证候　紫癜时发时止，鼻衄、齿衄或尿血，血色鲜红，低热盗汗，心烦少寐，大便干燥，小便黄赤。舌光红，苔少，脉细数。

证候分析　阴虚火旺，灼伤血络，故见本证。以紫癜时发时止，血色鲜红，伴阴虚火旺之象为证候要点。

治法　滋阴降火，凉血止血。

方药　大补阴丸（《丹溪心法》）。药物组成：熟地黄、龟甲、黄柏、知母、猪脊髓。

加减　鼻衄、齿衄者加白茅根、焦栀子凉血止血；低热者加银柴胡、地骨皮以清虚热；盗汗者加煅牡蛎、煅龙骨、五味子以敛汗止汗。

【其他疗法】

1. 中成药

（1）乌鸡白凤丸　1次半丸，1日2次，口服。用于血小板减少性紫癜，气不摄血证、阴虚火旺证。

（2）宁血糖浆　1次5~10mL，1日3次，口服。用于气不摄血证。

（3）血康口服液　1次5~10mL，1日3次，口服。用于血小板减少性紫癜。

（4）雷公藤多苷片　1日1~1.5mg/kg，分3次服。用于过敏性紫癜伴有肾脏损害者。

2. 针灸疗法

（1）取穴八髎、腰阳关。艾炷隔姜灸。每穴灸45分钟，1日1次，半个月为1个疗程。用于气不摄血证、阴虚火旺证。

（2）主穴：曲池、足三里。备穴：合谷、血海。先刺主穴，必要时加刺备穴。有腹痛加刺三阴交、太冲、内关。用于过敏性紫癜。

【预防与调护】

1. 预防

（1）积极参加体育活动，增强体质，提高抗病能力，避免感冒。

（2）过敏性紫癜要尽可能找出引发的各种原因。积极防治上呼吸道感染，控制扁桃体炎、龋齿、鼻窦炎等慢性感染性病灶。驱除体内各种寄生虫。根据个人体质，避免进食引起过敏的食物及药物。

（3）对原发性血小板减少性紫癜，要注意预防急性呼吸道感染、麻疹、水痘、风疹及肝炎等疾病，否则易于诱发或加重病情。

2. 调护

（1）急性期或出血量多时，要卧床休息，限制患儿活动，消除其恐惧紧张心理。

（2）避免外伤跌倒碰撞，以免引起出血。

（3）血小板计数低于 $20 \times 10^9/L$ 时，要密切观察病情变化，防治各种创伤与颅内出血。

（4）饮食宜清淡，富于营养，易于消化。呕血、便血者应进半流质饮食，忌硬食及粗纤维食物，忌辛辣刺激食物。原发性血小板减少性紫癜患儿平素可多吃带衣花生、红枣等食物。

【案例分析】

杨某，男，7 岁。2011 年 3 月 12 日就诊。

前天随家长赴宴，过食虾蟹海鲜，昨日始双下肢、臀部散见鲜红色瘀斑，大小不一，双侧对称，压之不褪色，伴腹痛，尿黄。舌红，苔黄。大便潜血（＋＋）。请写出：中西医诊断、辨证分析、治法、方药。

第二节　维生素 D 缺乏性佝偻病

学习目标

1. 了解维生素 D 缺乏性佝偻病的发病特点与临床表现。
2. 熟悉维生素 D 缺乏性佝偻病的病因病机。
3. 掌握维生素 D 缺乏性佝偻病的诊断要点及辨证论治。
4. 掌握维生素 D 缺乏性佝偻病的西医治疗。

维生素 D 缺乏性佝偻病是小儿因体内维生素 D 不足，引起钙磷代谢失常及骨样组织钙化不良的一种慢性营养缺乏性疾病，病变主要影响正在生长的骨骺端软骨板钙化，严重者可致骨骼畸形。临床以多汗、夜啼、烦躁、枕秃、肌肉松弛、囟门迟闭，甚至鸡胸、肋外翻、下肢弯曲等为特征。

本病多见于 3 岁以下小儿，尤以 9 个月~2 周岁的婴幼儿多见。常发于冬春两季，北方寒冷地区发病率高于南方地区，城市高于农村，山区高于平原地区，人工喂养的婴儿高于母乳喂养者。

中医古籍无佝偻病病名，但根据其表现，可参照"夜惊""汗证""疳证""肾疳""五迟""五软""解颅""鸡胸""龟背"等病证辨治。

西医学认为本病是由于患儿光照不足，或维生素 D 摄入不足，或生长发育过快，或由于肝肾损害使维生素 D 的羟化作用发生障碍，导致钙磷代谢失常，引起一系列神经、精神症状和骨骼发育障碍。

知识链接

维生素 D 与佝偻病

维生素 D 的发现是人们与佝偻病抗争的结果。早在 1824 年，就有人发现鱼肝油可在治疗佝偻病中起重要作用。1913 年，美国科学家 Elmer McCollum 和 Marguerite Davis 在鱼肝油里发现了一种物质，起名叫"维生素 A"。后来，英国医生 Edward Mellanby 发现，喂了鱼肝油的狗不会得佝偻病，于是得出结论，维生素 A 或者其协同因子可以预防佝偻病。1921 年 Elmer McCollum 破坏掉鱼肝油中的维生素 A 做同样的实验，结果相同，说明抗佝偻病并非维生素 A 所为。他将其命名为维生素 D，即第四种维生素。1923 年，人们知道 7 - 脱氢胆固醇经紫外线照射可以形成一种脂溶性维生素（即 D3），1923 年威斯康星大学教授 Harry Steenbock 证明了用紫外线照射食物和其他有机物可以提高其中的维生素 D 含量，用紫外线照射过兔子的食物，可以治疗兔子的佝偻病。就用攒下的 300 美元为自己申请了专利，Steenbock 用自己的技术对食品中的维生素 D 进行强化，到 1945 年他的专利权到期时，佝偻病已经在美国绝迹了。由此，人类史上对维生素 D 的利用开始渐渐多了起来。

【病因病机】

中医学认为小儿先天不足或后天失养导致脾肾两虚为佝偻病的主要病因。

1. 胎元失养 多由于孕母起居不常，少见阳光，营养失调，或疾病影响，导致胎养失宜，而使胎元禀赋未充，先天肾气不足。

2. 乳食失调 婴幼儿为稚阴稚阳之体，如人工喂养不当，或母乳喂养而未及时添加辅食，或每日摄入食物的质和量不足，均可使脾胃后天不足，日久脾肾两虚，促使本病发生。

3. 其他因素 日照不足，或体虚多病等均可引起脏腑功能失调。脾肾不足又可引起心、肺、肝等脏腑功能失职，从而出现多汗、夜惊、烦躁等，并易感外邪，常罹患肺炎、泄泻等。

总之，本病的主要病机是脾肾两虚，常累及心、肺、肝。脾肾不足为关键。

【诊断与鉴别诊断】

1. 诊断要点

（1）**病史** 有维生素 D 缺乏史；多见于婴幼儿，好发于冬春季。

（2）**临床表现** 本病临床上分为四期。①初期：有多汗、夜惊、烦躁等神经精神症状，或有发稀、枕秃等症状。血生化轻度改变或正常。②活动期（激期）：除上述表现外，以骨骼改变为主。骨骼改变以轻、中度为多。X 线摄片可见临时钙化带模糊，干骺端增宽，边缘呈毛刷状。血清钙、磷均降低，碱性磷酸酶增高。③恢复期：经治疗后症状改善，体征减轻，X 线摄片可见临时钙化带重现，血生化基本恢复正常。④后遗症期：临床症状消失，血生化已恢复正常，但可遗有骨骼畸形改变。

（3）辅助检查　初期血钙正常或稍低，血磷明显下降，钙磷乘积小于 30，血清碱性磷酸酶增高。激期血钙降低，碱性磷酸酶明显增高。腕部 X 线片可见干骺端模糊，临时钙化带消失，呈毛刷状或杯口状改变。

2. 鉴别诊断

（1）脑积水　中医学称"解颅"。发病常在出生后数月，前囟及头颅进行性增大，且前囟饱满紧张，骨缝分离，两眼下视，如"落日状"。X 线片示颅骨穹隆膨大，颅骨变薄，囟门及骨缝宽大等。

（2）呆小病　又称克汀病，因甲状腺功能减退所致。有出牙与囟门晚闭，患儿智力明显低下，表情呆滞，皮肤粗糙干燥，血钙磷正常，X 线片示骨龄延迟，但钙化正常。查甲状腺素 T_4 和促甲状腺激素 TSH 可资鉴别。

【辨证论治】

1. 辨证要点　本病采用脏腑辨证，重点在辨别病情轻重和以脾虚为主还是以肾亏为主。如单有神经精神症状，骨骼病变较轻或无病变者为轻症；若不分寤寐，汗出较多，头发稀少，筋肉痿软，骨骼改变明显则为重症。病在脾者，除佝偻病一般表现外，尚有面色欠华，纳呆，便溏，易反复呼吸道感染；病在肾者，则以骨骼改变为主。

2. 治疗要点　本病的治疗，当以调补脾肾为主，可根据脾肾亏损轻重，采用不同的治法。初期可用健脾益气，兼以补肾；激期之后多属肾精亏损，当补肾填精，佐以健脾。并在调补脾肾同时，注意益气固表、平肝清心等治法的配合应用。

3. 分证论治

（1）肺脾气虚

证候　形体虚胖，神疲乏力，面色苍白，多汗，发稀易落，肌肉松弛，大便不实，纳食减少，囟门增大，易反复感冒。舌淡，苔薄白，脉细无力。

证候分析　脾虚气弱，化源不足，故见本证。以形体虚胖，神疲乏力，大便不实，纳食减少伴多汗，发稀易落，肌肉松弛，囟门增大，易反复感冒为证候要点。

治法　健脾补肺。

方药　人参五味子汤（《幼幼集成》）。药物组成：人参、白术、茯苓、麦冬、五味子、甘草。

加减　湿重者，白术易苍术；汗多者，加浮小麦、麻黄根、牡蛎收敛止汗；夜寐哭吵者，酌加合欢皮、夜交藤安神；大便稀者，加山药、扁豆健脾止泻。

（2）脾虚肝旺

证候　头部多汗，面色少华，发稀枕秃，纳呆食少，坐立、行走无力，夜啼不宁，时有惊惕，甚至抽搐，囟门迟闭，齿生较晚。舌淡，苔薄，脉细弦。

证候分析　脾虚气弱，化源乏力，肝失阴血濡养，肝木偏旺，故见本证。以面色少华，纳呆食少，夜啼不宁，时有惊惕，甚至抽搐伴头部多汗，发稀枕秃及囟门迟闭，齿迟等发育迟缓之象为证候要点。

治法　健脾助运，平肝息风。

方药　益脾镇惊散（《医宗金鉴》）。药物组成：人参、白术、茯苓、朱砂、钩藤、炙甘草、灯心草。

加减 体虚多汗者，加五味子、龙骨、牡蛎收敛止汗；睡中惊惕者，加石决明、珍珠母安神定惊；夜间哭吵者，加木通、竹叶清心安神；反复抽搐者，加龙骨、牡蛎、蜈蚣息风止痉。

（3）肾精亏损

证候 面白虚烦，多汗肢软，精神淡漠，智识不聪，出牙、坐立、行走迟缓，头颅方大，鸡胸龟背，肋骨串珠，肋缘外翻，下肢弯曲，或见漏斗胸等。舌淡，苔少，脉细无力。

证候分析 肾精亏损，筋骨失养，脑髓不充而致本证。以出牙、坐立、行走迟缓，头颅方大，鸡胸龟背，肋骨串珠，肋缘外翻，下肢弯曲，漏斗胸及精神淡漠，智识不聪为证候要点。

治法 补肾填精，佐以健脾。

方药 补肾地黄丸（《医宗金鉴》）。药物组成：熟地黄、泽泻、丹皮、山萸肉、牛膝、山药、鹿茸、茯苓。

加减 汗多者，加龙骨、牡蛎、瘪桃干以收敛止汗；纳呆食少者，加砂仁、焦山楂、鸡内金健脾消食；智识不聪者，加郁金、石菖蒲开窍醒神。

【西医治疗】

初期，每日服维生素D5000～10000IU，连服1个月。激期，每日服维生素D10000～20000IU，连服1个月。不能坚持口服者可肌内注射维生素D2，每次40万IU，连用1～3次，每次间隔1个月。在给维生素D的同时，应给钙剂每次0.5～1.0g，每日2～3次，连服2～3个月。

【其他疗法】

1. 中成药

（1）龙牡壮骨颗粒 2岁以下1次5g，2～7岁1次7g，7岁以上1次10g，1日3次。可用于各证型。

（2）玉屏风颗粒 1次1/2～1袋，1日3次。用于肺脾气虚证以肺虚为主，多汗而反复感冒者。

（3）六味地黄丸 1次2～4g，1日3次，口服。用于肾精亏损证。

【预防与调护】

1. 预防

（1）加强孕期保健，孕妇要有适当的户外活动。

（2）加强婴儿调护，提倡母乳喂养，及时添加辅食，多晒太阳，增强体质，早期补充维生素D。

2. 调护

（1）患儿不要久坐、久站，不系过紧的裤带，提倡穿背带裤，防止发生骨骼畸形。

（2）每日户外活动，接受日光照射，同时注意防止受凉。

【案例分析】

王某，男，2岁。2010年12月8日就诊。

患儿因多汗，烦躁，夜眠欠佳而来诊。症见形体虚胖，神疲乏力，面色苍白，多汗，发稀易落，肌肉松软，大便不实，纳食减少，囟门开而大，易反复感冒。舌淡，苔薄白，脉细软无力。请写出：中西医诊断、辨证分析、治法、方药。

第三节 汗 证

学习目标

1. 了解汗证的发病特点与临床表现。
2. 熟悉汗证的病因病机。
3. 掌握汗证的诊断要点及辨证论治。

汗证是小儿异常出汗的一种病证。以在安静状态下，经常全身或局部出汗过多，甚则大汗淋漓为主要特征。本病一年四季均可发生，病程多较长，可见于任何年龄，尤以5岁以下小儿多见。

中医古籍关于汗证的论述非常丰富，主要分盗汗与自汗：睡时汗出，醒后汗止者为盗汗；醒时汗出，动则尤甚者为自汗。临证时常盗汗与自汗并见。至于因温热病引起的出汗，或急重病阴竭阳脱、亡阳大汗者均不在此例。另外，小儿乃纯阳之体，加以形气未充，腠理疏薄，在日常生活中，比成人容易出汗。如因天气炎热，或衣被过厚，室温过高，或喂奶过急，或剧烈运动，都易出汗，若无其他症状，均为正常。

汗证多属西医学的植物神经功能紊乱范畴。另外，维生素D缺乏性佝偻病、甲状腺功能亢进及结核感染等也常有多汗表现，临证当注意鉴别，及时明确诊断，以免贻误治疗。

知识链接

中西医对汗的认识

出汗是人体散热的方式之一，通常在环境温度升高或体内产热增加时，机体就以出汗的方式增加散热，以维持体温的正常范围。近年研究发现，汗腺孔内存在免疫球蛋白，它能有效阻止自然环境中的细菌和病毒从汗腺进入人体，因而，常常排汗的人不易患病。汗少、无汗或汗出过多可能是病态表现。

中医学认为"汗为心之液"。出汗的情形不同，往往能反映出患者病情的阴阳、表里、寒热、虚实，不可不细察。中医的"十问歌"，首先便是"一问寒热二问汗……"借助有无汗液，出汗时间、部位、多少或汗液颜色、气味的不同来分辨病情的轻重缓急和预后转归。传统的中医治法有"汗、吐、下、和、消、清、温、补"八法，其中以汗法居首，可见中医对汗的重视。

【病因病机】

小儿汗证的发生，有虚实之分。虚证多因禀赋不足，调护失宜而致，主要为气虚、阴虚，也有气阴两虚或阴虚火旺者。实证多因平素饮食甘肥厚腻，致积滞内生，郁而化热或酿生湿热，迫津外泄而发。

1. 肺卫不固 肺主气，外合皮毛。卫气行于体表，具有固摄、防御功能。小儿腠理疏薄，若因病邪所侵或病后失调，或先天不足，或发散太过等，均可使卫气虚弱，固摄失职，腠理开泄，津液外泄，时而汗出。

2. 营卫不和 营属阴，行于脉内，具有内守、敛藏之性，可濡养卫阳；卫属阳，行于脉外，具有发散固摄之力，可固护营阴。若小儿营卫不和，致营气不能内守而敛藏，卫气不能卫外而固密，则津液从皮毛外泄，发为汗证。

3. 气阴亏损 小儿血气嫩弱，大病久病之后，或先天不足，后天失养的体弱小儿常可气血亏损。气属阳，气虚不能敛阴，心液失藏，汗自外泄。血属阴，血虚则阴亦虚，虚火迫津外泄而为汗。

4. 湿热内蕴 小儿脾常不足，若平素饮食甘肥厚腻，甘能助湿，肥能生热，可致积滞内生，郁而生热。蕴阻脾胃，湿热郁蒸，外泄肌表而致汗出。

【诊断与鉴别诊断】

1. 诊断要点

（1）病史 常有易感冒或过食肥甘等病史。

（2）临床表现 小儿在安静状态下，正常环境中，全身或局部出汗过多，甚则大汗淋漓。睡则汗出，醒时汗止者称盗汗；醒时出汗者称自汗。

（3）无其他疾病，排除因环境等客观因素的影响而汗出过多者。

2. 鉴别诊断

维生素 D 缺乏性佝偻病 除多汗外，常见夜啼、烦躁、枕秃、肌肉松弛、囟门迟闭，甚至鸡胸、肋外翻、下肢弯曲等特征。初期血钙正常或稍低，血磷明显下降，钙磷乘积 <30，血清碱性磷酸酶增高。激期血钙降低，碱性磷酸酶明显增高。腕部 X 线片可见干骺端模糊，临时钙化带消失，呈毛刷状或杯口状改变。

【辨证论治】

1. 辨证要点 汗证辨证时重在辨其虚实，其次是表里、阴阳、气血之不同，不可拘泥于阴虚、阳虚。汗证古来分盗汗、自汗。一般认为，盗汗属阴虚，自汗属阳虚。但也并非尽然。小儿汗证往往自汗、盗汗并见，自汗也有阴虚，盗汗亦多阳虚。自汗有表气虚、里气虚之不同，更有实热内蒸、迫津外泄者；盗汗有虚火、实火之别。另外，局部出汗，如半身出汗，多属气血不和，营卫失调；头额汗出，有因阳气发越，或阳明积热，也有因阳气虚脱者；心胸汗多，为心虚，也为胃热；手足心汗出也有虚实的不同。

2. 治疗要点 治疗汗证从虚实论治，"虚则补之，实则泻之"是总的治疗原则。补法用于虚证，应视表里、气血、阴阳之虚而补之。在补益的同时，结合收敛止汗。泻法用于实证，脏腑积热治宜清热导滞，湿热郁滞治宜清热利湿，不可过早收敛，以免邪滞留恋。汗与小便同源异流，在治疗时可以根据小便情况结合利尿。

3. 分证论治

(1) 肺卫不固

证候　以自汗为主，或伴盗汗，汗出遍身，以头部、肩部明显，动则益甚；神倦乏力，面色少华，平时易感冒，肢体欠温。舌质淡或淡红，或舌边有齿痕，苔薄；脉弱，指纹淡。

证候分析　肺卫不固，津液不藏，故见本证。以多汗伴神倦乏力，面色少华，平时易感冒，肢体欠温等为证候要点。

治法　益气固表。

方药　玉屏风散（《世医得效方》）合牡蛎散（《太平惠民和剂局方》）。药物组成：黄芪、白术、防风；煅牡蛎、黄芪、麻黄根、浮小麦。

加减　若兼有表邪，症见畏风头痛，或喷嚏咳嗽，鼻塞流涕，则可用玉屏风散加桂枝、柴胡，切勿解表太过；若兼见面黄，纳少便溏，四肢欠温者，则用黄芪建中汤；面色苍白，气血不足，心悸肤冷，舌淡，苔润，脉弱者，应用参附龙牡汤加浮小麦；脾胃虚弱，食欲不振，大便稀烂者加扁豆、砂仁、山药；心阳虚者加桂枝、人参；肾阳虚者加附片、鹿角胶。

(2) 营卫失调

证候　自汗为主，或兼盗汗，遍身汗出，或半身汗出，汗出不透，微恶风寒，不发热，或伴有低热，经常感冒，食欲不振，精神疲倦。舌质淡红、苔薄白，脉缓，指纹淡滞。

证候分析　营卫失和，卫气不能外固，营阴不能内守，津液无以固敛，故见本证。以多汗伴微恶风寒，不发热，或伴有低热，经常感冒，食欲不振，精神疲倦为证候要点。

治法　调和营卫。

方药　黄芪桂枝五物汤（《金匮要略》）。药物组成：黄芪、桂枝、芍药、大枣、生姜。

加减　精神倦怠、胃纳不振、面色少华者，加党参、怀山药健脾益气；口渴、尿黄、虚烦不眠者，加酸枣仁、石斛、柏子仁养心安神；汗出恶风，表证未解者，用桂枝汤祛风解表。

(3) 气阴亏虚

证候　盗汗为主，或兼自汗，动则尤甚，遍布周身，以头额、心胸、手足心汗出明显，形瘦神疲，手足心热，或伴低热，心烦少寐，气弱声微。舌淡苔少或剥苔，脉细弱，指纹淡。

证候分析　本证多见于急病、久病、重病之后失于调养，或素体气阴两虚，气虚不能敛阴，阴虚易生内热，迫津外泄，故见本证。以多汗伴形瘦神疲，手足心热，或伴低热，心烦少寐，气弱声微，舌淡苔少或剥苔，脉细弱为证候要点。

治法　益气养阴敛汗。

方药　生脉散（《医学启源》）合当归六黄汤（《兰室秘藏》）。药物组成：人参、麦门冬、五味子；当归、生地黄、熟地黄、黄连、黄芩、黄柏、黄芪。

加减 若气虚不甚者，方中人参可用党参、太子参；气虚明显者，人参当重用，并添加黄芪。若偏于阴虚津液不足者，可用北沙参，重者用西洋参。心阴虚偏甚者，用白参或西洋参，重用生地黄、柏子仁；肺阴虚偏甚者，加百合、地骨皮；肾阴虚偏甚者，加龟甲、熟地黄；脾阴虚偏甚者，加石斛、玉竹、山药；肝阴虚偏甚者，用生龙骨、生牡蛎，加白芍药、酸枣仁。若见阴虚潮热，手足心热，睡卧不宁，舌质红绛者，可合秦艽鳖甲散，以滋阴清热。若气血虚亏，心失所养，面色不华，唇爪甲淡而失荣，心悸怔忡，夜惊不宁，动则汗出更甚者，可合归脾汤加龙骨、牡蛎、浮小麦等，以养心安神。

（4）湿热迫蒸

证候 自汗或盗汗，以头部或四肢为多，汗出肤热，汗渍色黄，口臭，口渴不欲饮，小便色黄，色质红。苔黄腻，脉滑数。

证候分析 本证由脾胃湿热蕴积，热迫津液外泄，故见本证。以汗渍色黄，口臭，口渴不欲饮，小便色黄，色质红，苔黄腻，脉滑数为证候要点。

治法 清热泻脾。

方药 泻黄散（《小儿药证直诀》）。药物组成：石膏、栀子、防风、藿香、甘草。

加减 尿少、色黄者，加滑石、车前草清利湿热；汗渍色黄甚者，加茵陈、佩兰清化湿热。

【其他疗法】

1. 中成药

（1）生脉饮口服液 学龄儿童1次10mL，1日2次，口服。用于气阴不足之汗证。

（2）黄芪生脉饮口服液 学龄儿童1次10mL，1日2次，幼儿减半，口服。用于气阴不足之汗证。

2. 单方验方

（1）黄芪散：牡蛎粉、黄芪、生地黄各30g，共研细末，1次3~6g，口服。用于盗汗。

（2）稽豆衣30g，水煎，连服3~7日。用于盗汗。

（3）糯稻根30g，浮小麦、瘪桃干各10g，水煎服。用于自汗。

【预防与调护】

1. 预防 进行适当的户外活动与体育锻炼，增强小儿体质。注意病后调理，避免直接吹风，以免受凉感冒。加强预防接种工作，及时诊断治疗各种感染性疾病。

2. 调护 注意个人卫生，保持皮肤干燥，拭汗用柔软干毛巾或纱布擦干，勿用湿冷毛巾，以免受凉。注意饮食调养，勿食辛辣煎炒炙煿食物，也勿过食肥甘厚味。药物治疗不宜辛散太过。室内温度、湿度要适宜。

【案例分析】

刘某，男，7岁。2011年3月5日就诊。

患儿近半年来动则遍身汗出，微恶风寒，不发热，伴有低热，经常感冒，食欲不振，精神疲倦，舌质淡红、苔薄白，脉缓，指纹淡滞。请写出：中西医诊断、辨证分析、治法、方药。

第四节 奶 癣

学习目标

1. 了解奶癣的发病特点与临床表现。
2. 熟悉奶癣的病因病机。
3. 掌握奶癣的诊断要点及辨证论治。

奶癣是婴幼儿期常见的一种皮肤出疹性疾病，皮疹多见于两颊、前额及头皮，以后可蔓延至颌、颈、肩、臂，甚至扩大到腹、臀、四肢及全身。皮疹形态不一，自红斑、丘疹、疱疹以致渗液、糜烂、结痂和脱屑，常伴有以瘙痒及反复发作等特点。

奶癣是婴幼儿期最常见的皮肤病之一，常见于1个月至1岁以内的哺乳婴儿，尤以百日之内的婴儿更为多见。患儿常有家族过敏史，多见于人工哺育的婴儿。病程较长，但在2岁之前多可自愈。

西医学的婴儿湿疹、异位性湿疹等疾病可参照本病治疗。

【病因病机】

本病的发生，多由内蕴湿热，脾虚不运，外感风热，风、湿、热邪相互搏结，发于肌肤而成。素体血热，或因饮食不节，伤及脾胃，导致脾运失健，水湿停滞，湿热内蕴；外因风湿热邪搏结肌肤，以致血行不畅，营卫失和而发。急性者以湿热为主，慢性者则多病久邪深，湿郁化火，耗伤津血，以致血虚生风化燥，肤失濡养而成。婴儿湿疹多因母食肥甘辛热，遗热于胎儿，生后复感风热，或饮食不节，脾失健运，内蕴湿热所致；异位性湿疹则为先天不足，后天失调，脾虚不运，湿热内生，蕴结肌肤，久之血虚风燥，肌肤失养而成。

知识链接

湿疹的中医认识

湿疹，中医学称为湿疮、浸淫疮、粟疮、血风疮等，根据部位不同又有不同的病名，如发于面部称面游风，发于耳部称旋耳疮，发于手部称病疮，发于乳房称乳头风，发于脐部称脐疮，发于阴囊部称肾囊风或绣球风，发于小腿部慢性者称臁疮或湿毒疮，婴儿湿疹称为胎敛疮或奶癣，儿童期湿疹以肘窝、腘窝为主者称四弯风等。湿疹的临床表现多样，但其病因离不开"湿"，治疗不外化湿或利湿，同时根据夹邪或兼邪的不同予以辨证论治。

【诊断与鉴别诊断】

1. 诊断要点

（1）病史 好发于1个月至1岁以内的哺乳婴儿。2岁以内逐渐减轻至自愈。

（2）临床表现 皮损好发于颜面，多自两颊开始，渐侵至额部、眉间、头皮，奇痒，反复发作，严重者可浸延颈部、肩胛部，甚至遍及全身；皮损形态多样，分布大多对称，时轻时重。在面部者，初为簇集的或散在的红斑或丘疹；在头皮或眉部者，多有油腻性的鳞屑和黄色发亮的结痂；皮损有湿性、干性之分。湿性者以红斑、水疱、糜烂、渗液为主要表现，多见于1~3个月肥胖婴儿；干性者以皮肤潮红、干燥、脱屑为主，无渗液，多见于1岁以上消瘦小儿。

2. 鉴别诊断

（1）脓疱疮 多发于夏秋之际，有传染性。皮损散在发生于暴露部位，初期为红斑、水疱，很快变为脓疱，周围有红晕，脓疱易于破溃，流出黄水、脓液。

（2）皮肤霉菌病 其病变为环状，边缘清楚，色红，略高出皮面，有丘疹、疱疹和鳞屑，而中央皮肤正常为其特点，一般面部少见。必要时可做鳞屑镜检寻找菌丝，加以鉴别。

【辨证论治】

1. 辨证要点 主要辨湿性和干性。皮疹以干燥、鳞屑为主为干性奶癣，多见于形体偏瘦、营养不良小儿，由脾虚风燥所致；若皮疹以水疱、糜烂、渗液为主为湿性奶癣，多见于肥胖婴儿，由湿蕴风袭所致。湿性奶癣又要辨湿重和热重，湿盛者多由脾虚所致，渗液色清；热盛者多为急性，红斑水疱，瘙痒，甚则流滋色黄浊。

2. 治疗要点 本病治疗应内服与外治相配合，以祛风除湿为基本法则，脾虚者佐以健脾养血，热重者兼以清热解毒。轻症患儿可仅用外治药涂敷治疗。

3. 分证论治

（1）胎火湿热

证候 形体肥胖，两颊柔软如绵，皮肤潮红，红斑水疱，瘙痒流滋，甚则黄水淋漓、糜烂，结黄色痂皮，大便干，小便黄赤。舌质红，苔黄腻。

证候分析 本证多见于婴幼儿，胎火湿热蕴结，蒸腾肌肤而发本证。以皮肤潮红，红斑水疱，瘙痒流滋，甚则黄水淋漓、糜烂，结黄色痂皮，大便干，小便黄赤，舌质红，苔黄腻为证候要点。

治法 疏风解毒利湿。

方药 消风导赤汤（《医宗金鉴》）。药物组成：生地黄、黄连、金银花、赤茯苓、薄荷、木通、灯心草、牛蒡子、白鲜皮、生甘草。

加减 瘙痒难忍者，加蝉蜕、地肤子加强祛风止痒之力；湿胜者，加车前子、茯苓皮、苍术、黄柏加强清热除湿之力。

（2）脾虚湿蕴

证候 初起皮肤暗淡，继则出现成片水疱，瘙痒，搔破后结薄痂，患儿多有食欲不振，大便稀溏，或完谷不化。舌质淡，苔白腻。

证候分析 小儿脾虚失运，水湿泛滥，流溢肌肤，故见本证。以成片水疱，食欲不振，大便稀溏，或完谷不化，舌质淡，苔白腻为证候要点。

治法 健脾利湿祛风。

方药 小儿化湿汤（经验方）。药物组成：茯苓、陈皮、苍术、泽泻、六一散、炒麦芽。

加减　纳差便溏者，加佩兰、炒薏仁、焦山楂化湿开胃；瘙痒难忍者，加蝉蜕、白鲜皮祛风止痒。

（3）脾虚风燥

证候　形体偏瘦，皮疹干燥、鳞屑、色素沉着，瘙痒剧，搔破有少量渗液。舌质淡，舌苔薄。

证候分析　脾虚化源不足，阴血亏少，血燥生风，故见本证。以形体偏瘦，皮疹干燥、鳞屑、色素沉着，瘙痒剧为证候要点。

治法　健脾养血祛风。

方药　归脾汤（《济生方》）。药物组成：人参、白术、茯苓、甘草、黄芪、当归、远志、酸枣仁、龙眼肉、木香、生姜、大枣。

加减　皮疹干燥者，加太子参、麦冬、黄精、制首乌益气养阴。

【其他疗法】

1. 药物外治　湿疹的外治原则为消炎、止痒、干燥、收敛，可根据病情选以下药物外用。

（1）麻油调敷二妙散。适用于湿性奶癣。

（2）三黄洗剂外洗，黄柏霜外搽。适用于干性奶癣。

2. 西医治疗

（1）局部疗法　急性期用湿敷，亚急性期用洗剂、糊剂或油剂，慢性期用油剂或软膏。

（2）全身疗法　可试用抗过敏药物如扑尔敏、异丙嗪、仙特明等抗组织胺药物。

（3）急性渗出期　急性期无渗液者用氧化锌油，渗出多用3%硼酸溶液湿敷。当渗出减少时，可用糖皮质激素霜剂，与油剂交替使用。

【预防与调护】

1. 预防　避免接触或食入可能引起小儿过敏生风的物品，有一定预防作用。

2. 调护

（1）忌用热水、浴液或肥皂擦洗患处。如痂厚时，先用麻油湿润，再轻轻揩去结痂。

（2）睡眠时宜用纱布或袜子套住患儿两手，头部可戴柔软布帽，以防搔抓、摩擦患部。

（3）不宜穿毛织、化纤衣服。避免强烈日光照射。

（4）忌食辛辣、鱼腥刺激性食物及发物。

【案例分析】

张某，男，1岁。2013年7月9日就诊。

患儿形体肥胖，两颊柔软如绵，皮肤潮红，红斑水疱，黄水淋漓、糜烂，结黄色痂皮，大便干。小便黄赤，舌质红，苔黄腻。请写出：中西医诊断、辨证分析、治法、方药。

第十五章　新生儿病证

第一节　胎　黄

📖 学习目标

1. 了解胎黄的发病特点与临床表现。
2. 熟悉胎黄的病因病机。
3. 掌握胎黄的诊断与鉴别诊断及辨证论治。

胎黄是以婴儿出生后，皮肤、面目、尿液皆黄为特征。因与胎禀因素有关，故称"胎黄"或"胎疸"。本病是新生儿期的常见病，可分为生理性与病理性两类。生理性胎黄大多在生后 2~3 天出现，4~6 天达高峰，能自行消退。足月儿约在生后 2 周消退，早产儿可延迟至 3~4 周，除有轻微食欲不振外，一般无其他临床症状。病理性胎黄，可于生后 24 小时内即出现黄疸，发展快，程度重，消退迟，甚或持续加深，或退而复现，均为病理性胎黄。本病多见于早产儿、多胎儿、素体虚弱的新生儿。我国 50% 的足月儿和 80% 的早产儿可见黄疸，占住院新生儿的 20%~40%。部分高未结合胆红素血症可引起胆红素脑病（核黄疸），损害中枢神经系统，一般多留有后遗症，甚至死亡。

本病相当于西医学的新生儿黄疸，包括了新生儿生理性黄疸和病理性高胆红素血症，如溶血性黄疸、肝细胞性黄疸、阻塞性黄疸、新生儿溶血症、胆汁淤阻等。

【病因病机】

新生儿病理性胎黄的病因主要为胎禀湿蕴，如湿热熏蒸，寒湿阻滞，久则气滞血瘀，瘀积发黄。

1. 湿热熏蒸　由于孕母素体湿盛或内蕴湿热之毒，遗于胎儿，或因胎产之时，出生之后，婴儿感受湿热邪毒所致。热为阳邪，故黄色鲜明如橘皮，属阳黄。若热毒炽盛，黄疸可迅速加深，而湿热化火，热极生风，则会出现神昏、抽搐之险象，为胎黄动风之变证；若正气不支，气阳虚衰，可成胎黄虚脱之变证。

2. 寒湿阻滞　孕母体弱多病，气血素亏，可致胎儿先天禀赋不足，脾阳虚弱，湿浊内生；或生后为湿邪所侵，湿从寒化，可致寒湿阻滞，脾阳被困。寒为阴邪，故黄色晦暗，属阴黄。

3. 瘀积发黄　小儿禀赋不足，脉络阻滞，或湿邪蕴结不解，气滞血瘀而发黄。其黄色晦暗，伴肚腹胀满，右胁下结为痞块，亦属阴黄。

此外，尚有因先天缺陷，胆道不通，胆液不能疏泄，横溢肌肤而发黄。

总之，胎黄的病变脏腑在肝胆、脾胃。发病机理主要为脾胃湿热，或寒湿内蕴，肝失疏泄，胆汁外溢而致发黄，日久则气滞血瘀而黄疸日渐加深，重症患儿可见变证。

【诊断与鉴别诊断】

1. 诊断要点

（1）病史　孕母多有饮食不节史，如过食辛辣、肥甘、生冷之品，酿生湿邪；或有婴儿出生后感受外邪史。

（2）临床表现　以皮肤、面目、尿液皆黄为主要症状。

①生理性黄疸：生后第 2～3 日出现黄疸，第 4～6 日达到高峰，足月儿在生后 2 周消退，早产儿可延迟至 3～4 周消退。黄疸程度轻（足月儿血清总胆红素 ≤221μmol/L，早产儿 ≤257μmol/L）。在此期间，小儿一般情况良好，除偶有轻微食欲不振外，不伴有其他临床症状。

②病理性黄疸：黄疸出现早（生后 24 小时内），发展快（血清总胆红素每日上升幅度 >85.5μmol/L 或每小时上升幅度 >8.5μmol/L），程度重（足月儿血清总胆红素 >221μmol/L，早产儿 >257μmol/L），消退迟（黄疸持续时间，足月儿 >2 周，早产儿 >4 周），黄色明显，可退而复现；或黄疸出现迟，持续不退，日渐加重。伴有不欲吮乳、恶心、呕吐、腹胀、精神倦怠、嗜睡甚至神昏、抽搐，肝脾可见肿大，大便稀溏或呈灰白色。

（3）辅助检查

①血清学检查：血清总胆红素（TBIL）升高，直接胆红素（DBIL）和（或）间接胆红素（IBIL）升高，血清总胆汁酸（TBA）升高。

②尿常规：尿胆红素、尿胆原阳性。

③肝功能：丙氨酸氨基转移酶（ALT）、γ - 谷氨酰转肽酶（γ - GT）、碱性磷酸酶（ALP）等可升高。

2. 鉴别诊断

（1）溶血性黄疸　出生后 24 小时内出现黄疸并迅速加重，可有贫血及肝脾肿大，重者可见水肿及心力衰竭。严重者合并胆红素脑病，早产儿更易发生。见于母婴 ABO 血型不合和 Rh 血型不合溶血病、葡萄糖 –6 –磷酸脱氢酶缺乏症、遗传性球形红细胞增多症、地中海贫血等疾病。

（2）新生儿感染性黄疸　表现为黄疸持续不退，或 2～3 周后又出现。细菌感染是导致新生儿高胆红素血症的一个重要原因，以金黄色葡萄球菌、大肠杆菌引起的败血症多见；病毒所致感染多为宫内感染，如巨细胞病毒、乙肝病毒等。

（3）阻塞性黄疸　常见原因为先天性胆道畸形，如先天性胆道闭锁、胆总管囊肿等。出生后 1～4 周时出现黄疸，以结合胆红素升高为主；大便颜色渐变浅黄或白陶土色，尿色随黄疸加重而加深，尿胆红素阳性；肝脾肿大，肝功能异常；腹部 B 超、同位素胆道扫描、胆道造影可确诊。

（4）母乳性黄疸 纯母乳喂养，生长发育好；除外其他引起黄疸的因素；试停母乳喂养 48～72 小时，胆红素下降 30%～50%。

知识链接

母乳性黄疸

母乳性黄疸现已成为新生儿黄疸的重要原因之一，近年其发生率上升到 30%。可分为早发型和晚发型，早发型患儿提倡早期开奶和增加哺乳次数，可促进肠道动力和减少对胆红素的吸收。晚发型黄疸不行特殊处理，中重度者可暂停母乳喂养 2～3 天，大多数黄疸可明显下降，继续母乳喂养不会导致黄疸再次复发。黄疸消退延迟者，临床采用中药治疗可获得良好疗效，如口服茵栀黄口服液等。可以从中医学小儿脾脏娇嫩，运化力弱来认识。

【辨证论治】

1. 辨证要点

（1）辨生理性黄疸和病理性黄疸 首先要辨别是生理性的，还是病理性的。可以从三个方面来辨别：黄疸出现、持续、消退的时间，黄疸程度，伴随症状。

（2）常证辨阴阳和虚实 凡起病急，病程短，黄色鲜明如橘皮，烦躁多啼，口渴喜饮，舌红苔黄腻，多为湿热熏蒸，属阳黄，实证；若起病较缓，病程较长，黄疸日久不退，黄色晦暗如烟熏，神疲肢凉，腹胀食少，大便稀溏，舌淡苔白腻，多因寒湿或脾阳虚弱引起，或由阳黄失治转化而来，表现为寒湿阻滞，伴有虚寒之象，属阴黄，虚证；瘀积发黄者，黄疸逐渐加深，黄色晦暗，肚腹胀满，腹壁青筋显露，唇舌紫暗或有瘀斑、瘀点，属虚中夹实证。

（3）变证辨胎黄动风和胎黄虚脱 黄疸迅速加重，伴神昏抽搐，角弓反张，为胎黄动风证；若黄疸急剧加深，四肢厥冷，神昏气促，脉微欲绝，为胎黄虚脱证。此皆为胎黄变证。

2. 治疗要点 生理性黄疸可自行消退，不需治疗。病理性黄疸治疗以利湿退黄为基本法则。根据阳黄与阴黄的不同，分别治以清热利湿退黄和温中化湿退黄。气滞瘀积证以化瘀消积为主。由于初生儿脾胃薄弱，故治疗过程中尚须顾护后天脾胃之气，不可过用苦寒之剂，以防苦寒败胃，克伐正气。

3. 分证论治

（1）湿热郁蒸

证候 面目皮肤发黄，色泽鲜明如橘皮，哭声响亮，不欲吮乳，口渴唇干，或有发热，大便秘结，小便深黄。舌质红，苔黄腻。

证候分析 湿热之邪蕴阻脾胃，肝胆疏泄失常，胆汁外溢，故见本证。以起病急，黄色鲜明，口渴唇干，大便秘结，小便深黄，舌红苔黄腻等为证候要点。

治法　清热利湿退黄。

方药　茵陈蒿汤（《伤寒论》）。药物组成：茵陈、栀子、大黄。

加减　热重加虎杖、龙胆草清热泻火；湿重加猪苓、茯苓、滑石渗湿利水；呕吐加半夏、竹茹和中止呕；腹胀加厚朴、枳实行气消痞。

本证重症易发生胎黄动风和胎黄虚脱之变证。胎黄动风，可见黄疸迅速加重，神昏、嗜睡、抽搐，来势急骤，病情危重，治宜平肝息风，利湿退黄，方选羚角钩藤汤加减。胎黄虚脱，可见黄疸迅速加重，伴面色苍黄、浮肿、气促、神昏、不吃不哭、四肢厥冷、胸腹欠温，治宜大补元气，温阳固脱，方选参附汤合生脉散加减。

（2）寒湿阻滞

证候　面目皮肤发黄，色泽晦暗，持久不退，精神萎靡，四肢欠温，纳呆，大便溏薄或色灰白，小便短少。舌质淡，苔白腻。

证候分析　孕母体弱多病，气血素亏，胎儿禀赋不足，或湿热熏蒸日久不愈，故见本证。以黄色晦暗，四肢不温，纳呆便溏，舌淡苔白腻等为证候要点。

治法　温中化湿退黄。

方药　茵陈理中汤（《张氏医通》）。药物组成：茵陈、干姜、人参、白术。

加减　寒盛加附子温阳；肝脾肿大，络脉瘀阻加三棱、莪术活血化瘀；食少纳呆加神曲、砂仁行气醒脾。

（3）气滞血瘀

证候　面目皮肤发黄，颜色逐渐加深，晦暗无华，右胁下痞块质硬，肚腹膨胀，青筋显露，或见瘀斑、衄血，唇色暗红。舌见瘀点，苔黄。

证候分析　湿瘀交阻，气机不畅，肝胆疏泄失常，胆汁流溢肌肤，故见本证。以黄疸色泽晦暗无华和胁下有形包块，唇舌暗红，有瘀点为证候要点。

治法　行气化瘀消积。

方药　血府逐瘀汤（《医林改错》）。药物组成：柴胡、枳壳、桃仁、红花、当归、生地黄、赤芍、川芎、牛膝、桔梗、甘草。

加减　大便干结加大黄通腑；皮肤瘀斑、便血加丹皮、仙鹤草活血止血；腹胀加木香、香橼皮理气；胁下痞块质硬加穿山甲、水蛭活血化瘀。

【其他疗法】

1. 中成药

（1）茵栀黄口服液　1次10mL，1日3次，口服。用于湿热熏蒸证。

（2）茵栀黄注射液　静脉滴注，1次10~20mL，加等量10%葡萄糖注射液250~500mL稀释后滴注；症状缓解后可改用肌内注射，1日2~4mL，1日1次。用于湿热熏蒸证。

2. 外治疗法

（1）黄柏30g，煎水去渣，水温适宜时，让患儿浸浴，反复擦洗10分钟。1日1~2次。

（2）茵陈蒿20g，栀子10g，大黄2g，生甘草3g。煎汤20mL，保留灌肠。每日或隔日 1 次。

3. 推拿疗法 胆红素脑病后遗症见肢体瘫痪，肌肉萎缩者，可用推拿疗法。每日或隔日 1 次。方法：在瘫痪肢体上以㨰法来回㨰 5～10 分钟，按揉松弛关节 3～5 分钟，局部可用搓法搓热，并在相应的脊柱部位搓㨰 5～10 分钟。

【预防与调护】

1. 预防

（1）妊娠期注意饮食调护，忌烟酒和辛热之品。不可滥用药物。如孕母有肝炎病史，或曾产育病理性胎黄婴儿者，产前宜测定血中抗体及其动态，并采取相应预防性服药措施。

（2）注意保护新生儿脐部、臀部和皮肤，避免损伤，防止感染。

2. 调护

（1）婴儿出生后密切观察皮肤颜色的变化，及时了解黄疸出现时间及消退时间。

（2）新生儿注意保暖，早期开奶。

（3）注意观察胎黄患儿的病情变化，有无黄疸加重、精神萎靡、嗜睡、吸吮困难、惊惕不安、两目直视、四肢强直或抽搐，及早发现和治疗胎黄变证。

【案例分析】

赵某，女，26 天。2010 年 3 月 2 日就诊。

面目、周身皮肤发黄 23 天。患儿出生后 3 天，出现皮肤及白睛发黄，10 天后加重，经中西医治疗，效果不显。现症见：身目发黄，鲜明如橘皮色，发热，嗜睡，腹部胀满，呕吐，吃奶少，大便干，色浅黄，尿深黄而染尿布。检查：体温 37.3℃，精神萎靡，全身皮肤及巩膜重度黄染，肝下缘肋下 2cm，质软。舌红苔黄，指纹色紫入风关。实验室检查：血红蛋白 120g/L，麝香草酚浊度试验 16U，总胆红素 260μmol/L，凡登白反应阳性。请写出：中西医诊断、辨证分析、治法、方药。

第二节 硬肿症

📖 学习目标

1. 了解硬肿症的发病特点与临床表现。
2. 熟悉硬肿症的病因病机。
3. 掌握硬肿症的诊断要点及辨证论治。

新生儿硬肿症是新生儿期特有的一种严重疾病。由于受寒、早产、感染、窒息等原因引起的，以局部甚至全身皮肤和皮下脂肪硬化、水肿为特征的一种病证。可见全身皮肤发凉，肌肉硬肿，或伴哭声低微，吸吮困难等症。常见于生后 7～10 天的新生儿，尤以早产儿、体弱儿更易罹患。寒冷季节发病率高，若由于早产或感染所引起，夏季亦可发病。本病如硬肿面积较大，全身症状重，预后不良，病死率高。

古代医籍中无本病病名，据其临床表现可归属于"胎寒""五硬"。

也可称为新生儿寒冷损伤综合征，或新生儿硬肿症。

知识链接

新生儿寒冷损伤综合征

新生儿寒冷损伤综合征主要发生在寒冷季节或重症感染时，低体温和皮肤硬肿是本病的主要表现。患儿可见反应低下，吮乳差，哭声低弱，活动减少，体温<35℃，皮肤紧贴皮下组织不能移动，按之似橡皮样感，呈暗红色或青紫色，伴水肿者有指压凹陷。硬肿常呈对称分布，发生顺序依次为：下肢、臀部、面颊、上肢、全身。重症可出现肺炎、败血症、休克、DIC、急性肾衰竭、肺出血等多器官功能衰竭。本病病死率国外高达61%~75%，而国内采用中西医结合综合疗法治疗，病死率为40%。

【病因病机】

初生小儿本为稚阴稚阳之体，尤其早产儿、体弱儿，先天禀赋不足，阳气虚弱，成为本病的内因。小儿初生，若护养保暖不当，复感寒邪，气血运行失常，成为发病之外因。亦有部分患儿由于感受温热之邪而发病。

1. 阳气虚弱 先天禀赋不足，阳气虚弱，阳虚生内寒，寒凝血瘀，气血运行不畅，致肌肤僵硬，色呈紫暗。脾阳不振，水湿内停则见水肿。肾阳虚衰，阳气不能温煦肌肤，营于四末，故身冷肢厥。

2. 感受寒邪 小儿出生之后护理、保暖不当，感受寒邪，直中脏腑，寒凝则气滞血瘀，致肌肤硬肿。严重瘀血者，血不循经而外溢，可致肺出血死亡。寒邪伤及脾肾之阳，阳气不能温煦肌肤，故身冷。阳气虚极，正气不支，可致亡阳脱证，症见气息微弱，全身冰冷，脉微欲绝。

另有少数患儿因感受温热之邪，热毒蕴结，血受煎熬，运行涩滞，亦可致肌肤硬肿。《医林改错·膈下逐瘀汤所治之症目》云："血受寒则凝结成块，血受热则煎熬成块。"

总之，本病病位在皮肤、肌肉，病变脏腑在脾、肾；阳气虚弱，寒凝血瘀是本病主要病机。

【诊断与鉴别诊断】

1. 诊断要点

（1）病史 处于寒冷季节，环境温度过低或有保暖不当史；严重感染史；早产儿或低体重儿；或有窒息、产伤等病史。

（2）临床表现 早期见不欲吮乳，哭声低弱，反应低下，皮肤硬肿而冷，为对称性，依次为双下肢、臀、面颊、两上肢、背、腹、胸部等，严重时肢体僵硬，不能活动。可出现多脏器功能损害而致死亡。

（3）辅助检查 体温低于35℃，严重者低于30℃。感染或夏季发病者不出现低体温。血常规：白细胞总数升高或减少，中性粒细胞增高，血小板减少。血气分析可有血pH 值降低、PaO$_2$ 降低、PaCO$_2$ 增高。心电图可表现 Q – T 延长，低电压、T 波低平或ST 段下移。

2. 鉴别诊断

（1）新生儿水肿 全身或局部水肿，但不硬，皮肤不红，无体温下降。症状出现早，多在出生后 1~2 小时或 1~2 天内发生，波及范围广，眼睑、头皮、四肢、阴囊均可发生。

（2）新生儿皮下坏疽 常有难产或产钳产史，或尿粪浸泡史、与不洁物品接触史等。多发生于身体受压部位（枕、背、臀）以及受损部位。病变局部皮肤发硬，略红肿，迅速蔓延。病变中央转为软化，呈暗红色。逐渐坏死，形成溃疡，可融合成大片坏疽。体温升高达 39℃ ~40℃，哭闹，拒奶，嗜睡，可并发败血症。

【辨证论治】

1. 辨证要点

（1）辨轻重 主要从患儿体温、硬肿部位、硬肿面积来区别。若一般反应尚可，体温正常或不升，硬肿以下肢、面颊为主，硬肿面积 <50% 者为轻症；反应较差，体温不升，硬肿涉及四肢、臀部、面颊及全身，面积 >50% 者为重症。

（2）辨虚、实、寒、瘀 寒证全身欠温，僵卧少动，肌肤硬肿，是多数患儿共同的临床表现；其实证以外感寒邪为主，有保温不当史，体温下降较少，硬肿范围较小；虚证以阳气虚弱为主，以早产儿、体弱儿多见，体温常不升，硬肿范围大。血瘀证在本病普遍存在，辨证要点为肌肤质硬色紫暗。本病轻症多属寒凝血瘀证，重症多属阳气虚弱证，死亡率较高。

2. 治疗要点 硬肿症的治疗原则是温阳散寒，活血化瘀。其中阳虚者温补脾肾，寒甚者散寒通阳，血瘀者行气活血。同时配合复温、中药外敷等法，可增强疗效。

3. 分证论治

（1）寒凝血涩

证候 全身欠温，四肢发凉，反应尚可，哭声较低，肌肤硬肿，难以捏起，硬肿多局限于臀、小腿、臂、面颊等部，色暗红或青紫，或红肿如冻伤。舌暗红，苔薄，指纹紫暗。

证候分析 本证为轻症，系体弱小儿中寒而致，阳气不足，复感外寒，故见本证。以体温较低，反应尚可，硬肿部位比较局限，皮色暗红或青紫等为证候要点。

治法 温经散寒，活血通络。

方药 当归四逆汤（《伤寒论》）。药物组成：当归、桂枝、白芍、细辛、通草、大枣、甘草。

加减 硬肿甚加郁金、鸡血藤活血行瘀；虚甚加人参、黄芪补气；寒甚加制附子、干姜温阳散寒。

（2）阳气虚衰

证候 全身冰冷，僵卧少动，反应极差，气息微弱，哭声低怯，吸吮困难，面色苍白，肌肤板硬而肿，范围波及全身，皮肤暗红，尿少或无。唇舌色淡，苔薄白，指纹淡红不显。

证候分析　本证多属重症，由于先天禀赋不足，阳气衰弱，血脉瘀滞，故见本证。以全身冰冷，反应极差，气息微弱，硬肿范围大为证候要点。

治法　益气温阳，通经活血。

方药　参附汤（《济生方》）。药物组成：人参、附子、生姜、大枣。

加减　肾阳衰加鹿茸补肾壮阳；口吐白沫，呼吸不匀加僵蚕、石菖蒲、胆南星化痰开窍；血瘀明显者加桃仁、红花、赤芍活血化瘀；小便不利加四苓散利尿。

【其他疗法】

1. 中成药

（1）复方丹参注射液　1次2mL，1日1次，加入10%葡萄糖注射液20mL中静滴。用于各种证型。

（2）盐酸川芎嗪注射液　1日6～10mg/kg，加入10%葡萄糖注射液80～100mL中，静脉滴注。1日1次，10日为1个疗程。用于各种证型。

2. 外治疗法

（1）生葱、生姜、淡豆豉各30g。捣碎混匀，酒炒，热敷于局部。用于寒凝血瘀证。

（2）当归、红花、川芎、赤芍、透骨草各15g，丁香9g，川乌、草乌、乳香、没药各7.5g，肉桂6g。研末，加羊毛脂100g，凡士林900g，拌匀成膏。油膏均匀涂于纱布上，加温后，敷于患处。1日1次。用于阳气虚衰证。

3. 复温疗法　复温是治疗本症的重要措施之一，方法多种。轻者可放在26℃～28℃室温中，置热水袋，使其逐渐复温。重者先置26℃～28℃室温中，1小时后置28℃暖箱中，每1小时提高箱温1℃，至30℃～32℃，使皮肤温度达36.5℃左右，维持箱温。也可因地制宜，采用其他各种保暖和复温方法，在12～24小时内使体温恢复正常。

4. 针灸推拿

（1）针刺关元、气海、足三里。针后加灸。

（2）温灸　局部用艾条温灸。

（3）推拿疗法　万花油推拿法。万花油含红花、独活、三棱等20味中药，功效为消肿散瘀、舒筋活络。常用抚法、摩法、搓法。

【预防与调护】

1. 预防

（1）做好孕妇保健，尽量避免早产、产伤、窒息。

（2）寒冷季节做好新生儿保暖，调节产房内温度为20℃左右，尤其注意早产儿及低体重儿的保暖工作。

（3）出生后1周内的新生儿，应经常检查皮肤及皮下脂肪的软硬情况。加强消毒隔离，防止或减少新生儿感染的发生。

2. 调护

（1）患儿衣被、尿布应清洁柔软干燥，睡卧姿势须勤变换，严防发生并发症。

（2）应给足够热量，促进疾病恢复，对吸吮能力差的新生儿，可用滴管滴奶，必要时鼻饲，或静脉点滴葡萄糖注射液、血浆。

【案例分析】

荣某，男，5天，早产儿。2010年11月1日就诊。

患儿于生后第3天开始出现吮乳困难，哭声无力，气息微弱，小腿和大腿外侧及面颊部皮肤硬肿，全身冰冷，体温不升，面色苍白，唇舌色淡，呼吸浅表，心率减慢。检查：体温35℃，血象无明显变化；心电图提示心肌损害，心动过缓，低电压，T波低平。舌质淡，苔薄白。请写出：中西医诊断、辨证分析、治法、方药。

第三节 脐部疾病（脐湿、脐疮、脐血、脐突）

📖 **学习目标**

1. 了解脐部疾病的发病特点与临床表现。
2. 熟悉脐部疾病的病因病机。
3. 掌握脐部疾病的诊断要点及辨证论治。

脐部疾患是指小儿出生后，断脐结扎护理不善，或先天性异常而发生的脐部病证。其中脐部湿润不干者称为脐湿；脐部红肿热痛，流出脓水者称为脐疮；血从脐中溢出者称为脐血；脐部突起者称为脐突。古代医籍对脐部疾患记载甚多，认为脐湿、脐疮、脐血发病与接生断脐不当有密切关系，脐突的发生与先天因素有关。

脐湿、脐疮、脐血发生在新生儿断脐后至脐带脱落这一段时间内。脐突虽然可发生在新生儿时期，但病程可延续至婴幼儿甚至更大的年龄。一般预后良好。但是，脐疮处置不当亦可酿成败血症等重症；若脐血与全身血液疾病有关，则病情较重。脐突患儿大多数预后良好，可治愈。

脐湿、脐疮相当于西医学的新生儿脐炎，脐血相当于西医学的脐带出血，脐突包括西医学的脐疝、脐膨出。

知识链接

脐疝与脐膨出

脐突包括西医学的脐疝与脐膨出。脐疝是肠管自脐部凸出至皮下，形成球形软囊，易于压回。脐膨出是部分腹腔脏器通过前腹壁正中的先天性皮肤缺损，突入脐带的基部，上覆薄而透明的囊膜，是较少见的先天性畸形。脐膨出，除脐部突起外，往往伴有其他先天性畸形，如膀胱外翻、肠旋转不全等。

【病因病机】

1. 脐湿、脐疮 由于初生儿断脐后护理不当，脐部为水湿或邪毒所侵导致。如《太平圣惠方·卷第八十二》中所言："夫小儿脐湿者，亦由断脐之后，洗浴伤于湿气，水入脐口，致令肿湿，经久不干也。"婴儿洗浴时，脐部为水湿所侵，或为尿液浸渍；或脐带未干，脱落过早；或为衣服摩擦损伤等，使湿浊浸淫皮肤，久而不干者，则为脐湿。若湿郁化热，或污秽化毒，则湿热之邪蕴郁，致营卫失和、气滞血瘀，而致脐部红、肿、热、痛，进而湿热酿毒化火，毒聚成疮，致脐部溃烂化腐，则为脐疮。

2. 脐血　断脐结扎失宜所致，亦有因胎热内盛或中气不足所致。断脐时，脐带结扎过松，可致血渗于外；结扎过紧，伤及血脉，亦可致血渗于外。或因胎热内盛，迫血妄行，以致断脐不久，血从脐溢。部分患儿先天禀赋不足，中气虚弱，脾不统血，亦可致脐血不止。

3. 脐突　有内因与外因两大类。内因是由于初生儿腹壁肌肉嫩薄松弛，或先天发育不全，脐孔未全闭合，留有脐环，或腹壁部分缺损。外因为啼哭叫扰，屏气所致。啼哭叫扰过多，小肠脂膜突入脐中，成为脐突。如《幼幼集成·胎病论》所言："脐突者，小儿多啼所致也，脐之下为气海，啼哭不止，则触动气海，气动于中，则脐突于外。"若肿物突起久不回纳，致外邪侵入，可因邪毒化热化火，致高热、腹胀、腹痛等症。

总之，本病的病位主要在脐部，涉及心、肝。脐湿、脐疮属脐部为水湿或邪毒所侵；脐血为结扎不固，或胎热迫血妄行，或气不摄血；脐突因先天不足，哭闹过多，气迫脐突。

【诊断与鉴别诊断】

1. 诊断要点

（1）病史　有脐带处理不洁，尿液及水湿浸渍脐部或脐带结扎失宜等病史。

（2）临床表现　脐带根部或脱落后的根部见发红、肿胀、渗液为脐湿；有脓性分泌物渗出，气味臭秽者为脐疮；断脐后，血从脐孔渗出为脐血；脐部呈半球状或半囊状突出，以手按之，肿块可以回纳为脐突。

（3）辅助检查　血常规检查，凝血酶原时间测定，脐分泌物培养等。

2. 鉴别诊断　脐肉芽肿（脐茸）是因出生断脐后，脐部创面受感染或异物刺激（如爽身粉、血痂），局部组织异常增生，形成小的肉芽组织。其表面有少许黏液或脓性分泌物。轻者可用酒精局部擦拭，预后良好；重者用10%硝酸银点灼，数日后脐残端可形成，不易愈合。

【辨证论治】

1. 辨证要点

（1）辨常证与变证　脐湿、脐疮临床上应辨常证与变证。仅见脐部发红，创面肿胀，有脓水渗出，一般情况尚好为常证；若脐部红肿，有脓性或血性渗出，伴烦躁不宁，甚则昏迷抽风为变证。

（2）辨轻重　对脐血一病应辨轻症、重症。轻症一般出血量少，患儿精神，吮乳俱佳，无明显全身不适症状；重症则出血量较多，烦躁不安或萎靡不振，拒乳，甚而同时出现吐血、便血。

2. 治疗要点　治疗脐湿、脐疮以祛湿生肌，清热解毒为总原则。若热毒炽盛，邪陷心肝则凉血清营，息风镇惊。配合外治法可增强疗效。

治疗脐血应分清原因，不能见血止血。脐带结扎失宜者，应重新结扎；胎热内蕴，迫血妄行者，宜凉血止血；中气不足，气不摄血者，应益气摄血。

脐突的治疗以外治为主，如年龄已逾2岁仍未痊愈，应考虑手术治疗。

3. 分证论治

（1）脐湿

证候 脐带脱落以后，脐部创面渗出脂水，浸渍不干，或微见发红。舌淡苔白腻，指纹滞。

证候分析 脐部为水湿或尿液浸渍，或为秽毒之邪所侵袭，壅于肌表，故见本证。以脐部渗出脂水，浸淫不干为证候要点。

治法 收敛固涩。

方药 龙骨散（《外台秘要》）外用。药物组成：龙骨、枯矾。

加减 若局部红肿热痛者，加金黄散清热解毒。

（2）脐疮

证候 脐部红肿热痛，甚则糜烂，脓水流溢，恶寒发热，啼哭烦躁，口干欲饮，唇红舌燥。舌质红，苔黄腻，指纹紫。

证候分析 秽毒之邪侵入脐部，壅于肌肤，经络受阻，气血凝滞，故为本证。以脐部红肿热痛，脓水流溢及烦躁口干、舌红苔黄等热毒炽盛之象为证候要点。

治法 清热解毒，佐以外治。

方药 犀角消毒饮（《医宗金鉴》）。药物组成：金银花、水牛角、牛蒡子、甘草、荆芥、防风。局部外用金黄散（《外科正宗》）。药物组成：大黄、黄柏、姜黄、白芷、厚朴、天花粉、天南星、苍术、陈皮、甘草。

加减 大便秘结、舌苔黄燥，加大黄通腑泄热；脐部渗出混有血液，加景天三七、紫草凉血止血；伴神昏、抽搐，加安宫牛黄丸或紫雪丹清心开窍，羚角钩藤汤清热息风。

（3）脐血

证候 断脐后，脐部有血渗出，经久不止，或见发热，面赤唇焦，舌红口干，甚则吐血、便血、肌肤紫斑；或见精神萎靡，手足欠温。舌淡苔薄，指纹淡。

证候分析 断脐后，如脐带结扎过松或过紧，均可致血溢于外；或胎热内蕴，迫血妄行；或脾虚气不摄血，故见本证。以脐部出血，或鲜红或淡红为证候要点。

治法 胎热内甚者清热凉血止血，气不摄血者益气摄血，结扎失宜者重新结扎脐带。

方药 胎热内盛者用茜根散（《景岳全书》）。药物组成：茜草根、生地黄、侧柏叶、甘草、阿胶、黄芩。气不摄血者用归脾汤（《济生方》）。药物组成：人参、黄芪、白术、茯神、甘草、大枣、当归、龙眼肉、远志、酸枣仁、木香。

加减 尿血加大蓟、小蓟；便血加槐花、地榆；形寒肢冷加炮姜炭。

（4）脐突

证候 脐部呈半球状或囊状突起，虚大光浮，大如胡桃，以指按之，肿物可推回腹内，啼哭叫闹时，又可重复突出。脐部皮色如常，精神、食欲无明显改变，亦无其他症状表现。舌淡，苔薄白。

证候分析 腹壁肌肉嫩薄松弛，脐孔未全闭合，留有脐环，啼哭叫闹，压力过高，致小肠脂膜突入脐中，故见本证。以脐部突起肿物，可回纳为证候要点。

治法 压脐法外治。先将突出脐部的小肠脂膜推回腹内，再以纱布棉花包裹光滑质硬的薄片，厚垫脐部，外用纱布扎紧。并注意护理，保持患儿安静。

若脂膜突出过大，或不能回纳，并见哭闹不安，或年龄已逾2岁仍未见痊愈者，应考虑手术治疗。

【其他疗法】

1. 中成药

（1）小儿化毒散 1次0.6g，1日1~2次，3岁以内小儿酌减，外用，敷于患处。用于脐疮。

（2）云南白药胶囊 1次1~2粒，1日2次，口服（2~5岁按1/4剂量服用，6~12岁按1/2剂量服用，新生儿酌减）。用于脐血。

（3）三七片 1次1~2片，1日2次，口服。用于脐血。

2. 单方验方

（1）马齿苋，1次5g，1日分3~4次，水煎服。用于脐疮。

（2）鱼腥草、野菊花各5g，1日分3~4次，水煎服。用于脐疮。

3. 外治法 枯矾、雄黄、龙骨各3g，冰片1.5g，共研极细，1次少许，1日2次，外敷脐部。用于脐湿、脐疮。

【预防与调护】

1. 预防

（1）新生儿断脐后，应注意脐部残端的保护，防止尿便及洗浴浸渍，保持清洁干燥。

（2）脐部残端让其自然脱落。

（3）保持内衣和尿布的清洁、干燥、柔软，如有污染，及时更换。

2. 护理

（1）换药时要注意局部的消毒，若有干痂形成，切不可强剥，以免发生出血和伤及肉芽。

（2）防止脐疮脓液外溢污染健康皮肤，造成其他感染。

（3）减少婴儿啼哭叫扰。若啼哭频频，肿物久不回复，应注意检查其原因，及时做出相应处理。

【案例分析】

薛某，男，19天。1996年8月2日初诊。

患儿脐部红肿流脓2天。婴儿因尿布过分潮湿，久渍脐部，于7月31日发现脐部溃烂流脓，在当地卫生所打针（药名不详）治疗，未见好转，前来我院诊治。检查：脐部红肿糜烂，脓水流溢。血化验：白细胞 12.4×10^9/L，中性粒细胞0.72，淋巴细胞0.28。请写出：中西医诊断、辨证分析、治法、方药。

附录一

儿科常用临床检验正常值

（一）小儿各年龄血液细胞参考值（均数）

测定项目	第1日	2~7日	2周	3月	6月	1~2岁	4~5岁	8~14岁
红细胞（×10¹²/L）	5.7~6.4	5.2~5.7	4.2	3.9	4.2	4.3	4.4	4.5
有核红细胞	0.03~0.10	0.03~0.10	0	0	0	0	0	0
网织红细胞	0.03	…	0.003	0.015	0.005	0.005	0.005	…
红细胞平均直径（μm）	8.0~8.6	…	7.7	7.3	…	7.1	7.2	
血红蛋白（g/L）	180~195	163~180	150	111	123	118	134	139
红细胞压积	0.53	…	0.43	0.34	0.37	0.37	0.40	0.41
红细胞平均体积（MCVfl）	35	…	34	29	28	29	30	31
红细胞平均血红蛋白浓度（MCHC）	0.32	…	0.34	0.33	0.33	0.32	0.33	0.34
白细胞（×10⁹/L）	20	15	12	…	12	11	8	…
中性粒细胞	0.65	0.40	0.35	…	0.31	0.36	0.58	0.55~0.65
嗜酸与嗜碱粒细胞	0.03	0.05	0.04	…	0.03	0.02	0.02	0.02
淋巴细胞	0.20	0.40	0.55	…	0.60	0.56	0.34	0.30
单核细胞	0.07	0.12	0.06	…	0.06	0.06	0.06	0.06
未成熟白细胞	0.10	0.03	0	…	0	0	0	0
血小板（×10⁹/L）	150~250				250	250~300		

（二）尿检查正常参考值

测定项目	法定单位	旧单位
蛋白		
定性	阴性	阴性
定量	<40mg/24h	<40mg/24h

测定项目	法定单位	旧单位
糖		
定性	阴性	阴性
定量	<2.8mmol/24h	<0.5g/24h
比重	1.010~1.030	1.010~1.030
渗透压	婴儿 50~700mmol/L	50~700mOsm/L
	儿童 300~1400mmol/L	300~1400mOsm/L
氢离子浓度	0.01~32μmol/L	4.5~8.0pH
	（平均1.0μmol/L）	（平均6.0）
沉渣		
白细胞	<5个/HP	<5个/HP
红细胞	<3个/HP	<3个/HP
管型	无或偶见	无或偶见
Addis计数		
白细胞	<100万/12h	<100万/12h
红细胞	0~50万/12h	0~50万/12h
管型	0~5000/12h	0~5000/12h
尿液化学检测		
尿胆原	<6.72μmol/24h	<4mg/24h
钠	95~310mmol/24h	2.2~7.1g/24h
钾	35~90mmol/24h	1.4~3.5g/24h
氯	80~270mmol/24h	2.8~9.6g/24h
钙	2.5~10mmol/24h	100~400mg/24h
磷	16~48mmol/24h	0.5~1.5g/24h
镁	2.5~8.3mmol/24h	60~200mg/24h
肌酸	0.08~2.06mmol/24h	15~36g/24h
肌酐	0.11~0.132mmol/（kg·24h）	12~15mg/（kg·24h）
尿素	166~580mmol/24h	15~36g/24h
淀粉酶	80~300U/h（somogyi法）	<64U（温氏）
17-羟类固醇	婴儿 1.4~2.8μmol/24h	0.5~1.0mg/24h
	儿童 2.8~15.5μmol/24h	1.0~5.6mg/24h
17-酮类固醇	<2岁 <3.5μmol/24h	<1mg/24h
	2~12岁 3.5~21μmol/24h	1~6mg/24h

（三）小儿脑脊液正常参考值

测定项目	法定单位	旧单位
压力	新生儿　290~780Pa	30~80mmH$_2$O
	儿童　690~1765Pa	70~180mmH$_2$O
细胞数		
红细胞	<2周　675×10^6/L	675/mm^3
	>2周　（0~2）×10^6/L	0~2/mm^3
白细胞（多为淋巴细胞）	婴儿　（0~20）×10^6/L	0~20/mm^3
	儿童　（0~10）×10^6/L	0~10/mm^3
蛋白		
定性（Pandy试验）	阴性	阴性
定量	新生儿　200~1200mg/L	20~120mg/dL
	儿童　<400mg/L	<40mg/dL
糖		
	婴儿　3.9~4.9mmol/L	70~90mg/dL
	儿童　2.8~4.4mmol/L	50~80mg/dL
氯化物		
	婴儿　111~123mmol/L	111~123mEq/L
	儿童　118~128mmol/L	118~128mEq/L

（四）血液生化检验正常参考值

测定项目	法定单位	法定→旧	旧单位	旧→法定
总蛋白（P）	60~80g/L	×0.1	6~8g/dL	×10
白蛋白（P）	34~54g/L	×0.1	3.4~5.4g/dL	×10
球蛋白（P）	20~30g/L	×0.1	2~3g/dL	×10
蛋白电泳（S）				
白蛋白	0.55~0.61	×100	55%~61%	×0.01
α_1-球蛋白	0.04~0.05	×100	4%~5%	×0.01
α_2-球蛋白	0.06~0.09	×100	6%~9%	×0.01
β球蛋白	0.09~0.12	×100	9%~12%	×0.01
γ球蛋白	0.15~0.20	×100	15%~20%	×0.01
纤维蛋白原（P）	2~4g/L	×0.1	0.2~0.4g/dL	×10
α_1-抗胰蛋白酶（S）	1.5~2.5	×100	150~250mg/dL	×0.01
C-反应蛋白（S）	68~1800μg/L	×1	68~1800ng/dL	×1
免疫球蛋白A（S）	140~2700mg/L	×0.1	14~270mg/dL	×10

测定项目	法定单位	法定→旧	旧单位	旧→法定
G（S）	5~16.5g/L	×0.1	500~1650mg/dL	×10
M（C）	500~2600mg/L	×0.1	50~260mg/dL	×10
补体C3（S）	600~1900mg/L	×0.1	60~190mg/dL	×10
铜蓝蛋白（S）	0.2~0.4g/L	×100	20~40mg/dL	×0.01
转铁蛋白（S）	2~4g/L	×100	200~400mg/dL	×0.01
铁蛋白（S）	7~140μg/L	×1	7~140ng/mL	×1
红细胞原卟啉	<0.89μmol/LRBC	×56.26	<50μg/dL	×0.017
葡萄糖（空腹B）	3.3~5.5mmol/L	×18	60~100mg/dL	×0.056
胆固醇（P.S）	2.8~5.2mmol/L	×38.7	110~200mg/dL	×0.026
甘油三酯（S）	0.23~1.24mmol/L	×88.54	20~110mg/dL	×0.011
血气分析（A.B）				
氢离子浓度	35~50nmol/L	…	7.3~7.45pH	…
二氧化碳分压	4.7~6kPa	×7.5	35~45mmHg	×0.133
二氧化碳总含量	20~28mmol/L	×1	20~28mEq/L	×1
氧分压	10.6~13.3kPa	×7.5	80~100mmHg 新生儿60~90mmHg	×0.133
氧饱和度	0.91~0.97mol/mol	×100	91%~97%	×0.01
	0.6~0.85（V）	60%~85%		
标准重碳酸盐	20~24mmol/L	×1	20~24mEq/L	×1
缓冲碱	45~52mmol/L	×1	45~52mEq/L	×1
碱剩余	-4~+2mmol/L	×1	-4~+2mEq/L	×1
	婴儿 -7~-1mmol/L	-7~-1mEq/L		
二氧化碳结合力（P）	18~27mmol/L	×2.24	40~60（Vol）%	×0.449
阴离子间隙	7~16mmol/L	×1	7~16mEq/L	×1
血清电解质、无机盐和微量元素（S）				
钠	135~145mmol/L	×1	135~145mEq/L	×1
钾	3.5~4.5mmol/L	×1	3.5~4.5mEq/L	×1
氯	96~106mmol/L	×1	96~106mEq/L	×1
磷	1.3~1.8mmol/L	×3.1	4~5.5mg/dL	×0.323
钙	2.2~2.7mmol/L	×4.0	8.8~10.8mg/dL	×0.25
镁	0.7~1.0mmol/L	×2.43	1.8~2.4mg/dL	×0.411
锌	10.7~22.9μmol/L	×6.54	70~150μg/dL	×0.153
铜	12.6~23.6μmol/L	×6.355	80~150μg/dL	×0.157
铅	<1.45μmol/L	×20.7	<30μg/dL	×0.048
铁	9.0~28.6μmol/L	×5.58	50~160ug/dL	×0.179
铁结合力	45~72μmol/L	×5.58	250~400μg/dL	×0.179

续表

测定项目	法定单位	法定→旧	旧单位	旧→法定
尿素氮（B）	1.8～6.4mmol/L	×2.8	5～18mg/dL	×0.357
肌酐（S）	44～133μmol/L	×0.0113	0.5～1.5mg/dL	×88.4
氨（B）	29～58μmol/L	×1.7	50～100μg/dL	×0.588
总胆红质（S）	3.4～17.1μmol/L	×0.059	0.2～1.0mg/dL	×17.1
直接胆红质（P）	0.50～3.4μmol/L	×0.059	0.03～0.2mg/dL	×17.1
凝血酶时间（P）	15～20s	…	15～20s	…
凝血酶原时间	12～14s	…	12～14s	…
凝血酶原消耗时间（S）	＞35s	…	＞35s	…
抗溶血性链球菌素O	…	…	＜500U	…
血清酶				
脂肪酶	18～128U/L	×1	18～128U/L	×1
淀粉酶	35～127U/L	×1	35～127U/L	×1
γ-谷氨酰转肽酶	5～32U/L	×1	5～32U/L	×1
谷丙转氨酶（赖氏）	＜30U/L	×1	＜3	
谷草转氨酶（赖氏）	＜40U/L	×1	＜40U/L	×1
乳酸脱氢酶	60～250U/L	×1	60～250U/L	×1
碱性磷酸酶（金氏）	106～213U/L	×1	106～213U/L	×1
酸性磷酸酶（金氏）	7～28U/L	×1	7～28U/L	×1
肌酸磷酸酶	5～130U/L	×1	5～130U/L	×1
血清激素				
促肾上腺皮质激素	25～100μg/L	×1	25～100Pg/mL	×1
皮质醇(空腹上午8时)	138～635nmol/L	×0.0362	5～23μg/dL	×27.6
	下午8时为上午8时值的50%			
C肽（空腹）	0.5～2μg/L	×1	0.5～2ng/mL	×1
胰岛素（空腹）	7～24mU/L	×1	7～24μU/L	×1
三碘甲状腺原氨酸（T_3）	1.2～4.0nmol/L	×65.1	80～260ng/dL	×0.0154
甲状腺素（T_4）	90～194nmol/L	×0.078	7～15μg/dL	×12.9
促甲状腺激素（TSH）	2～10mU/L	×1	2～10μU/mL	×1
抗利尿激素（血渗透压正常时）	1～7ng/L	×1	1～7Pg/mL	×1

附录二

方剂名录

二　画

二至丸（《证治准绳》）　旱莲草　女贞子

二陈汤（《太平惠民和剂局方》）　半夏　橘红　白茯苓　炙甘草

十味温胆汤（《世医得效方》）　人参　熟地黄　枣仁　远志　五味子　茯苓　半夏　枳实　陈皮　甘草

七味白术散（《小儿药证直诀》）　藿香　木香　葛根　人参　白术　茯苓　甘草

八正散（《太平惠民和剂局方》）　车前子　瞿麦　萹蓄　滑石　栀子　甘草　木通　大黄

八珍汤（《正体类要》）　当归　川芎　熟地黄　白芍　人参　白术　茯苓　甘草

人参乌梅汤（《温病条辨》）　人参　乌梅　木瓜　山药　莲子肉　炙甘草

人参五味子汤（《幼幼集成》）　人参　白术　茯苓　五味子　麦门冬　炙甘草

三　画

三拗汤（《太平惠民和剂局方》）　麻黄　杏仁　甘草

三子养亲汤（《韩氏医通》）　苏子　白芥子　莱菔子

大补阴丸（《丹溪心法》）　黄柏　知母　熟地黄　龟甲　猪脊髓

大青龙汤（《伤寒论》）　麻黄　桂枝　甘草　杏仁　生姜　大枣　石膏

大定风珠（《温病条辨》）　白芍　阿胶　龟甲　地黄　麻仁　五味子　牡蛎　麦冬　炙甘草　鳖甲　鸡子黄

大承气汤（《伤寒论》）　大黄　厚朴　枳实　芒硝

小青龙汤（《伤寒论》）　麻黄　桂枝　芍药　细辛　半夏　干姜　五味子　甘草

己椒苈黄丸（《金匮要略》）　防己　椒目　葶苈子　大黄

四　画

五皮饮（《中藏经》）　生姜皮　桑白皮　陈橘皮　大腹皮　茯苓皮

五苓散（《伤寒论》）　桂枝　茯苓　泽泻　猪苓　白术

五味消毒饮（《医宗金鉴》）　野菊花　金银花　蒲公英　紫花地丁　紫背天葵子

不换金正气散（《太平惠民和剂局方》）　苍术　厚朴　陈皮　炙甘草　藿香　半夏

止痉散（经验方）　全蝎　蜈蚣　天麻　僵蚕

少腹逐瘀汤（《医林改错》）　小茴香　炒干姜　延胡索　没药　当归　川芎　肉桂　赤芍　蒲黄　五灵脂

牛黄夺命散（《幼幼集成》）　白牵牛　黑牵牛　大黄　槟榔

牛黄清心丸（《痘疹世医心法》）　牛黄　黄芩　黄连　山栀　郁金　朱砂

乌梅丸（《伤寒论》）　乌梅　细辛　干姜　川椒　黄连　黄柏　桂枝　附子　人参　当归

六一散（《伤寒标本》）　滑石　生甘草

六君子汤（《世医得效方》）　人参　白术　茯苓　甘草　陈皮　半夏

六味地黄丸（《小儿药证直诀》）　熟地黄　山茱萸　山药　茯苓　泽泻　丹皮

五　画

玉屏风散（《医方类聚》）　防风　黄芪　白术

甘麦大枣汤（《金匮要略》）　甘草　小麦　大枣

甘露消毒丹（《医效秘传》）　滑石　淡芩　茵陈　藿香　连翘　石菖蒲　白蔻　薄荷　木通　射干　川贝母

左归丸（《景岳全书》）　熟地黄　山药　山茱萸　枸杞子　菟丝子　鹿角胶　龟甲胶　牛膝

石斛夜光丸（《原机启微》）　天门冬　人参　茯苓　麦门冬　熟地黄　生地黄　菟丝子　菊花　草决明　杏仁　干山药　枸杞子　牛膝　五味子　白蒺藜　石斛　肉苁蓉　川芎　炙甘草　枳壳　青葙子　防风　川黄连　水牛角　羚羊角

右归丸（《景岳全书》）　熟地黄　山药　山茱萸　枸杞子　鹿角胶　菟丝子　杜仲　当归　肉桂　制附子

龙骨散（经验方）　龙骨　枯矾

龙胆泻肝汤（《太平惠民和剂局方》）　龙胆草　黄芩　栀子　泽泻　木通　车前子　当归　生地黄　柴胡　甘草

归脾汤（《正体类要》）　白术　当归　白茯苓　黄芪　龙眼肉　远志　木通　酸枣仁　木香　甘草　人参

四逆汤（《伤寒论》）　甘草　干姜　附子

四神丸（《内科摘要》）　补骨脂　肉豆蔻　吴茱萸　五味子　生姜　大枣

生脉散（《医学启源》）　麦冬　五味子　人参

失笑散（《太平惠民和剂局方》）　五灵脂　蒲黄

白虎汤（《伤寒论》）　石膏　知母　粳米　甘草

白头翁汤（《伤寒论》）　白头翁　秦皮　黄芩　黄柏

瓜蒌薤白半夏汤（《金匮要略》）　瓜蒌实　薤白　半夏　白酒

六　画

至宝丹（《苏沈良方》）　犀角（用水牛角代）　朱砂　雄黄　玳瑁　琥珀　麝香　冰片　牛黄　安息香　金箔　银箔

当归四逆汤（《伤寒论》）　当归　桂枝　芍药　细辛　甘草　通草　大枣

竹叶石膏汤（《伤寒论》）　竹叶　石膏　半夏　麦门冬　人参　甘草　粳米

华盖散（《太平惠民和剂局方》）　麻黄　杏仁　甘草　桑白皮　紫苏子　赤茯苓　陈皮

血府逐瘀汤（《医林改错》）　当归　生地黄　牛膝　红花　桃仁　柴胡　枳壳　赤芍　川芎　桔梗　甘草

羊肝丸（《证治准绳》）　羊肝　砂仁　豆蔻

安宫牛黄丸（《温病条辨》）　牛黄　郁金　犀角（用水牛角代）　黄连　山栀　朱砂　雄黄　冰片　麝香　珍珠　黄芩

异功散（《小儿药证直诀》）　人参　白术　茯苓　陈皮　甘草

导赤散（《小儿药证直诀》）　生地黄　竹叶　木通　甘草

防己黄芪汤（《金匮要略》）　防己　甘草　白术　黄芪　生姜　大枣

七　画

麦味地黄丸（《寿世保元》）　生地黄　山茱萸　山药　茯苓　丹皮　泽泻　五味子　麦门冬

苏葶丸（《医宗金鉴》）　苦葶苈子　南苏子

苏合香丸（《外台秘要》）　白术　青木香　水牛角　香附子　朱砂　诃黎勒　白檀香　安息香　沉香　麝香　丁香　荜茇　龙脑　苏合香油　薰陆香

苏子降气汤（《丹溪心法》）　苏子　半夏　当归　陈皮　甘草　前胡　厚朴

杞菊地黄丸（《医级》）　生地黄　山茱萸　茯苓　山药　丹皮　泽泻　枸杞子　菊花

连翘败毒散（《医方集解》）　黑荆芥　炒防风　金银花　连翘　生甘草　前胡　柴胡　川芎　枳壳　桔梗　茯苓　薄荷　生姜　羌活　独活

牡蛎散（《太平惠民和剂局方》）　煅牡蛎　黄芪　麻黄根　浮小麦

沙参麦冬汤（《温病条辨》）　沙参　麦冬　玉竹　桑叶　甘草　天花粉　白扁豆

补中益气汤（《脾胃论》）　黄芪　人参　白术　甘草　当归　陈皮　升麻　柴胡　生姜　大枣

补肾地黄丸（《医宗金鉴》）　熟地黄　泽泻　丹皮　山萸肉　牛膝　山药　鹿茸　茯苓

附子泻心汤（《伤寒论》）　大黄　黄连　黄芩　附子

附子理中汤（《三因极一病证方论》）　附子　人参　干姜　甘草　白术

驱蛔承气汤（《急腹症方药新解》）　大黄　芒硝　枳实　厚朴　槟榔　使君子　苦楝子

八　画

青蒿鳖甲汤（《温病条辨》）　青蒿　鳖甲　知母　生地黄　丹皮

固真汤（《证治准绳》）　人参　白术　茯苓　炙甘草　黄芪　附子　肉桂　山药

知柏地黄丸（《医宗金鉴》）　干地黄　丹皮　山茱萸　山药　泽泻　茯苓　知母　黄柏

使君子散（经验方）　使君子　甘草　吴茱萸　苦楝子

金沸草散（《南阳活人书》）　金沸草　前胡　荆芥　细辛　半夏　茯苓　甘草　生姜　大枣

金匮肾气丸（《金匮要略》）　干地黄　山药　山茱萸　泽泻　茯苓　炮附子　桂枝　丹皮

肥儿丸（《医宗金鉴》）　麦芽　胡黄连　人参　白术　茯苓　黄连　使君子　神曲　炒山楂　炙甘草　芦荟　槟榔

炙甘草汤（《伤寒论》）　炙甘草　大枣　阿胶　生姜　人参　生地黄　桂枝　麦冬　麻仁

定喘汤（《摄生众妙方》）　白果　麻黄　苏子　甘草　款冬花　杏仁　桑白皮　黄芩　法半夏

实脾饮（《济生方》）　白术　茯苓　大腹皮　木瓜　厚朴　木香　草果仁　附子　干姜　甘草　生姜　大枣

泻黄散（《小儿药证直诀》）　藿香叶　山栀子仁　石膏　甘草　防风

泻心导赤散（《医宗金鉴》）　生地黄　木通　黄连　甘草梢

参附汤（《世医得效方》）　人参　附子

参蛤散（《济生方》）　人参　蛤蚧

参苓白术散（《太平惠民和剂局方》）　人参　茯苓　白术　桔梗　山药　甘草　白扁豆　莲肉　砂仁　薏苡仁

参附龙牡救逆汤（《丹溪心法》）　人参　附子　龙骨　牡蛎　白芍　炙甘草

参附龙牡救逆汤（经验方）　人参　附子　龙骨　牡蛎

九　画

荆防败毒散（《摄生众妙方》）　荆芥　防风　羌活　独活　柴胡　川芎　枳壳　茯苓　甘草　桔梗　前胡

茜根散（《景岳全书》）　茜草根　黄芩　阿胶　侧柏叶　生地黄　甘草

茵陈蒿汤（《伤寒论》）　茵陈　栀子　大黄

茵陈理中汤（《张氏医通》）　茵陈　党参　干姜　白术

枳实导滞丸（《内外伤辨惑论》）　大黄　枳实　黄芩　黄连　神曲　白术　茯苓
泽泻

保和丸（《丹溪心法》）　山楂　神曲　半夏　茯苓　陈皮　连翘　莱菔子

养胃增液汤（经验方）　石斛　乌梅　沙参　玉竹　白芍　甘草

宣毒发表汤（《痘疹仁端录》）　升麻　葛根　枳壳　防风　荆芥　薄荷　木通
连翘　牛蒡子　竹叶　甘草　前胡　桔梗　杏仁

十　画

都气丸（《医宗己任编》）　熟地黄　山药　山茱萸　茯苓　泽泻　丹皮　五味子

桂枝汤（《伤寒论》）　桂枝　芍药　生姜　甘草　大枣

桂枝甘草龙骨牡蛎汤（《伤寒论》）　桂枝　甘草　龙骨　牡蛎

桃仁承气汤（《伤寒论》）　桃仁　大黄　甘草　桂枝　芒硝

桃红四物汤（《医宗金鉴》）　当归　川芎　桃仁　红花　芍药　地黄

真武汤（《伤寒论》）　茯苓　芍药　白术　生姜　附子

逐寒荡惊汤（《福幼编》）　胡椒　炮姜　肉桂　丁香　灶心土

透疹凉解汤（经验方）　桑叶　甘菊　薄荷　连翘　牛蒡子　赤芍　蝉蜕　紫花
地丁　黄连　藏红花

健脾丸（《医方集解》）　人参　白术　陈皮　麦芽　山楂　枳实　神曲

射干麻黄汤（《金匮要略》）　射干　麻黄　细辛　五味子　紫菀　款冬花　半夏
大枣　生姜

益脾镇惊散（《医宗金鉴》）　人参　白术　茯苓　朱砂　钩藤　炙甘草　灯心草

资生健脾丸（《先醒斋医学广笔记》）　人参　白术　茯苓　扁豆　陈皮　山药
甘草　莲子肉　薏苡仁　砂仁　桔梗　藿香　橘红　黄连　泽泻　芡实　山楂　麦芽
白豆蔻

凉膈散（《太平惠民和剂局方》）　大黄　芒硝　甘草　栀子　黄芩　薄荷　连翘
竹叶　白蜜

凉营清气汤（《喉痧症治概要》）　水牛角　鲜石斛　山栀　丹皮　鲜地黄　薄荷
川黄连　赤芍　玄参　石膏　甘草　连翘　竹叶　白茅根　芦根　金汁

消乳丸（《证治准绳》）　香附　神曲　麦芽　陈皮　砂仁　炙甘草　谷芽

涤痰汤（《奇效良方》）　半夏　甘草　竹茹　枳实　天南星　人参　石菖蒲　茯
苓　橘红

桑菊饮（《温病条辨》）　杏仁　连翘　薄荷　桑叶　菊花　苦桔梗　甘草　芦根

十一画

理中丸（《伤寒论》）　人参　干姜　白术　甘草

黄连温胆汤（《六因条辨》）　半夏　陈皮　竹茹　枳实　茯苓　炙甘草　大枣
黄连

黄连解毒汤（《肘后方》） 黄连 黄柏 黄芩 栀子

黄芪桂枝五物汤（《金匮要略》） 黄芪 桂枝 芍药 生姜 大枣

菟丝子散（《医宗必读》） 菟丝子 鸡内金 肉苁蓉 牡蛎 附子 五味子

银翘散（《温病条辨》） 金银花 连翘 竹叶 荆芥 牛蒡子 薄荷 淡豆豉 甘草 桔梗 芦根

麻黄汤（《伤寒论》） 麻黄 桂枝 杏仁 甘草

麻杏石甘汤（《伤寒论》） 麻黄 杏仁 石膏 甘草

麻黄连翘赤小豆汤（《伤寒论》） 麻黄 连翘 赤小豆 杏仁 生梓白皮 生姜 大枣 炙甘草

羚角钩藤汤（《通俗伤寒论》） 羚羊角片 霜桑叶 川贝母 鲜地黄 钩藤 滁菊花 茯神 白芍 甘草 竹茹

清营汤（《温病条辨》） 犀角（用水牛角代） 生地黄 玄参 竹叶 金银花 连翘 黄连 丹参 麦冬

清肝达郁汤（《重订通俗伤寒论》） 焦山栀 白芍 归须 柴胡 丹皮 炙甘草 橘白 薄荷 菊花 鲜青橘叶

清金化痰汤（《统旨方》） 黄芩 山栀 桑白皮 知母 瓜蒌仁 贝母 麦冬 桔梗 甘草 橘红 茯苓

清胃解毒汤（经验方） 黄连 生地黄 升麻 丹皮 石膏 黄芩

清咽下痰汤（经验方） 玄参 桔梗 甘草 牛蒡子 贝母 瓜蒌 射干 荆芥 马兜铃

清热泻脾散（《医宗金鉴》） 栀子 石膏 黄连 生地黄 黄芩 茯苓 灯心草

清暑益气汤（《温热经纬》） 西洋参 麦冬 知母 甘草 竹叶 黄连 石斛 荷梗 鲜西瓜翠衣 粳米

清解透表汤（经验方） 西河柳 蝉蜕 葛根 升麻 紫草根 桑叶 菊花 甘草 牛蒡子 金银花 连翘

清瘟败毒饮（《疫疹一得》） 生石膏 生地黄 犀角（用水牛角代） 黄连 栀子 桔梗 黄芩 知母 赤芍 玄参 连翘 甘草 丹皮 鲜竹叶

十二画

琥珀抱龙丸（《活幼心书》） 琥珀 天竺黄 檀香 人参 茯苓 粉草 枳壳 枳实 朱砂 山药 南星 金箔

越婢加术汤（《金匮要略》） 麻黄 石膏 甘草 大枣 白术 生姜

葛根黄芩黄连汤（《伤寒论》） 葛根 黄芩 黄连 甘草

葶苈大枣泻肺汤（《金匮要略》） 葶苈子 大枣

紫雪丹（《外台秘要》） 滑石 石膏 寒水石 磁石 羚羊角 木香 犀角（用水牛角代） 沉香 丁香 升麻 玄参 甘草 朴硝 硝石 朱砂 麝香 金箔

普济消毒饮（《东恒试效方》） 黄芩 黄连 陈皮 玄参 生甘草 连翘 牛蒡

子　板蓝根　马勃　白僵蚕　升麻　柴胡　桔梗　薄荷

温胆汤（《三因极一病证方论》）　半夏　竹茹　枳实　陈皮　炙甘草　茯苓　人参

犀角地黄汤（《备急千金要方》）　犀角（用水牛角代）　生地黄　丹皮　芍药

犀角消毒饮（《医宗金鉴》）　防风　牛蒡子　荆芥　犀角（用水牛角代）　金银花　甘草

十三画

解肌透疹汤（《喉痧症治概要》）　荆芥　牛蒡子　蝉蜕　浮萍　僵蚕　射干　豆豉　马勃　葛根　甘草　桔梗　前胡　连翘　竹茹

新加香薷饮（《温病条辨》）　香薷　金银花　鲜扁豆花　厚朴　连翘

十四画

缩泉丸（《妇人大全良方》）　益智仁　台乌药　山药

十五画以上

藿香正气散（《太平惠民和剂局方》）　藿香　紫苏　白芷　桔梗　白术　厚朴　半夏曲　大腹皮　茯苓　陈皮　甘草　生姜　大枣

附录三

小儿常用中成药名录

二　画

二冬膏：天门冬　麦门冬

十全大补丸：党参　白术　茯苓　甘草　当归　川芎　白芍　熟地黄　黄芪　肉桂

人参归脾丸：人参　薏苡仁　远志　甘草　白术　黄芪　当归　木香　茯苓　龙眼肉

三　画

三黄片：黄连　黄芩　大黄

大山楂丸：山楂　六神曲　麦芽

大补阴丸：熟地黄　知母　黄柏　龟甲　猪脊髓

川芎嗪注射液：川芎嗪

小儿化毒散：牛黄　珍珠　雄黄　大黄　黄连　甘草　天花粉　川贝母　赤芍　乳香　没药　冰片

小儿回春丸：防风　羌活　雄黄　牛黄　天竺黄　川贝母　胆南星　麝香　冰片　朱砂　蛇含石　天麻　钩藤　全蝎　僵蚕　白附子　甘草

小儿金丹片：胆南星　橘红　羌活　前胡　天麻　防风　葛根　大青叶　山川柳　玄参（去皮）　甘草　生地黄　钩藤　木通　枳壳　牛蒡子　桔梗　赤芍　川贝母（去心）　朱砂粉　冰片粉　清半夏　羚羊角粉　犀角粉　薄荷冰　荆芥穗

小儿香橘丹（丸）：苍术　白术　茯苓　甘草　山药　白扁豆　薏苡仁　莲子肉　泽泻　陈皮　砂仁　木香　法半夏　香附　枳实　厚朴　六神曲　麦芽　山楂

小儿消炎栓：金银花　连翘　黄芩

小儿健脾丸：人参　白术　炙甘草　山药　莲子　扁豆　木香　草豆蔻　陈皮　青皮　神曲　麦芽　谷芽　山楂　芡实　薏苡仁　当归　枳壳

小儿羚羊散：羚羊角　水牛角浓缩粉　人工牛黄　黄连　金银花　连翘　西河柳　牛蒡子　葛根　浮萍　紫草　赤芍　天竺黄　川贝　朱砂　冰片　甘草

小儿紫草丸：紫草　西河柳　升麻　羌活　菊花　金银花　地丁　青黛　雄黄　制乳香　没药　牛黄　玄参　朱砂　琥珀　石决明　梅片　浙贝　核桃仁　甘草

小儿生血糖浆：大枣　山药　熟地黄等

小儿清肺颗粒：茯苓　半夏　川贝　百部　黄芩　胆南星　白前　石膏　沉香

小儿宝泰康颗粒：连翘　浙贝母　蒲公英　桑叶　生地黄　竹叶　柴胡　玄参　马兰　桔梗　莱菔子　紫草　甘草

小儿宣肺止咳颗粒：麻黄　竹叶　防风　黄芩　桔梗　白芥子　苦杏仁　南葶苈子　马兰　黄芪　山药　山楂　甘草

小儿热速清口服液：柴胡　黄芩　板蓝根　葛根　水牛角　连翘　大黄

小儿清热解毒口服液：金银花　连翘　黄芩　栀子　知母　生地黄　石膏　玄参　板蓝根　麦冬

小青龙口服液：麻黄　桂枝　芍药　甘草　干姜　细辛　半夏　五味子

四　画

开窍通关散：牙皂　雄黄　细辛　蟾蜍　麝香　冰片等

元胡止痛片：醋制元胡索　白芷

云南白药：参三七等

木香槟榔丸：木香　槟榔　枳壳　陈皮　青皮　香附　三棱　莪术　黄连　黄柏　大黄　牵牛子　芒硝

五子衍宗丸：枸杞子　菟丝子　覆盆子　五味子　车前子

五福化毒散：连翘　犀角（用水牛角代）　黄连　玄参　生地黄　赤芍　青黛　桔梗　炒牛蒡子　芒硝

午时茶颗粒：苍术　柴胡　羌活　防风　白芷　川芎　藿香　前胡　连翘　陈皮　山楂　枳实　炒麦芽　甘草　炒六神曲　桔梗　紫苏叶　厚朴　红茶

牛黄清心丸：牛黄　当归　川芎　甘草　山药　黄芩　苦杏仁　大豆黄卷　大枣　白术　茯苓　桔梗　防风　柴胡　阿胶　干姜　白芍　人参　六神曲　肉桂　麦冬　白蔹　蒲黄　麝香　冰片　水牛角粉　羚羊角　朱砂　雄黄

牛黄解毒片：牛黄　雄黄　石膏　大黄　黄芩　桔梗　冰片　甘草

牛黄镇惊丸：牛黄　全蝎　僵蚕　珍珠　麝香　朱砂　雄黄　天麻　钩藤　防风　琥珀　胆南星　白附子　半夏　天竺黄　冰片　薄荷　甘草

化虫丸：玄明粉　大黄　雷丸　槟榔　苦楝皮　芜荑　牵牛子　使君子　鹤虱

化积口服液：茯苓　莪术　雷丸　海螵蛸　三棱　红花　鸡内金　槟榔　鹤虱　使君子

丹参滴丸：丹参

丹参注射液：丹参

丹栀逍遥丸：柴胡　当归　白芍　茯苓　白术　甘草　薄荷　丹皮　栀子

乌鸡白凤丸：乌鸡　鹿角胶　鳖甲　牡蛎　桑螵蛸　人参　黄芪　当归　白芍　香

附　天冬　甘草　生地黄　熟地黄　川芎　银柴胡　丹参　山药　芡实　鹿角霜

六神丸：人工牛黄　蟾酥　珍珠　冰片　麝香　雄黄粉　百草霜

六味地黄丸：熟地黄　山茱萸　丹皮　山药　茯苓　泽泻

孔圣枕中丹：龟甲　龙骨　远志　菖蒲等

双黄连口服液：黄芩　金银花　连翘

双黄连注射液（粉针剂）：黄芩　金银花　连翘

五　画

玉枢丹（紫金锭）：麝香　雄黄　山慈菇　千金子霜　红大戟　朱砂　五倍子

玉屏风颗粒：黄芪　白术　防风

玉屏风口服液：黄芪　白术　防风

龙胆泻肝丸（片）：龙胆草　柴胡　黄芩　栀子　泽泻　木通　车前子　当归　地黄　甘草

龙牡壮骨颗粒：党参　茯苓　白术　龙骨　牡蛎　龟甲　黄芪　山药　五味子　麦冬

归脾丸：党参　白术　黄芪　甘草　茯苓　远志　酸枣仁　龙眼肉　当归　木香　大枣

生脉饮口服液：人参　麦冬　五味子

半夏露：生半夏　枇杷叶　远志　紫菀　麻黄　甘草　桔梗

宁血糖浆：花生衣

六　画

西瓜霜：西瓜　硝石　芒硝　冰片

百令胶囊：发酵虫草菌粉

如意金黄散（金黄散）：姜黄　大黄　黄柏　苍术　厚朴　陈皮　甘草　生胆南星　白芷　天花粉

至宝丹：牛黄　麝香　水牛角粉　玳瑁等

当归龙荟片：当归　龙胆　芦荟　青黛　栀子　黄连　黄芩　黄柏　大黄　木香　麝香

血康口服液：肿节风等

冰硼散：冰片　硼砂　朱砂　玄明粉

安宫牛黄丸（散）：牛黄　水牛角浓缩粉　麝香　珍珠　朱砂　雄黄　黄连　黄芩　栀子　郁金　冰片

七　画

杞菊地黄丸：枸杞子　菊花　熟地黄　山茱萸　丹皮　山药　茯苓　泽泻

医痫丸：白附子　天南星　半夏　猪牙皂　僵蚕　乌梢蛇　蜈蚣　全蝎　白矾　雄

黄　朱砂

抗病毒口服液：板蓝根　石膏　芦根　生地黄　藿香　连翘等

局方至宝丹：犀角（用水牛角代）　牛黄　玳瑁　麝香　朱砂　雄黄　瑚珀　安息香　冰片

附子理中丸：附子　党参　白术　干姜　甘草

纯阳正气丸：藿香　半夏　木香　陈皮　丁香　肉桂　苍术　白术　茯苓　朱砂　硝石　硼砂　雄黄　金礞石　麝香　冰片

八　画

板蓝根颗粒：板蓝根

肾康宁片：黄芪　锁阳　丹参　茯苓　泽泻　附子　益母草　山药

肾炎消肿片：桂枝　泽泻　陈皮　苍术　大腹皮　南五加皮　茯苓　淡姜皮　西瓜皮　益母草　黄柏等

肾炎清热片：白茅根　连翘　杏仁　大腹皮　蒲公英　泽泻　茯苓皮　桂枝　车前子　蝉蜕　赤小豆　生石膏等

罗汉果止咳糖浆：罗汉果　百部　杏仁　北沙参　白前　桑白皮　枇杷叶　桔梗　薄荷油

知柏地黄丸：知母　黄柏　熟地黄　山茱萸　丹皮　山药　茯苓　泽泻

使君子丸：使君子　制南星　槟榔

肥儿丸：肉豆蔻　木香　六神曲　炒麦芽　胡黄连　槟榔　使君子仁

鱼腥草注射液：鱼腥草

河车大造丸：紫河车　熟地黄　天冬　麦冬　杜仲　牛膝　黄柏　制龟甲

泻青丸：龙胆草　栀子　大黄　羌活　防风　当归　川芎

参附注射液：人参　附子

参麦注射液：人参　麦冬

九　画

茵陈五苓丸：茵陈　泽泻　茯苓　猪苓　白术　肉桂

茵栀黄注射液：茵陈　山栀子　黄芩苷

枳实导滞丸：枳实　大黄　黄连　黄芩　六神曲　白术　茯苓　泽泻

柏子养心丸：柏子仁　党参　黄芪　川芎　当归　茯苓　远志　酸枣仁　肉桂　五味子　半夏曲　炙甘草

哮喘颗粒：麻黄　石膏粉　白果　前胡　桑白皮　旋覆梗　半夏　大青叶　平地木　甘草　砂糖

香砂养胃丸：白术　厚朴　木香　砂仁　陈皮　茯苓　半夏　香附　枳实　藿香　甘草

复方鹧鸪菜散：鹧鸪菜等

复方丹参注射液：丹参　降香

脉络宁注射液：玄参　牛膝　红花　党参　石斛　金银花　炮山甲等

急支糖浆：炙麻黄　野荞麦根　四季青　前胡等

养阴清肺口服液：生地黄　川贝母　甘草

穿琥宁注射液：穿心莲内酯

济生肾气丸：熟地黄　山茱萸　丹皮　山药　茯苓　泽泻　肉桂　附子　牛膝　车前子

十　画

珠黄散：珍珠　牛黄

桂龙喘咳宁：桂枝　龙骨　牡蛎　瓜蒌皮　半夏　黄连等

健儿清解液：金银花　陈皮　连翘　山楂　菊花　杏仁

健脾八珍膏：党参（炒）　茯苓　薏仁（炒）　芡实　陈皮　白术（炒）　白扁豆（炒）　山药（炒）　莲子　粳米（炒）

健脾生血颗粒：黄芪　党参　茯苓　白术　鸡内金　大枣　硫酸亚铁等

十一画

蛇胆川贝液：三蛇胆汁　杂蛇胆汁　川贝母　杏仁水　蜂蜜　薄荷脑

银黄片（口服液）：金银花　黄芩提取物

羚羊清肺液：羚羊角　川贝　川军　甘草　朱砂　青礞石　黄芩　牛黄　生石膏

清开灵颗粒：胆酸　去氧胆酸　水牛角　珍珠母　黄芩　金银花　栀子　板蓝根

清开灵注射液：水牛角　黄芩苷　珍珠粉　栀子　板蓝根　金银花　胆酸

清胃黄连丸：黄连　石膏　桔梗　甘草　知母　玄参　地黄　丹皮　天花粉　连翘　栀子　黄柏　黄芩　赤芍

清热化滞颗粒：大黄　大青叶　北寒水石　焦麦芽　焦山楂　焦槟榔　草豆蔻　广藿香　薄荷　化橘红　前胡

清热解毒口服液：金银花　连翘　黄芩　栀子　知母　生地黄　石膏　玄参　板蓝根　麦冬

十二画

琥珀抱龙丸：琥珀　竹黄　檀香　党参　茯苓　甘草　山药　枳壳　枳实　胆南星　朱砂　牛黄

琥珀镇惊丸：琥珀　麝香　僵蚕　浙贝母　牛黄　珍珠　朱砂　雄黄　胆南星　橘红　法半夏　天麻　钩藤　全蝎　麦冬　天竺黄等

越鞠丸：香附子　川芎　山栀　苍术　神曲

葛根芩连微丸：葛根　黄芩　黄连　炙甘草

紫金锭（玉枢丹）：山慈菇　红大戟　千金子霜　五倍子　麝香　朱砂　雄黄

紫雪丹：石膏　寒水石　滑石　磁石　玄参　木香　沉香　升麻　甘草　丁香　芒硝　水牛角浓缩粉　羚羊角　麝香　朱砂

猴枣散：猴枣　羚羊角　贝母　天竺黄　礞石　伽楠香　月石　麝香

强肾片：鹿茸　人参茎叶皂苷　熟地黄　山药　山茱萸　茯苓　丹皮　泽泻　补骨脂　杜仲　枸杞子　桑椹子　益母草　丹参

十三画

雷公藤多贰苷片：雷公藤苷类

锡类散：冰片　珍珠　人工牛黄　象牙屑　人指甲

腮腺炎片：蓼大青叶　板蓝根　连翘　夏枯草　蒲公英　牛黄

十四画

静灵口服液：熟地　淮山药　山茱萸　丹皮　茯苓　泽泻　石菖蒲　远志　龙齿　知母　黄柏等

赛金化毒散：大黄　黄连　人工牛黄　珍珠（飞）　朱砂（飞）　雄黄（飞）　乳香（制）　没药（制）　赤芍　冰片　川贝　天花粉　甘草

缩泉丸：益智仁　乌药　山药

十五画以上

醒脑静：麝香　冰片　黄连　郁金　栀子　黄芩

藿香正气液：苍术　陈皮　厚朴　白芷　茯苓　大腹皮　生半夏　甘草　浸膏　藿香油　苏叶油

囊虫丸：雷丸　干漆　桃仁　水蛭　五灵脂　丹皮　大黄　芫花　僵蚕　茯苓　橘红　生川乌　黄连

鹭鸶咳丸（鹭鸶涎丸）：鹭鸶涎　牛蒡子　栀子　生石膏　天花粉